ERWANN MENTHÉOUR

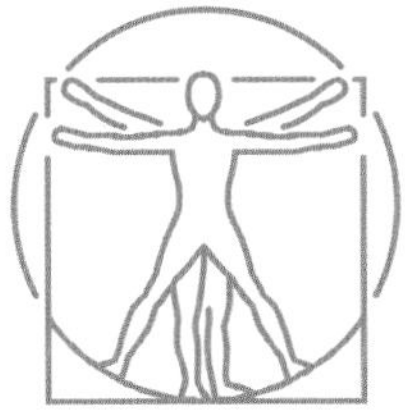

BECAUSE WE CARE

LA PREMIÈRE MÉTHODE DE COACHING ALIMENTAIRE ET SPORTIF SOUS CONTRAINTE ENVIRONNEMENTALE

en exergue. éditions

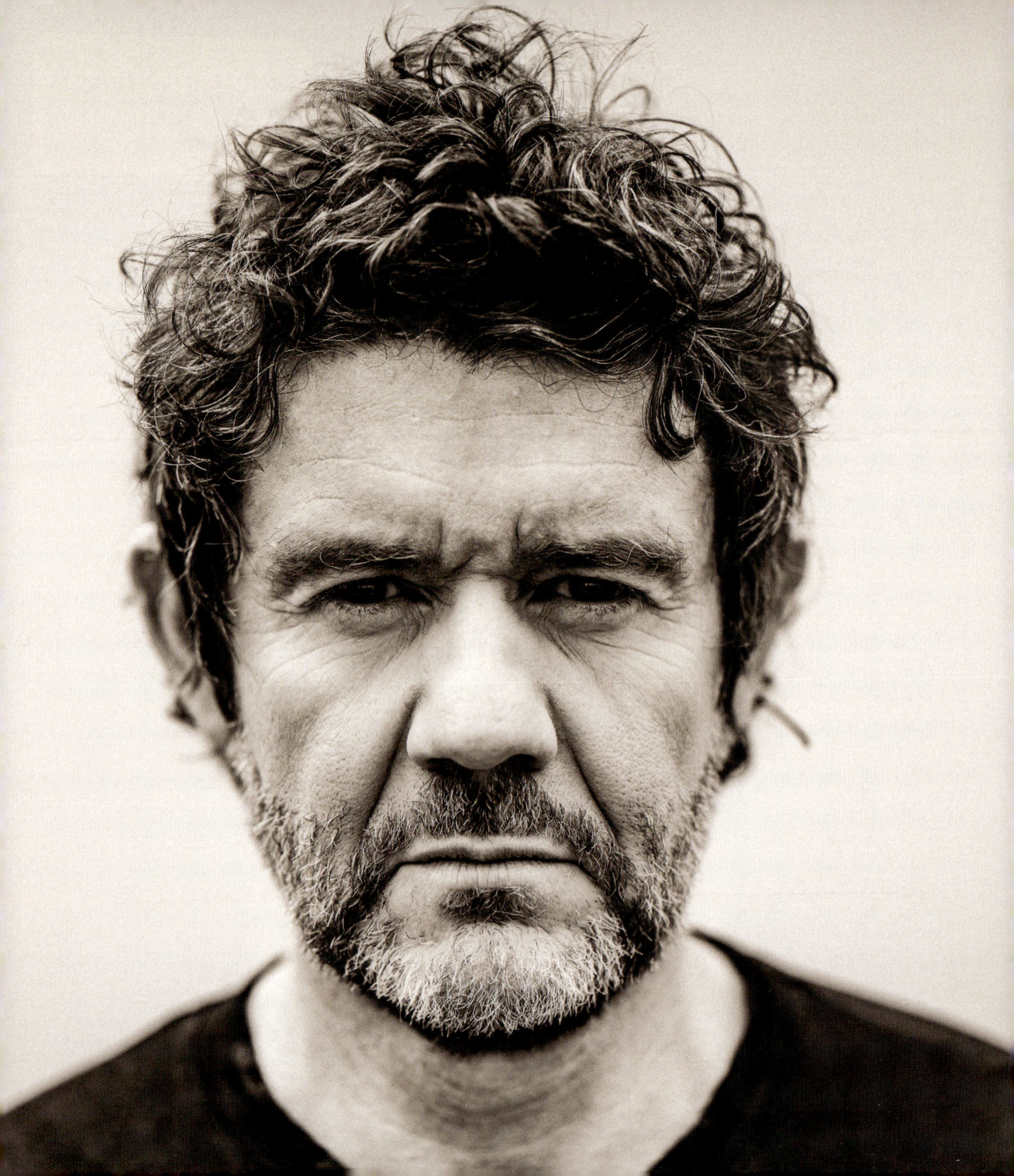

NOUS COMPTONS LES UNS POUR LES AUTRES

Je dois vous confier que j'ai beaucoup réfléchi sur la façon d'écrire ce livre, de l'articuler. Après tout, un livre a vocation à informer ou distraire le lecteur, de surcroît si c'est un livre pratique. Je ne pensais pas que je serais un jour contraint d'aller à l'encontre de cette démarche, contraint d'exhorter mes lecteurs à se rebeller avant qu'il ne soit trop tard. Car nous sommes bel et bien confrontés au plus grand défi de l'histoire de l'humanité.

Ce livre part d'un constat paradoxalement aussi terrible que banal : la planète, notre planète, la seule et l'unique, va mal, très mal. Tous les voyants sont au rouge, cela ne fait plus débat ; l'ensemble de la communauté scientifique mondiale fait consensus. Nous avons épuisé toutes les ressources que la Terre pouvait nous fournir. En seulement quelques décennies, nous avons consommé comme si nous vivions dans un monde infini, et nous avons atteint ou dépassé toutes les limites. Dans le même mouvement, nous avons intoxiqué la moindre parcelle d'un univers symbiotique : en empoisonnant la biosphère avec des polluants toxiques en tout genre, nous avons également empoisonné nos organismes. Comment aller bien quand nos corps sont malades ? Le XXe siècle aura été celui de l'empoisonnement de la biosphère, de l'empoisonnement des corps et aussi, et surtout, des esprits.

SO WHAT ?
ET ALORS, ON FAIT QUOI ?

Je ne prétends pas changer le monde, je prétends même le contraire : tant que le monde reposera sur un socle contaminé, vicié, tant que sa structure ne sera pas fondamentalement modifiée par nos gouvernants à l'échelle planétaire, toutes nos actions, des plus petites aux plus héroïques, des plus discrètes aux plus retentissantes, resteront des gouttes d'eau dans un océan (de plastique). Tant que notre monde reposera sur des fondations superficielles, on ne sortira pas de ce cercle vicieux où règnent la surexploitation de la nature et la surexploitation de l'homme par l'homme, au seul nom du sacro-saint profit. Toutes les infrastructures de notre planète reposent sur la consommation de masse et sur la croissance, or c'est précisément ce qui a poussé notre planète à l'agonie. Produire, c'est toujours détruire de la nature.

Je ne viens pas non plus culpabiliser qui que ce soit. Ce serait bien cynique de ma part, moi qui suis encore si souvent tiraillé par des contradictions, moi qui suis encore loin d'être l'homme que j'aspire à devenir. Des erreurs, j'en ai fait beaucoup, elles jalonnent mon existence, et aussi mes livres. Je continue de commettre des erreurs et de subir des échecs et des frustrations, comme tout le monde ; aussi, je suis bien mal placé pour venir donner des leçons. Mais l'aveuglement de masse, l'ignorance quasi générale de ce qui est en train de se jouer me terrorise, en particulier chez les politiques au plus haut niveau, qui sont des cancres sur les sujets climatiques et écologiques. Résultat, les gouvernements ne font strictement rien à part des mesures cosmétiques, des « ripolinades ». Rien, en somme, car ils confondent préservation du business et préservation de l'espèce.

CHANGER DE PARADIGME

Néanmoins, je peux dire que, chaque jour, j'essaie de progresser, de m'améliorer, j'apprends. J'essaie de trouver un équilibre dans le déséquilibre. En faisant un pas de côté, j'accepte de regarder la réalité en face, de reconnaître mes défauts, mes faiblesses et toutes les choses qui me font du mal, ou que je fais mal. Chaque jour, j'essaie de devenir une meilleure version de moi-même en prenant soin de mon corps et de ma tête, dans le respect de mes semblables et de l'environnement.

J'ai senti tellement de fois le souffle de la mort – jusqu'à la mienne –, j'ai tellement de fois touché le fond que j'ai développé des outils

TOUTES LES INFRASTRUCTURES DE NOTRE PLANÈTE REPOSENT SUR LA CONSOMMATION DE MASSE ET SUR LA CROISSANCE, OR C'EST PRÉCISÉMENT CE QUI A POUSSÉ NOTRE PLANÈTE À L'AGONIE. PRODUIRE, C'EST TOUJOURS DÉTRUIRE DE LA NATURE.

pour aller mieux de façon durable. Je suis revenu vivant, plus que jamais ! Et, s'il me semble impossible d'aller parfaitement bien dans un monde qui va mal, je peux au moins faire une pause, changer de paradigme pour regarder la vie sous un autre angle, arrêter de courir derrière des chimères comme je l'ai si souvent fait, pris dans un tourbillon jusqu'à en finir dégoûté, jusqu'à l'abrutissement. Je peux m'offrir un peu de hauteur, de calme, de sérénité, me reconnecter avec la nature, écouter mon corps. Essayer de donner un sens à ma vie. Me changer pour éventuellement faire bouger des lignes, ne serait-ce que de quelques millimètres. C'est ce que je nous propose, en toute modestie, en toute humilité. En attendant que nos irresponsables politiques, mis au pied du mur devant la réalité des catastrophes qui s'enchaînent et les aspirations de la génération responsable qui émerge, ne prennent le relais pour mettre en place les structures pour changer le monde. Vraiment.

Je pense souvent à Camus, une de ses phrases vient de plus en plus régulièrement me hanter : « La vie n'a pas de sens mais la dignité de l'homme est de lui en donner un. » Notre génération trouvera-t-elle la force de la dignité ?

01 FAISONS UN BILAN P. 10

02 PASSONS À L'ACTE P. 30

03 REPRENONS LE CONTRÔLE EN 40 JOURS P. 46

04

LES EXERCICES PAS À PAS

P. 84

05

CAHIER DE RECETTES
par Christophe Berg

P. 146

06

NOTRE COMBAT

P. 218

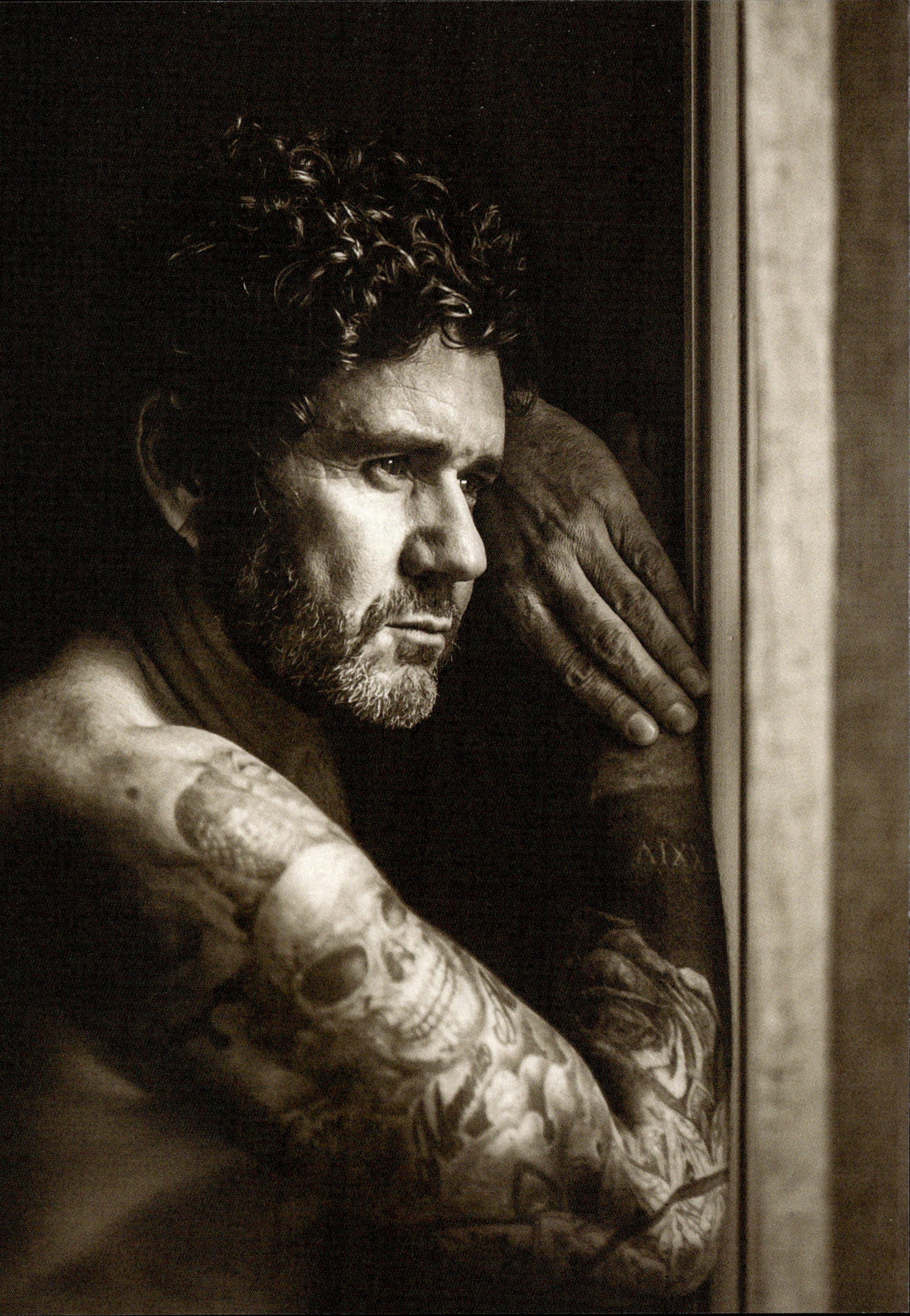

01

FAISONS UN BILAN

En lançant cette nouvelle méthode après avoir créé et démocratisé la méthode Fitnext, je sais qu'il y a un écueil auquel je ne vais pas échapper : « Quelle est la différence entre les deux programmes ? » vont se demander naturellement tous ceux qui m'ont suivi dans la première aventure.

Disons-le d'emblée, Because We Care n'est pas une remise en cause totale de Fitnext. Elle en reprend même le principe fondateur, celui d'un programme alimentaire et sportif de 40 jours. Vous me direz, ces 40 jours, ce n'est pas moi qui les ai inventés, c'est seulement le temps nécessaire à nos cellules pour se renouveler. Vous avez raison. Alors, quelle différence ?
La méthode Fitnext, n'ayons pas peur de le dire, est désormais obsolète. À première vue, c'est étonnant, car elle n'a pas été créée dans les années 1980, mais bel et bien dans les années 2010. C'était une méthode de notre temps. Oui, sauf que, en l'espace de quelques années, les temps ont changé. Radicalement. Ce qui était vrai il y a peu ne l'est plus aujourd'hui. D'une certaine manière, les deux premières décennies des années 2000 sont d'un autre temps, comme toute l'idéologie et les croyances qu'elles véhiculaient, comme tous les comportements et les dérives qu'elles engendraient. Par certains aspects, la méthode Fitnext appartient à ce monde révolu.

MARCHE OU CRÈVE !

Ce monde, c'est celui de la compétition, de la réussite, ou en tout cas l'idée que l'on se faisait de la réussite. À cette époque pas si lointaine, nous exhortions encore les gens à entrer en compétition avec eux-mêmes, parce qu'il nous semblait – j'étais loin d'être le seul, et j'étais loin d'être le plus extrême – que c'était la seule voie pour accéder à la meilleure version de soi. « Dépassement » de soi, réussite et bien-être étaient allègrement amalgamés.
Sans même nous en rendre compte, nous épousions cette voie ultralibérale tout droit issue du sport de haut niveau, où le mot d'ordre, finalement, se résumait à : « Marche ou crève ! » Nous étions des gagnants roulant des mécaniques, des *winners* jouant avec les limites, quitte à user de tous les artifices, quitte à activer tous les leviers, quitte à tricher avec soi-même et avec les autres. Quitte, même, à écraser les autres – ce qu'il faut impérativement viser quand l'objectif premier est de gagner. Les bons devant, les mauvais derrière. Des *happy few* en première classe, une

DES HAPPY FEW EN PREMIÈRE CLASSE, UNE ÉCRASANTE MAJORITÉ SUR LE BORD DE LA ROUTE. EST-CE VRAIMENT CE MONDE QUE L'ON A ENVIE DE DÉFENDRE ET DE PÉRENNISER ? ET PUIS, PLUS SIMPLEMENT : EST-CE QUE CE MONDE EST VIABLE ? D'ÉVIDENCE, NON !

écrasante majorité sur le bord de la route. Est-ce vraiment ce monde que l'on a envie de défendre et de pérenniser ? Et puis, plus simplement : est-ce que ce monde est viable ? D'évidence, non !

UN ÉQUILIBRE DANS LE DÉSÉQUILIBRE

Clairement, il faut rompre avec l'esprit de compétition. Ce « fit-next », ce « fitness de demain », n'a plus beaucoup de sens aujourd'hui. Nous ne devrions plus chercher coûte que coûte à devenir des athlètes, à être les meilleurs, à dominer les autres – à commencer, volontairement ou involontairement, par les plus faibles, ceux qui vont mal, ceux qui souffrent d'un handicap, ceux qui souffrent dans leur corps, ceux qui souffrent dans leur tête… On a beau jeu de dire que tout n'est qu'une question de volonté. Ce n'est pas vrai.

L'objectif devrait plutôt être de basculer de l'exclusion vers la coopération, et de trouver un équilibre dans le déséquilibre. En deux mots, l'objectif devrait être : aller bien.

Nous avons au fond de nous des ressources insoupçonnées pour y arriver. Et, pour le coup, le sport de haut niveau met à notre disposition des clefs précieuses : la discipline, la programmation, la science sont des outils très importants pour aller bien. Ces outils étaient déjà dans Fitnext. Au fond, Because We Care est un prolongement de la méthode Fitnext, une nouvelle version débarrassée du superflu et des artifices, et agrémentée d'une conscience accrue des enjeux essentiels, dans le respect de notre corps et, encore plus profondément, de la nature et de l'environnement.

« AUJOURD'HUI ET MAINTENANT »

Il y a encore peu de temps, nous savions plus ou moins vaguement – ou plutôt, nous refusions de croire – que la planète allait mal, que nous allions droit dans le mur. Désormais, le mur est là, devant nous. À cet égard, le sixième rapport du Giec, intitulé *Changements climatiques 2021 : les éléments scientifiques*, est accablant.

Réagissant à ce rapport, António Guterres, le secrétaire national des Nations unies, résumait ainsi la situation dans un message du 28 février 2022 : « J'ai vu de nombreux rapports scientifiques dans ma vie, mais rien de comparable à celui-ci. Le rapport du Giec publié aujourd'hui est un recueil de la souffrance humaine et une accusation accablante envers l'échec des dirigeants dans la lutte contre les changements climatiques. À l'aide de nombreux faits, ce rapport révèle comment les populations et la planète sont mises à mal par les changements climatiques. Près de la moitié de l'humanité vit dans la zone de danger – aujourd'hui et maintenant. De nombreux écosystèmes ont atteint le point de non-retour – aujourd'hui et maintenant. Une pollution carbonique débridée pousse inexorablement les populations les plus vulnérables vers la destruction – aujourd'hui et maintenant. Les faits sont là, indéniables. Cette abdication de *leadership* est criminelle.

Les coupables sont les plus grands pollueurs du monde, qui mettent le feu à la seule maison que nous ayons. Nous devons atteindre notre objectif de limiter à 1,5 °C le réchauffement de la planète. Pour cela, la science nous le dit clairement : nous devrons réduire les émissions mondiales de 45 % d'ici à 2030 et parvenir à zéro émission nette d'ici à 2050.

Mais si l'on s'en tient aux engagements actuels, ces émissions devraient augmenter de près de 14 % au cours de cette décennie. Ce serait une catastrophe. »

SITUATION D'URGENCE

Nous ne sommes pas dans un jeu vidéo, nous ne sommes pas dans des prévisions approximatives, nous ne parlons pas d'un monde à venir ; nous sommes dans la réalité des faits,

AU FOND, BECAUSE WE CARE EST UN PROLONGEMENT DE LA MÉTHODE FITNEXT, UNE NOUVELLE VERSION DÉBARRASSÉE DU SUPERFLU ET DES ARTIFICES, ET AGRÉMENTÉE D'UNE CONSCIENCE ACCRUE DES ENJEUX ESSENTIELS, DANS LE RESPECT DE NOTRE CORPS ET, ENCORE PLUS PROFONDÉMENT, DE LA NATURE ET DE L'ENVIRONNEMENT.

dans la vérité scientifique, et dans l'ici et maintenant ! Les effets du dérèglement, nous les constatons depuis un bon moment, il est de notre devoir d'arrêter de les considérer comme des épiphénomènes. Il n'y a désormais quasiment plus un seul jour qui n'apporte pas son lot de catastrophes aux quatre coins de la planète. Ces catastrophes sont d'abord des catastrophes humaines, avec des morts par milliers, des blessés et des déplacés par centaines de milliers et, à terme, si on continue ainsi, des victimes collatérales par millions, par dizaines de millions, par centaines de millions ! Oui, chaque jour, des hommes, des femmes et des enfants meurent !

Ces catastrophes qui semblaient loin de nous il y a peu frappent désormais à notre porte. Elles ont même ouvert la porte ! À bien des égards, le début des années 2020 a enregistré des records en termes de catastrophes naturelles en Europe.

Mais qui sont ces plus grands pollueurs du monde, ces premiers responsables pointés du doigt par António Guterres ? Nous ne le savons que trop, même si nous préférons parfois fermer les yeux. Répétons-le : avec les Américains, les Chinois et les Russes, nous, Français, nous, Européens, trustons les premières places de ce sinistre concours. Que faire ? Attendre que nos décideurs fassent le travail ? Malgré les conférences au sommet et les belles promesses en tout genre, ceux qui nous gouvernent ne passent pas véritablement à l'action. Pieds et poings liés, soumis à la loi des marchés et des groupes industriels dont les intérêts sont en totale contradiction avec la santé de la planète, nos politiciens se contentent de coller quelques rustines çà et là, pensant faire leur effet.

LES COMPTEURS S'AFFOLENT

La vérité, c'est que nous avons franchi plusieurs lignes jaunes. Depuis les années 1970 et le tristement célèbre rapport Meadows – qui envisageait notre univers comme un ensemble de parties interdépendantes et qui, déjà, pointait les déviances du « monde moderne » –, des chercheurs ont établi des limites planétaires, autrement dit des seuils à ne pas dépasser pour entretenir les conditions dans lesquelles la vie se développe correctement sur la planète. Résultat des courses : en 2022, nous avons franchi une sixième limite planétaire, sur neuf au total ! Après la limite relative au changement des usages des sols, après celle touchant à l'intégrité de la biodiversité, après celle de la perturbation des cycles du phosphore et de l'azote, après celle du changement

LE RÉCHAUFFEMENT CLIMATIQUE EN QUELQUES CHIFFRES

3,2 °C

Selon le Giec, nous nous dirigeons vers un réchauffement de 3,2 °C d'ici à la fin du siècle, alors qu'il est devenu absolument vital de le limiter à 1,5 °C. Pour atteindre cet objectif, il faudrait chaque année réduire les émissions de CO_2 comme en 2020, quand une grande partie de l'économie mondiale a été mise à l'arrêt par l'épidémie de la Covid-19. Mais, dès 2021, tous les chiffres sont repartis à la hausse.

55,3 °C

C'est, selon les prévisions d'une étude menée en 2017 par sept chercheurs français (Cerfacs, CNRS, Météo France...), la température record qui pourrait être enregistrée en France en 2050. Irrespirable.

8 %

Même dans le scénario le plus optimiste où la Terre ne se réchaufferait « que » de 1,6 °C d'ici à 2100, 8 % des terres cultivables ne le seront plus à la fin du siècle.

9 à 39 %

C'est le pourcentage des espèces à haut risque d'extinction selon les différents scénarios de réchauffemment climatique, allant de + 1,5 °C à + 4 °C. Un désastre pour la biodiversité.

36 à 45 %

Selon le rapport du Giec, les 10 % de ménages les plus riches représentent à eux seuls entre 36 % et 45 % des émissions totales de gaz à effet de serre responsables du changement climatique. Il va sans dire que l'énorme majorité de ces ménages vit dans les pays « développés ». C'est donc bien à nous, Occidentaux, qu'il incombe de faire l'effort le plus important.

50 %

Selon les experts du Giec, entre 3,3 et 3,6 milliards d'humains vivent dans des « contextes hautement vulnérables au changement climatique ». C'est près de la moitié de la population mondiale.

climatique, après celle relative à la pollution chimique, nous avons encore dépassé la limite touchant au cycle de l'eau douce. Dans le même temps, en France et ailleurs, les périodes de sécheresse sont de plus en plus longues et de plus en plus fréquentes ; dans le même temps, un quart de la population mondiale n'a pas accès à l'eau potable...
Face à cela, devrait-on continuer à faire comme si de rien n'était, accepter d'être les complices de ce jeu de dupes ? Devrait-on rester les bras croisés, jusqu'à prendre le mur de plein fouet, à pleine vitesse ? Ne devrait-on pas essayer d'agir, quelle que soit notre échelle, pour entamer l'effort commun qui s'impose ?

IL N'EST PAS TROP TARD

Le sixième rapport du Giec nous dit que le coût du changement climatique sera deux à trois mille fois plus important que le coût du changement des infrastructures et des sacrifices que l'on devrait consentir dès aujourd'hui pour prendre le problème en amont, pour prévenir les catastrophes qui nous attendent. En d'autres termes, guérir coûtera deux à trois mille fois plus que prévenir. Cela coûtera infiniment plus cher de soigner que de faire en sorte de ne pas tomber malade ! C'est dans cette direction que nous allons, malgré l'absurdité de la situation, malgré l'évidence qu'une autre voie s'impose.
S'il y a bien un argument imparable, c'est celui du bon sens : passer à l'action, tant que c'est encore possible. Et la bonne nouvelle, dans ce constat anxiogène, c'est que l'on peut largement faire quelque chose. Nous devons agir pour le climat. Nous devons réduire nos émissions de gaz à effet de serre et notre empreinte carbone. Nous le devons, et nous le pouvons. Si ce n'est pour les générations futures, faisons-le au moins pour pouvoir nous regarder dans la glace. Chaque tonne compte !
Là se trouve une autre différence fondamentale entre Fitnext et Because We Care. Dans la première méthode, tous ces aspects alarmants trouvaient une réponse en filigrane, comme si l'urgence n'était pas encore là (c'est ce que nous pensions, en toute honnêteté – en toute naïveté, devrions-nous dire). Avec Fitnext, nous étions dans la recommandation. Avec Because We Care, compte tenu de la « nouvelle » donne, il s'agit d'affronter véritablement les problèmes, de les prendre à bras-le-corps. Notre survie en dépend. Ni plus ni moins. Tout simplement.
En quoi la méthode Because We Care est-elle une solution ? Elle l'est tout simplement parce que, en 40 jours, on va purger notre corps de

GUÉRIR COÛTERA DEUX À TROIS MILLE FOIS PLUS QUE PRÉVENIR. CELA COÛTERA INFINIMENT PLUS CHER DE SOIGNER QUE DE FAIRE EN SORTE DE NE PAS TOMBER MALADE !

ce qui l'empoisonne, renouveler nos cellules, reprendre l'exercice et activer notre système immunitaire. En quelques mots : faire un grand ménage, sortir les poubelles. De l'organisme, mais aussi de la tête : exit les excès, la surconsommation, et tous ces mensonges que nous servent à l'envi les lobbies de l'industrie agroalimentaire. On change sa façon de consommer, dans tous les sens du terme.

LE VÉGÉTARISME, UN LEVIER DE POIDS

D'abord, nous devons changer notre alimentation. C'est indispensable pour aller mieux, bien sûr, tant sur le plan physique que mental, mais c'est aussi indispensable pour la planète. Dans cette optique, le premier chemin à emprunter, c'est celui du végétarisme. C'est, là encore, une affaire de bon sens. Aujourd'hui, nous n'avons plus d'autre choix que d'arrêter de consommer de la viande ou, a minima, de la limiter drastiquement. Mettons un instant de côté toutes les considérations éthiques ou anthropologiques, qui ont encore tendance à diviser, et ne prenons que les faits. Que disent-ils ? Eh bien, que l'industrie de la viande est celle qui émet le plus de gaz à effet de serre dans le monde, que l'industrie de la viande figure incontestablement au premier rang des fléaux qui font le plus de mal à la planète.

De nos jours, 77 % des terres cultivées dans le monde sont affectées à quatre grandes monocultures - le blé, le soja, le maïs, le palmier à huile -, et ces quatre grandes monocultures sont destinées non pas à nourrir les humains, mais le bétail, les bêtes que l'on mange. L'hégémonie de l'élevage intensif des animaux est telle que les terres agricoles viennent à manquer, au point de pousser à la déforestation, notamment de la forêt amazonienne, l'un des poumons de la Terre, et le garant de la préservation de la biodiversité et de la régulation du climat sur le continent américain.

En dehors de cela, la production de viande représente un gouffre en termes de consommation d'eau : par exemple, pas moins de 3 millions de litres d'eau sont nécessaires pour produire les 8 500 kilogrammes de grains et de fourrage qu'un bœuf mangera entre sa naissance et l'abattoir. En moyenne, la production de 1 kilo de viande demande 15 000 litres d'eau. Tout cela, alors que nous avons dépassé la limite planétaire touchant au cycle de l'eau douce... Ce n'est pas tenable !

Pour couronner le tout, au-delà du désastre environnemental, la viande n'a plus rien à voir avec celle qui était produite avant les années 1950 et le début de l'essor de l'élevage industriel : celle que l'on consomme aujourd'hui provient d'élevages intensifs où la promiscuité du bétail oblige les éleveurs à bourrer les animaux d'antibiotiques pour prévenir les maladies tandis que leur alimentation est saturée de céréales OGM et d'intrants chimiques.

LE GRAND MENSONGE DU XXe SIÈCLE

Le parallèle avec ce que nous consommons est évident : cet empoisonnement de l'alimentation animale, nous le retrouvons logiquement dans l'alimentation humaine, car les deux obéissent aux mêmes règles, celles de la productivité et de la rentabilité. Tout pour le profit, quel que soit le prix à payer.

Prenons l'exemple du blé. Avant la Seconde Guerre mondiale, on n'utilisait quasiment aucun intrant chimique pour le cultiver. De nos jours, il a droit à trois ou quatre applications de pesticides chaque année, pour éviter qu'il ne pourrisse avant même d'arriver dans le silo. Le blé n'a quasiment plus de propriétés nutritives. Au contraire, à force de croisements et de modifications, il présente une hyper-concentration de gluten. De « mère nourricière », cette céréale ancestrale est devenue un poison.

Des exemples de ce genre, il y en a pléthore depuis la prise de pouvoir de l'industrialisation intensive. Au fond, la perversion de l'alimentation humaine à grands coups de spots publicitaires vantant le progrès est le grand mensonge du XXe siècle.

Quel bilan, à l'arrivée ? Nous avons ingurgité pendant des années des produits toxiques en pensant qu'il n'y avait aucun danger, en étant

EN MOYENNE, LA PRODUCTION DE 1 KILO DE VIANDE DEMANDE 15 000 LITRES D'EAU. TOUT CELA, ALORS QUE NOUS AVONS DÉPASSÉ LA LIMITE PLANÉTAIRE TOUCHANT AU CYCLE DE L'EAU DOUCE. CE N'EST PAS TENABLE !

confortés et encouragés par les industriels qui les fabriquaient, eux-mêmes parfois cautionnés par des scientifiques intéressés. Oui, nous nous sommes gavés de malbouffe jusqu'à nous en rendre malades, et le manège continue de tourner.

BASIQUE, SIMPLE

Faut-il devenir orthorexique pour s'alimenter correctement ? Faut-il basculer dans cette obsession maladive du « manger sain », de tout contrôler ? Il y a de quoi se le demander, quand la moindre étiquette de produits préparés ou transformés comporte une liste longue comme le bras d'additifs – colorants, conservateurs, antioxydants, épaississants, stabilisants, correcteurs, exhausteurs de goût, gaz industriels, édulcorants, et on en passe…
Les grands groupes ont dépensé tellement d'argent pour nous faire tout avaler, pour fabriquer notre ignorance, pour prendre le contrôle de nos placards, ajoutant partout du sel, du gras et du sucre pour nous rendre dépendants de leurs produits, pour déclencher le point de félicité théorisé par Howard Moskowitz, ce fameux « point F » synonyme d'orgasme des papilles. On nous opposera que le sel, le gras, le sucre ne sont pas des drogues. Eh bien si, précisément. Des drogues dures, même ! Une expérience menée sur des rats de laboratoire a donné des résultats sans appel : sur cent rats à qui on a donné le choix entre une boisson sucrée et des doses croissantes de cocaïne, quatre-vingt-quatorze préféraient largement le goût sucré à la cocaïne. Cela donne à réfléchir sur le pouvoir du sucre sur notre physique et notre cerveau !

Et on ose encore nous pointer du doigt en arguant que si nous nous sentons mal dans notre peau et dans notre tête, si nous souffrons de maladies chroniques, si nous sommes en surpoids, si nous sommes parfois au bout du rouleau, c'est d'abord dû à un manque de volonté ! C'est faux. Si nous nous sentons mal, c'est parce que tout est mis en place pour nous empoisonner. Et si on y ajoute le stress, la fatigue, le manque de sommeil, tous ces facteurs inhérents à nos modes de vie « modernes », il ne semble pas y avoir d'issue pour reprendre le contrôle.

De fait, le moment n'est plus à la préconisation, l'heure est beaucoup plus grave, il y a urgence. Nous devons emprunter une nouvelle voie, il n'y a pas d'autres leviers. Mais plutôt que de sombrer dans l'orthorexie et dans la paranoïa, revenons aux basiques : préférons les aliments bruts (non transformés), végétaux, de saison, produits localement. Et bio !

SYMPTOMATIQUE DE L'HÉRÉSIE DE NOS MODES DE CONSOMMATION, L'ANECDOTE DU CAMION TRANSPORTANT DES TOMATES NÉERLANDAISES VERS L'ESPAGNE QUI PERCUTE, SUR UNE ROUTE FRANÇAISE, UN CAMION TRANSPORTANT DES TOMATES ESPAGNOLES VERS LES PAYS-BAS, NE DEVRAIT PLUS ÊTRE D'ACTUALITÉ. ET POURTANT...

RETOUR AUX SOURCES

Pour une alimentation saine sans additifs, il suffit de se tourner vers les aliments bruts, frais ou surgelés. Certes, les cuisiner demande plus de temps que les produits tout prêts, mais pourquoi ne pas prendre un peu de temps pour s'occuper de soi, pour savoir vraiment ce que l'on mange ? Par ailleurs, la plupart de ces aliments peuvent aussi être consommés crus.

Ensuite, prenons soin de manger une nourriture produite localement. Symptomatique de l'hérésie de nos modes de consommation, la fameuse anecdote du camion transportant des tomates néerlandaises vers l'Espagne qui percute, sur une route française, un camion transportant des tomates espagnoles vers les Pays-Bas, ne devrait plus être d'actualité. Et pourtant... Tous les jours, aux quatre coins du globe, des aliments parcourent des milliers de kilomètres pour approvisionner des pays qui produisent ces mêmes aliments. Une situation absurde mais bien réelle qui a sa part de responsabilité dans le dérèglement climatique. Bien sûr, d'autres aliments font ce même voyage parce que l'on n'en a pas chez nous.

S'agissant des fruits et légumes disponibles hors saison, il faudrait les supprimer de notre alimentation, purement et simplement. La saison des fraises, en France, c'est de mai à septembre, pas en décembre. La saison des tomates, en France, c'est de mai à octobre, pas l'hiver. La saison des oranges, en France, c'est de décembre à avril, pas toute l'année.
Les fruits et légumes disponibles hors saison participent de la même hérésie que l'Espagne et les Pays-Bas s'échangeant leurs tomates. Quand les fruits et légumes sont importés, ils sont d'abord transportés par avion ou par bateau, puis par camion dans des conditions permettant leur conservation : réfrigération, climatisation, mais aussi, et surtout, usage de produits chimiques qui freinent leur mûrissement. Et, quand ils sont cultivés en France, ces fruits et légumes hors saison nécessitent des conditions particulières ô combien néfastes pour l'environnement : culture industrielle avec des pesticides et des antigels, production sous serres chauffées... Un désastre écologique.
S'agissant des fruits et des légumes qui ne poussent pas sur notre sol (avocat, grenade, mangue, ananas...), que l'on qualifie de « tropicaux » pour une raison évidente, nous devrions faire l'effort, sinon de les supprimer, de limiter radicalement leur consommation. Comme pour la viande.

Enfin, ce n'est plus un secret, il faudrait exclusivement choisir des produits bio. Car, si on avait encore un doute, il n'y a plus à en avoir : les intrants chimiques nuisent gravement à la santé ! Ce devrait être indiqué noir sur blanc, comme sur les paquets de cigarettes.

LE SENS DES PRIORITÉS

Manger bio, d'accord, mais à quel prix ? Le bio est cher, trop cher, paraît-il. C'est vrai, dans une certaine mesure, mais, si on creuse un peu, on constate que, dans les années 1950, la part du budget d'un ménage consacré à l'alimentation était de 45 % ; de nos jours, selon les études, il est de 8 à 12 %. Autrement dit, s'il y a dans notre consommation des gouffres financiers, des produits qui font très mal à notre portefeuille, ce n'est certainement pas du côté de l'alimentation qu'il faut aller les chercher. Et si nous nous privons de viande, ou si nous réduisons drastiquement sa consommation, nous réduisons encore la part budgétaire allouée à l'alimentation.
On a beau dire le contraire, on a beau essayer de se cacher, chacune de nos actions nous engage et augmente notre empreinte carbone individuelle. Nous sommes acteurs de notre destin collectif, aucune intervention divine ne

SI ON AVAIT ENCORE UN DOUTE, IL N'Y A PLUS À EN AVOIR : LES INTRANTS CHIMIQUES NUISENT GRAVEMENT À LA SANTÉ ! CE DEVRAIT ÊTRE INDIQUÉ NOIR SUR BLANC, COMME SUR LES PAQUETS DE CIGARETTES.

nous mettra à l'abri. C'est à nous de faire, de prendre les choses en main. Là encore, il y va de notre survie, tout simplement. L'acte d'achat, même d'un fruit, est devenu un acte militant ; acheter du bio, c'est aussi choisir de mettre son argent dans l'agriculture bio, la seule qui soit viable à long terme.

DÉPENDANCE ET CONSÉQUENCES

Après l'alimentation, c'est notre mode de vie que nous devrions passer au crible. L'autre grande folie du xxe siècle, c'est ce lien vicieux que nous entretenons avec le pétrole, cette énergie par laquelle nous maintenons notre modèle civilisationnel tout en courant à notre perte. C'est simple, le pétrole est partout, absolument partout. C'est grâce à lui que l'on se déplace ou que l'on se chauffe, bien sûr, mais n'oublions pas que la pétrochimie est impliquée dans la totalité de ce que l'on consomme : nos produits high-tech, notre électroménager, nos meubles, nos stylos, nos vêtements... Tout est pétrole. Sans parler du plastique, à ce point omniprésent sur la planète que ses déchets constituent une sorte de septième continent. Rendons-nous compte : mille huit cents milliards de déchets en plastique polluent les océans, agglomérés en une masse monstrueuse d'une surface équivalente à trois fois celle de la France. Quelle folie... Le grand paradoxe, dans tout cela, c'est que cet or noir dont nous ne pouvons pas nous passer, ce pétrole qui maintient notre monde à flot va très bientôt arrêter de couler.

Le bouleversement à venir est à la hauteur de notre dépendance vis-à-vis de cette énergie fossile. Aujourd'hui, 98 % des déplacements humains et 85 % de ce qui est fabriqué et commercialisé dans le monde dépendent de cette matière première qui va venir à manquer. Comment va-t-on faire demain, car c'est bien demain qu'il n'y en aura plus, de pétrole ? Là aussi, nous attendons de prendre l'inéluctable pénurie en pleine figure ? Ne devrions-nous pas plutôt faire en sorte, dès aujourd'hui, d'entamer la sortie progressive du pétrole, de nous libérer de ses chaînes avant qu'il ne soit trop tard ? Comme pour le reste, c'est une affaire de bon sens : nous n'avons pas d'autre choix que de préparer et imaginer dès maintenant le monde d'après, un monde sans pétrole.

UN AUTRE MONDE

Ce monde, c'est celui de la mobilité douce, des modes de transport faiblement carbonés, voire totalement décarbonés. Avant de prendre

LES SECTEURS LES PLUS POLLUANTS

Industries de la viande et du lait	**35 %**
Transport	**31 %**
Industrie	**19 %**
Bâtiment	**10 %**
Tansformation d'énergie	**10 %**

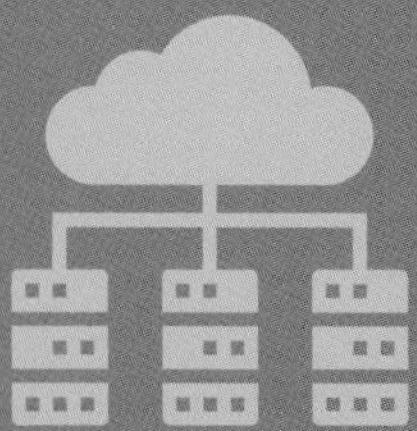

REGARDER UNE VIDÉO SUR UN SMARTPHONE PENDANT UNE HEURE ÉQUIVAUT À LA CONSOMMATION D'UN RÉFRIGÉRATEUR PENDANT UN AN.

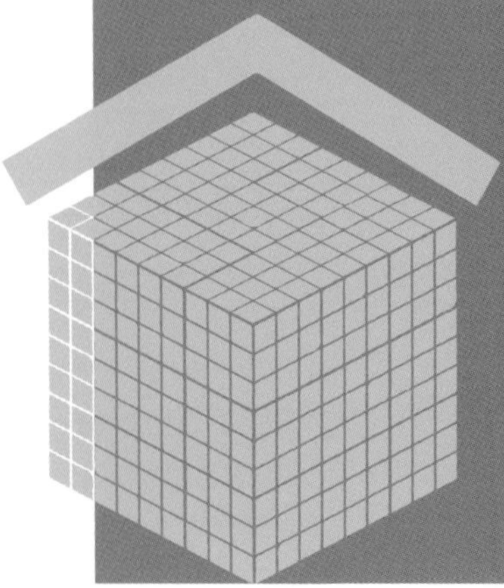

LA SURCONSOMMATION « DÉMATÉRIALISÉE »

Il existe une pollution plus sourde et sournoise, mais pas moins réelle, celle liée à la consommation numérique - plus encore que partout ailleurs, le terme « surconsommation » s'impose. Au fond, tout se passe comme si cette pollution n'avait aucun impact sur l'environnement, simplement parce qu'elle est « dématérialisée ». Alors, vingt-quatre heures sur vingt-quatre, nous restons « connectés », à l'affût sur le fil continu des sites Internet et des réseaux sociaux, à cliquer, à commenter, à partager, à liker, à disliker, à vérifier, à revérifier, à parcourir un nombre incalculable de vidéos ou d'informations sans aucun intérêt ni rapport entre elles, si ce n'est qu'elles nous achètent, ou qu'elles nous vendent quelque chose. On vit dans cette infobésité comme on fait couler le robinet d'eau courante, sans se poser de questions. Mais où tout ce flux est-il stocké ? Dans des data centers, des bâtiments bel et bien physiques qui regroupent des serveurs informatiques par milliers. La « dématérialisation » du numérique est un leurre : regarder une vidéo sur un smartphone pendant une heure équivaut par exemple à la consommation d'un réfrigérateur pendant un an ! Et si Internet était un pays, il serait le troisième consommateur d'énergie, après la Chine et les États-Unis. Peut-on encore parler de dématérialisation ?

un avion ou une voiture, nous devrions toujours nous poser la question de la nécessité de notre déplacement. Est-il véritablement indispensable ? En nous limitant, en acceptant de refuser les déplacements non essentiels, on fait coup double : on entreprend une désaccoutumance vis-à-vis du pétrole et on réduit notre empreinte carbone.

De la même façon, nous devrions adopter une attitude responsable dans notre manière de consommer, ou plutôt de surconsommer, en commençant par se demander si nous avons vraiment besoin de tel produit venu en remplacer un autre sorti quelques mois plus tôt. Avons-nous vraiment besoin de ce smartphone dernier cri qui – pour paraphraser Coluche dans un célèbre sketch à propos d'une lessive – lave plus blanc que blanc ?

HÉROS... DU QUOTIDIEN

Nous avons le pouvoir de refuser d'être ce troupeau soumis au diktat de la propagande publicitaire de tous ces grands groupes cotés en Bourse. Nous en avons même le devoir. Consommer plus pour avoir plus, toujours. Mais avoir plus de quoi, exactement ? Consommer plus, c'est surtout être un acteur à part entière de l'augmentation des émissions de CO_2, du dérèglement climatique, de la croissance folle du continent « Plastique ». Consommer plus, c'est, peu à peu, creuser notre propre tombe. Et si on déplaçait le curseur, si on faisait le seul pari qui ait un sens, celui de la décroissance ?

On a beau nous opposer que l'on ne peut rien faire, que cela se décide ailleurs, que tout est hors de nos mains, nous avons en notre possession une arme de construction massive, une arme pacifique : notre carte bancaire, notre porte-monnaie, et la liberté de nous en servir comme bon nous semble. « Quand on pense qu'il suffirait que les gens arrêtent de l'acheter pour ne plus que ça se vende ! », disait le même Coluche... Chiche ! Rejoignons la cohorte de ceux qui refusent de jouer le jeu de toutes ces multinationales qui mettent la planète à feu et à sang et qui, sans aucun scrupule, nous tuent lentement, nous et nos enfants.

Passage au végétarisme, adoption de nouveaux réflexes de consommation, réduction de nos émissions de CO_2 pour lutter contre le réchauffement climatique et anticiper la sortie du pétrole... Cette transition devra être réalisée, tôt ou tard : avec la méthode Because We Care, engageons-la dès maintenant pour prévenir les effets dévastateurs d'une rupture brutale. Devenons nous aussi des super-héros du quotidien.

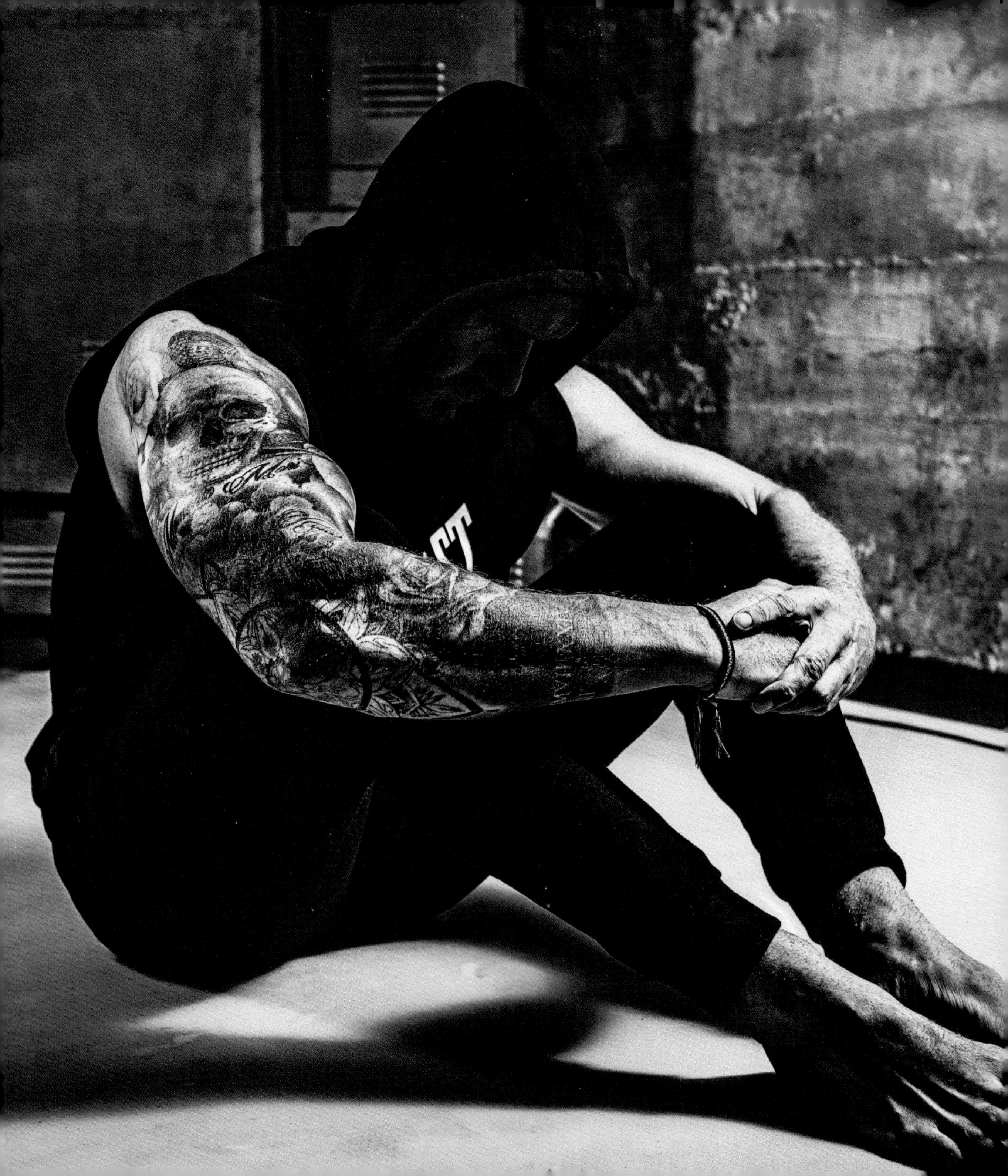

02

PASSONS À L'ACTE

Ce que propose Because We Care, c'est d'engager une bataille volontariste de prévention de la santé et de préservation de l'environnement, d'endosser en somme le rôle que devraient assumer nos hommes et nos femmes politiques s'ils étaient, comme ils n'ont de cesse de le répéter, réellement humanistes, au sens étymologique du terme. S'ils étaient vraiment « pour l'humain », « pour le vivant ».

Nous sommes à un carrefour civilisationnel, essayons d'emprunter la bonne voie, la seule qui ne soit pas sans issue. Cette voie, c'est celle d'une société plus juste, plus solidaire, plus soucieuse de notre avenir commun. C'est un engagement citoyen, un engagement d'homme et de femme, un vrai engagement d'humain. Une attitude chevaleresque, peut-être, mais pourquoi pas ? C'est notre seule chance, saisissons-la !
Il s'agit de se poser un instant, d'élargir sa profondeur de champ, de prendre les décisions qui s'imposent pour notre propre bien-être et, par ricochet, celui de la société tout entière. Nous faisons partie d'un tout : nos actes, même minimes, ont un impact sur notre vie, bien sûr, mais aussi sur celle de nos semblables, parfois jusqu'à l'autre bout de la planète. Faire du bien à soi-même, c'est faire du bien à l'humanité. Et, quand nous allons bien, notre bien-être rejaillit sur les gens que l'on côtoie ; de même, si on évolue dans un environnement sain et heureux, cet environnement rejaillit sur nous. Nous vivons dans un écosystème, et le seul moyen de survivre, c'est de coopérer, comme savent si bien le faire toutes les espèces animales et végétales. Nous, humains, membres de l'espèce la plus « évoluée », vivons toujours globalement dans un rapport de force, dans le chacun pour soi !

UN UNIVERS SYMBIOTIQUE

Cette société plus juste et plus solidaire que nous appelons de nos vœux passe, nous l'avons dit, par une remise en cause profonde et radicale de notre façon de consommer, et par un indispensable basculement vers la sobriété. Nous vivons dans l'excès, dans un trop-plein de tout, usant la nature jusqu'à la moelle, exploitant jusqu'au moindre petit centimètre de terrain. En quelques décennies, nos « besoins » en tout genre ont suivi une courbe exponentielle, comme si la Terre pouvait épouser cette même courbe. Non, malgré ce que notre comportement laisse croire, la Terre n'a pas vu son diamètre augmenter d'un iota ; malgré ce que notre comportement laisse croire, nous vivons dans

MALGRÉ CE QUE NOTRE COMPORTEMENT LAISSE CROIRE, NOUS VIVONS DANS UN MONDE FINI. CE QUE L'ON EXIGE DE LUI, IL NE VA PLUS POUVOIR NOUS LE DONNER. « ON NE PEUT PAS REMPLIR UNE COUPE DÉJÀ PLEINE », DIT-ON DANS LE FILM **AVATAR.** ***NOUS EN SOMMES LÀ.***

un monde fini. Ce que l'on exige de lui, il ne va plus pouvoir nous le donner. « On ne peut pas remplir une coupe déjà pleine », dit-on dans le film *Avatar*. Nous en sommes là.

Prenons le temps de nous recentrer, d'être plus à l'écoute de notre organisme, des signaux qu'il nous envoie. Nous avons de la fièvre quand nous souffrons d'une maladie infectieuse ; nous sommes agressés par les divers polluants atmosphériques ; nous nous sentons ballonnés après un repas trop copieux, trop gras, trop sucré ; nous nous sentons vaseux au lendemain d'une nuit d'excès… Tout cela, finalement, est normal, c'est même une bonne nouvelle, cela prouve que notre organisme est vivant ! Le plus inquiétant, au fond, c'est quand il encaisse comme si de rien n'était : là, c'est une indication qu'il y a rupture entre lui et nous, qu'il a fini par nous lâcher à force de ne pas être entendu.

Il n'est jamais trop tard pour reprendre le contrôle, pour stimuler ou restimuler notre énergie vitale mise à mal par un environnement surchargé de pollution, de stress, d'alimentation déséquilibrée. C'est l'enjeu principal de Because We Care : retrouver cette énergie vitale qui réside dans nos cellules et qui intervient dans tous les phénomènes chimiques qui nous permettent d'activer nos sens, mais aussi d'aimer, de réfléchir, de créer, de rêver. De vivre !

40 JOURS POUR UNE SANTÉ DURABLE

Qu'est-ce que notre corps ? Notre corps, ce n'est rien d'autre qu'un cocktail chimique : 70 % de molécules H_2O, 30 % de molécules d'azote, d'hydrogène, de carbone et d'oxygène. Voilà ce que nous sommes, fondamentalement, que l'on soit né en France ou à l'endroit le plus reculé de la planète, que l'on vive dans une abondance luxuriante ou dans le dénuement le plus total. Si nous voyons, si nous entendons, si nous sentons, c'est grâce à des échanges chimiques entre les deux parties de notre cerveau.

Dans cet écosystème qu'est notre corps vivent cent mille milliards de cellules réparties en deux cent cinquante types. Vingt milliards d'entre elles meurent quotidiennement tandis que vingt millions d'autres se divisent chaque seconde, pour prendre le relais. Ce cycle de mort et de naissance, de destruction-reconstruction permanente, fait ce que nous sommes. Toutes ces cellules forment un ensemble complexe qui assure la préservation de notre organisme, œuvrant à sa défense face aux virus et nous permettant sans cesse de nous adapter à l'environnement extérieur, conditionnant ainsi notre capital immunitaire et nos fonctions vitales.

Sauf cas particulier, la majeure partie des cellules de notre corps sont renouvelées en six semaines environ, et c'est pour cette raison que la méthode Because We Care est structurée autour d'une phase de 40 jours : il s'agit de profiter de ce temps de régénération de nos cellules pour instaurer un cycle vertueux, réinitialiser nos cellules en quelque sorte, et offrir à notre organisme une nouvelle base totalement saine, un terrain fertile et favorable pour une santé durable.

Ces 40 jours, c'est aussi le moment de soulager nos organes protecteurs : les organes émonctoires. Dans ces extraordinaires usines de traitement des déchets œuvrent schématiquement une multitude de bataillons de petits agents qui maintiennent notre écosystème organique en bon ordre, qui font le tri entre ce qui mérite d'être gardé et ce qui doit être jeté à la poubelle. Ces usines de traitement principales sont au nombre de cinq : les reins, le foie, les poumons, la peau, les intestins. Et, le moins que l'on puisse dire, c'est que, dans nos modes de vie frénétiques et désordonnés, elles ne sont pas épargnées !

L'une de ces usines – les intestins – abrite un univers des plus précieux : le microbiote. Pour faire simple, c'est là que tout se joue ! Comprendre notre microbiote, c'est connaître et expliquer notre état de santé.

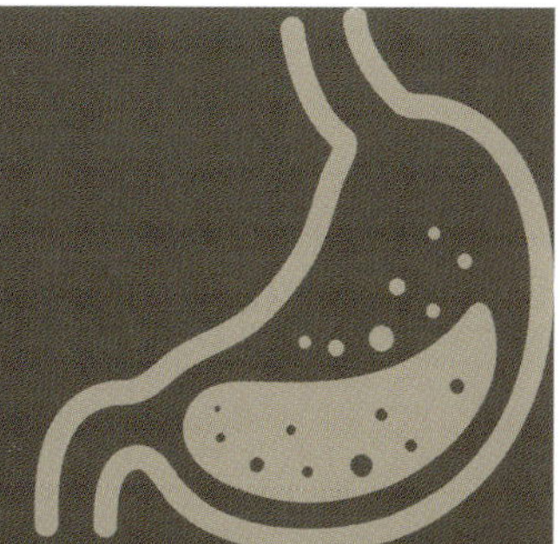

LE POUVOIR DU VENTRE

Nous nous pensions des êtres cellulaires, mais nous sommes aussi des êtres bactériens : depuis toujours, depuis notre première respiration, nous sommes exposés aux microbes. Ces microbes colonisent notre tube digestif pour former ce que l'on appelait encore récemment notre flore intestinale, et qu'il convient désormais de nommer « microbiote », une invraisemblable tuyauterie hébergeant cent mille milliards de bactéries, et jusqu'à trois cents espèces différentes, qui cohabitent dans notre ventre avec des virus, des champignons, des levures… Tout cela en bonne intelligence. Nous avons plus de bactéries dans notre intestin que de cellules dans notre corps entier ! Ce microbiote, c'est notre forêt intérieure, un capital bactérien qui nous accompagne durant notre vie entière, mais qu'il faut protéger : de la qualité de l'échange avec ces micro-organismes dépendent le bon développement et l'immunité de l'être humain, de son premier à son dernier souffle. Le microbiote est une sorte de second cerveau – nous pourrions même dire le premier, tant il joue le rôle de tour de contrôle. Des scientifiques ont d'ailleurs découvert que l'obésité et les maladies auto-immunes pourraient fortement dépendre des bactéries présentes dans notre intestin, ouvrant des voies et des perspectives insoupçonnées à la médecine du futur.

LE MICROBIOTE, C'EST NOTRE FORÊT INTÉRIEURE, UN CAPITAL BACTÉRIEN QUI NOUS ACCOMPAGNE DURANT NOTRE VIE ENTIÈRE, MAIS QU'IL FAUT PROTÉGER : DE LA QUALITÉ DE L'ÉCHANGE AVEC CES MICRO-ORGANISMES DÉPENDENT LE BON DÉVELOPPEMENT ET L'IMMUNITÉ DE L'ÊTRE HUMAIN, DE SON PREMIER À SON DERNIER SOUFFLE.

UNE PHARMACIE NATURELLE

L'être humain vit en symbiose avec ces microbes intestinaux, qui jouent le rôle d'usines à médicaments, de pharmaciens autonomes qui produisent et distribuent des molécules proches de celles que l'on trouve en pharmacie ! Le problème, c'est que nous ne sommes pas tous égaux sur le plan de la qualité de notre microbiote, loin de là. On constate même d'énormes différences entre les humains, certains présentant une richesse et une diversité foisonnantes en termes de microbes, quand d'autres affichent une inquiétante pauvreté. Pourquoi inquiétante ? Tout simplement parce qu'un microbiote riche est synonyme de bonne santé ! À l'inverse, un microbiote appauvri en bactéries intestinales signale un danger.

Mais comment analyser cette disparition de certaines espèces de bactéries intestinales, ce déficit en diversité chez certains sujets ? Des chercheurs ont étudié le microbiote de populations évoluant loin de notre monde moderne, des chasseurs-cueilleurs en phase avec le mode de vie pratiqué par les humains avant la période néolithique et la première révolution agricole. Résultat : notre microbiote à nous, Occidentaux vivant dans les sociétés les plus « développées », présente deux fois moins de diversité que celui des populations

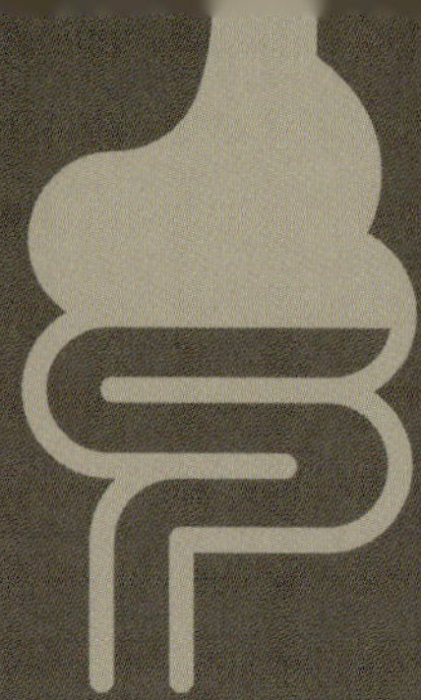

LA SÉROTONINE, L'HORMONE DU BONHEUR ?

La sérotonine est un neuromodulateur qui agit sur le système nerveux central et qui intervient dans de nombreuses fonctions de notre corps, contrôlant et régulant l'activité cérébrale, agissant notamment sur le sommeil, l'appétit, l'humeur, l'anxiété, la dépression. On la surnomme « l'hormone de l'humeur », voire « l'hormone du bonheur ». Ce que l'on ignore le plus souvent, c'est que la sérotonine est produite à plus de 80 % dans les intestins. Le microbiote joue un rôle essentiel dans sa régulation !

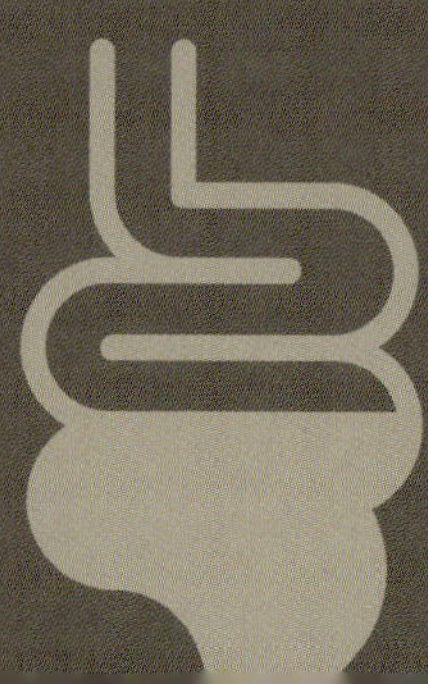

vivant « à l'ancienne ». C'est-à-dire que nous, les rois du pétrole et les maîtres du monde, grands visionnaires et dispensateurs du progrès à l'échelle planétaire, sommes au bord du précipice sur le plan de la santé !

L'IMPORTANCE DE LA BIODIVERSITÉ

Cet appauvrissement de notre microbiote est plutôt facile à expliquer : ce que nous faisons par exemple subir à l'Amazonie, nous le faisons également subir à notre forêt intérieure. L'érosion accélérée de la biodiversité et la fragilisation des populations locales en Amazonie est à l'image de ce qui se passe dans notre ventre, sensiblement dépeuplé. Comment lutter ?

Disons-le d'emblée, la période entre la naissance et la petite enfance joue un rôle clef. C'est notamment à la naissance, surtout en cas d'accouchement par voie basse, que l'enfant récolte toutes les bactéries de sa maman, et ce premier ensemencement a un effet durable que l'on soupçonne aujourd'hui d'être quasiment impossible à compenser. Puis le microbiote se forme définitivement dans les premières années de vie. Est-ce à dire que pour les autres, ne serait-ce que ceux nés par césarienne, c'est perdu d'avance ? Non ! Ils ont un train de retard, assurément, mais c'est une raison supplémentaire de prendre soin de leur microbiote. Comment ?

Il se trouve que les bactéries peuplant nos intestins raffolent des fibres ; plus on leur donne de ce festin, plus elles nous récompensent en fabriquant des molécules à effet anti-inflammatoire, œuvrant à la protection de notre forêt intestinale. On dirait une comptine pour enfants, mais c'est exactement comme cela que ça se passe ! Et, quand on analyse le régime alimentaire des sociétés de chasseurs-cueilleurs qui subsistent encore aujourd'hui sur la planète et qui possèdent un microbiote deux fois plus riche que le nôtre, on constate irrémédiablement que leur nourriture est infiniment plus riche en fibres, précisément. Où les trouvent-ils, ces fibres ? Dans les végétaux non transformés, qui constituent la base majoritaire de leur alimentation.

Notre grand souci, à nous, Occidentaux, c'est que notre nourriture ne contient plus vraiment de fibres, seulement des traces. Nous avons sacrifié tous nos sols pour la culture de quatre grandes céréales essentiellement destinées à l'alimentation du bétail : maïs, blé, soja, palme. Avec le riz, ces quatre plantes occupent plus de 50 % des terres arables là où, il y a seulement deux siècles, on recensait plusieurs milliers de plantes nourricières différentes, adaptées aux écosystèmes locaux, comme le souligne Pierre Weill dans son ouvrage *Mon assiette, ma santé, ma planète* (Plon, 2010). Nombre de plantes riches en oméga 3, des acides gras pourtant indispensables à l'organisme humain, ont purement et simplement été abandonnées au profit des cinq monocultures reines.

« ANTI-VIE »

À la dérive de l'industrie agroalimentaire s'ajoute un autre fléau ravageur, celui du recours massif aux antibiotiques, qui tuent indistinctement toutes les bactéries, qu'elles soient pathogènes ou bonnes pour notre corps, et qui s'attaquent violemment à ce que l'on a de plus précieux : notre microbiote. De véritables bombes anti-bio, « anti-vie ». Et dire que, dans les années 1960, en traitement « préventif », on a littéralement biberonné des nouveaux-nés et des enfants aux antibiotiques, à un âge où, précisément, ils étaient en train de construire leur capital immunitaire pour la vie...

Des études sur des souris auxquelles on a administré des antibiotiques à la naissance ont prouvé qu'elles développaient des dégâts irréversibles : perte d'immunité, risque accru d'obésité, allergies en tout genre, maladies chroniques, et même anxiété... À coups de pesticides et d'antibiotiques à toutes les sauces, on finit par tuer la vie.

Loin de nous l'idée de remettre radicalement en cause la médecine conventionnelle, de vouloir supprimer les antibiotiques et toutes les substances actives mises au point pour lutter contre les effets des maladies. Quand il y a un incendie, il faut faire appel aux pompiers ! Mais nous pouvons aussi, dans bien des cas, étudier les problèmes en amont, et essayer de prévenir les incendies, faire en sorte que les feux ne se déclarent pas.

À la percée de l'épidémie de la Covid-19, par exemple, nous avons vu défiler sur les plateaux télé et dans tous les médias un cortège d'épidémiologistes, de virologues, d'infectiologues, que des pompiers, au fond. N'aurait-on pas également dû convier des spécialistes de la biodiversité, des experts capables de nous renseigner sur les origines de ce mal, et de nous donner des clefs pour prévenir plutôt que guérir ? Même dans les comités scientifiques constitués pour faire face à la crise sanitaire, pas la moindre trace d'un écologue, ce chercheur qui identifie, prévoit et analyse l'impact des activités humaines sur l'environnement. Étonnant, quand même, quand on sait que l'origine de toutes les pandémies tient en trois maux : déforestation, élevage intensif, globalisation.

BIEN DANS SON CORPS, BIEN DANS SON ASSIETTE

L'état général de notre santé repose sur une répartition harmonieuse entre les apports en acides gras pro-inflammatoires, les oméga 6, et les acides gras anti-inflammatoires, les fameux oméga 3. La proportion idéale pour notre corps s'établit à un apport d'un oméga 3 pour un à cinq oméga 6. Malheureusement, au fil des dernières décennies, ce rapport a été totalement déséquilibré, passant plutôt à vingt oméga 6 pour un oméga 3. La cause ? Notre nourriture, évidemment. L'organisme humain n'étant pas capable de fabriquer ces acides gras essentiels, c'est dans notre alimentation qu'il faut aller les chercher, en puisant directement dans les fruits de la terre, en faisant la part belle aux légumineuses, légumes ou huiles naturellement riches en oméga 3. Seules les plantes sont capables de synthétiser les oméga 3 et les oméga 6. Mais, à force de croisements et de recroisements, les grandes monocultures, en plus de fragiliser et d'éroder les sols et d'affecter l'écosystème naturel, ont totalement dépouillé les plantes de leurs qualités nutritionnelles originelles. Même constat pour les fruits et légumes résultant de modes de production intensifs : plus de 50 % de leurs calories sont dites « creuses », c'est-à-dire dépourvues de fibres, de vitamines, de protéines, de minéraux et d'oligoéléments dont notre organisme a besoin. D'où la nécessité de revenir à une alimentation saine composée de produits bruts, non raffinés, et issus de l'agriculture biologique. Les fruits et légumes bio sont beaucoup plus riches en vitamines et en antioxydants.

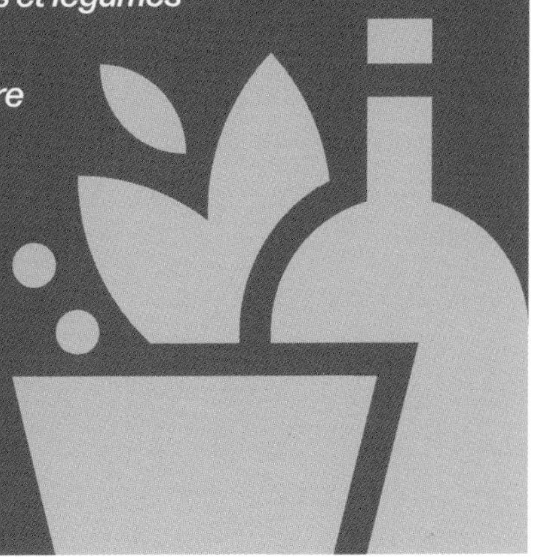

UNE MÉTHODE PRO-MICROBIOTE

Le bon sens nous impose de changer de cap, d'adopter une vision globale, holistique de la santé humaine. Même le président Macron, lors de ses allocutions au début de la pandémie, a reconnu que l'on devait changer de paradigme. Avec le recul, avons-nous vraiment opéré le virage qui s'impose ?

La médecine allopathique seule a montré ses limites. D'ailleurs, elle guérit très peu de maladies, l'énorme majorité d'entre elles sont seulement contrôlées. La médecine conventionnelle ne considère véritablement que deux paramètres : la pathologie et l'organe touché. Elle ne se soucie pas de l'histoire du patient, de son mode de vie, de ses habitudes alimentaires, de sa santé mentale, de son environnement, tous ces facteurs et ces terrains favorables au déclenchement des maladies.

Avec la découverte du microbiote, il ne devrait plus être question de traiter un corps malade seulement zone par zone, organe par organe. En termes de santé, en quelques décennies, nous avons donné naissance aux générations les plus malades de l'histoire de l'humanité ! Plutôt que de s'attaquer indistinctement à toutes les bactéries, nous allons être amenés à les entretenir, voire à les importer quand il nous en manque. La recherche n'en est qu'à ses balbutiements à ce sujet, mais la relation entre microbiote diversifié et bonne santé est avérée. Notre microbiote, c'est notre première sécurité.

Because We Care est une méthode résolument pro-microbiote. Attaquées tout au long de l'année, et de toutes parts, par les effets de l'empoisonnement de la biosphère et donc de nos corps, nos armées intérieures ne savent plus où donner de la tête. Devant la multiplicité des sources d'incendie, elles traitent constamment des piles de dossiers en urgence, sans jamais pouvoir s'occuper de l'usine. Justement, notre programme de 40 jours va leur permettre de souffler, de consacrer enfin du temps à l'essentiel.

LE GRAND NETTOYAGE DE PRINTEMPS (ET D'AUTOMNE)

Il s'agit d'un grand nettoyage, en quelque sorte, à faire idéalement deux fois dans l'année, si possible à l'automne et au printemps. Avec la mise en place d'une monodiète de trois jours suivie d'un programme complet de six semaines, nous allons désherber en profondeur notre terrain, notre microbiote, et semer des graines qui vont donner naissance à des plantes résistantes capables de défendre

ATTAQUÉES TOUT AU LONG DE L'ANNÉE, ET DE TOUTES PARTS, PAR LES EFFETS DE L'EMPOISONNEMENT DE LA BIOSPHÈRE ET DONC DE NOS CORPS, NOS ARMÉES INTÉRIEURES NE SAVENT PLUS OÙ DONNER DE LA TÊTE. NOTRE PROGRAMME DE 40 JOURS VA LEUR PERMETTRE DE SOUFFLER, DE CONSACRER ENFIN DU TEMPS À L'ESSENTIEL.

L'ÉQUILIBRE ACIDO-BASIQUE

TOUS LES ALIMENTS QUI FAVORISENT LES FERMENTATIONS INTESTINALES PROVOQUENT DES ACIDOSES. AU PREMIER RANG DE CES ALIMENTS FIGURENT LA VIANDE ET LES PROTÉINES ANIMALES. NOUS AVONS TENDANCE À L'OUBLIER, MAIS NOUS SOMMES DES OMNIVORES AVEC DES INTESTINS D'HERBIVORES.

L'équilibre acido-basique est une notion essentielle au maintien d'un état de santé optimal. C'est le rapport idéal entre acidité et alcalinité, qui se mesure sur une échelle dite « pH » allant de 0 (acidité absolue) à 14 (alcalinité absolue). Pour que notre organisme fonctionne parfaitement, notre pH doit afficher autour de 7,4, soit une tendance légèrement alcaline. L'acidification est un danger permanent : toutes les maladies se développent dans un milieu acide. Or, dans notre mode de vie, nombreux sont les éléments qui favorisent l'acidification : les émotions négatives, le stress, le surmenage, l'insomnie sont autant de facteurs aggravants. Et puis, comme toujours, il y a ce que nous mangeons : tous les aliments qui favorisent les fermentations intestinales provoquent des acidoses. Au premier rang de ces aliments figurent la viande et les protéines animales. Nous avons tendance à l'oublier, mais nous sommes des omnivores avec des intestins d'herbivores : quand les intestins des carnivores mesurent moins de 2 mètres, pour que la viande puisse être expulsée rapidement, nos intestins à nous mesurent 7 mètres environ, ce qui fait que la viande que l'on absorbe stagne longtemps dans notre ventre, produisant des putrescences et des toxines en grande quantité, et déstabilisant fortement l'organisme en l'acidifiant.
Si la production de viande est profondément néfaste au niveau écologique, comme nous l'avons vu dans le premier chapitre, sa consommation n'est même pas adaptée à nos intestins !

QUAND NOUS MÉLANGEONS PROTÉINES ANIMALES ET FÉCULENTS, LES SUCRES RESTENT À LA PORTE, ENGENDRANT UNE FERMENTATION ANAÉROBIE ET METTANT LE FEU AUX POUDRES ! D'OÙ LA NÉCESSITÉ DE COMMENCER NOTRE « TRAITEMENT » PAR UNE MONODIÈTE.

notre organisme bien au-delà de ce programme, quand nous allons commencer à réintroduire de mauvaises graines, à reprendre une vie « normale ». Il s'agit de réveiller notre horloge biologique, de réapprendre à notre corps à utiliser les propriétés des aliments qu'il ingère, et à notre intestin à se débarrasser des fermentations et des putrescences provoquées par la concurrence digestive, c'est-à-dire l'association régulière des protéines animales et des féculents dans notre alimentation.

Faisons court et simple : les protéines animales se digèrent dans un milieu acide (et cette digestion dure de sept à huit heures !) ; les féculents, quant à eux, se digèrent dans un milieu alcalin ; quand nous mélangeons protéines animales et féculents, les sucres restent à la porte, engendrant une fermentation anaérobie et mettant le feu aux poudres ! D'où la nécessité de commencer notre « traitement » par une monodiète. Notre alimentation a plus changé au cours des six, sept, huit dernières décennies que durant toute l'évolution de l'homme. Notre corps ne reconnaît plus ce que l'on mange. Donnons-lui un aliment sain qui lui parle !

Les trois premières semaines peuvent être compliquées à gérer, ne nous le cachons pas, surtout si on ne se coupe pas de ce monde où nous sommes constamment exposés à des publicités pour des produits toxiques. Il ne s'agit pas de se déconnecter totalement, mais il vaut mieux choisir une période où on a un peu de temps, au moins pour la première semaine. Ce n'est pas toujours évident, bien sûr, mais cet écart temporaire, ce petit pas de côté provisoire, c'est le prix à payer pour une santé durable ! À partir de la quatrième semaine, tout devient beaucoup plus simple, avec l'instauration de cartes blanches.

FOND NUTRITIONNEL ET ÉNERGIE VITALE

Si la première monodiète et le premier programme peuvent être éprouvants, les suivants le seront de moins en moins. Comme pour tout dans la vie, plus on s'entraîne, plus on progresse, et ce que l'on vivait comme une souffrance devient progressivement une formalité, voire un plaisir : le corps comprend rapidement ce qui est bon pour lui. Avec ces six semaines, on va lui donner ce dont il a besoin pour assurer ses fonctions vitales : un fond nutritionnel. On va réapprendre à notre organisme à utiliser les propriétés des aliments qu'il ingère sans le blesser, sans le fatiguer, en lui épargnant l'espace de quelques jours les contraintes qu'on lui impose tout au long de l'année. C'est la distance incompressible pour aller d'un point A à un point B, ce dernier étant synonyme de bien-être sur un plan global.

LE JEÛNE : UN PAS PLUS LOIN

S'il ne fait pas partie de notre méthode à proprement parler, le jeûne est l'objet de nombreuses études sur son statut éventuel de médecine alternative efficace. Purifiant notre organisme des produits toxiques que nous lui faisons ingérer au quotidien, cette pratique privilégie une approche globale du corps – contrairement à la médecine allopathique – et pourrait se révéler une méthode simple et utile pour traiter de nombreuses maladies. Pour approfondir le sujet, nous ne saurions que trop vous conseiller l'excellent ouvrage-enquête de Thierry de Lestrade : Le Jeûne, une nouvelle thérapie ? *(Arte Éditions, 2013).*

LE SPORT A DES VERTUS ANTI-INFLAMMATOIRES, ET NOS ARMÉES INTÉRIEURES, QUI ONT LE TEMPS DÉSORMAIS, SE CONCENTRENT SUR LES ZONES OÙ IL Y A DES PROBLÈMES. CE PROGRAMME DE 40 JOURS, C'EST UNE ASSURANCE SANTÉ À LONG TERME.

L'énergie vitale diminuant avec le temps, plus on vieillit, plus il est important de sortir nos déchets, de désherber notre terrain. Pour ce faire, nous disposons d'un autre allié de poids : le sport. En complément de l'alimentation, l'activité physique est un accompagnateur, un accélérateur précieux pour traiter nos déchets, pour activer notre métabolisme, pour réorganiser notre microbiote. Dès le quatrième jour de notre méthode, nous introduisons un peu d'exercice, avec une transition en douceur, adaptée à la forme et aux capacités de chacun. Nous parlons ici de sport santé, pas de performance !

Un travail cardio de plus de 40 minutes en endurance fondamentale, en capacité aérobie - c'est-à-dire en équilibre d'oxygène, sans essoufflement -, permet d'augmenter le volume plasmatique, et donc de sortir nos poubelles. Cela peut être de la marche rapide ou une balade à vélo, l'essentiel étant de provoquer une ventilation un peu plus importante en restant capable, sur toute la durée de l'activité physique, de tenir une conversation avec un partenaire, réel ou imaginaire. En complément, un programme de musculation nous permettra de densifier le squelette et de prévenir ou de soigner des douleurs parasites. Le sport a des vertus anti-inflammatoires, et nos armées intérieures, qui ont le temps désormais, se concentrent sur les zones où il y a des problèmes. Ce programme de 40 jours, c'est une assurance santé à long terme.

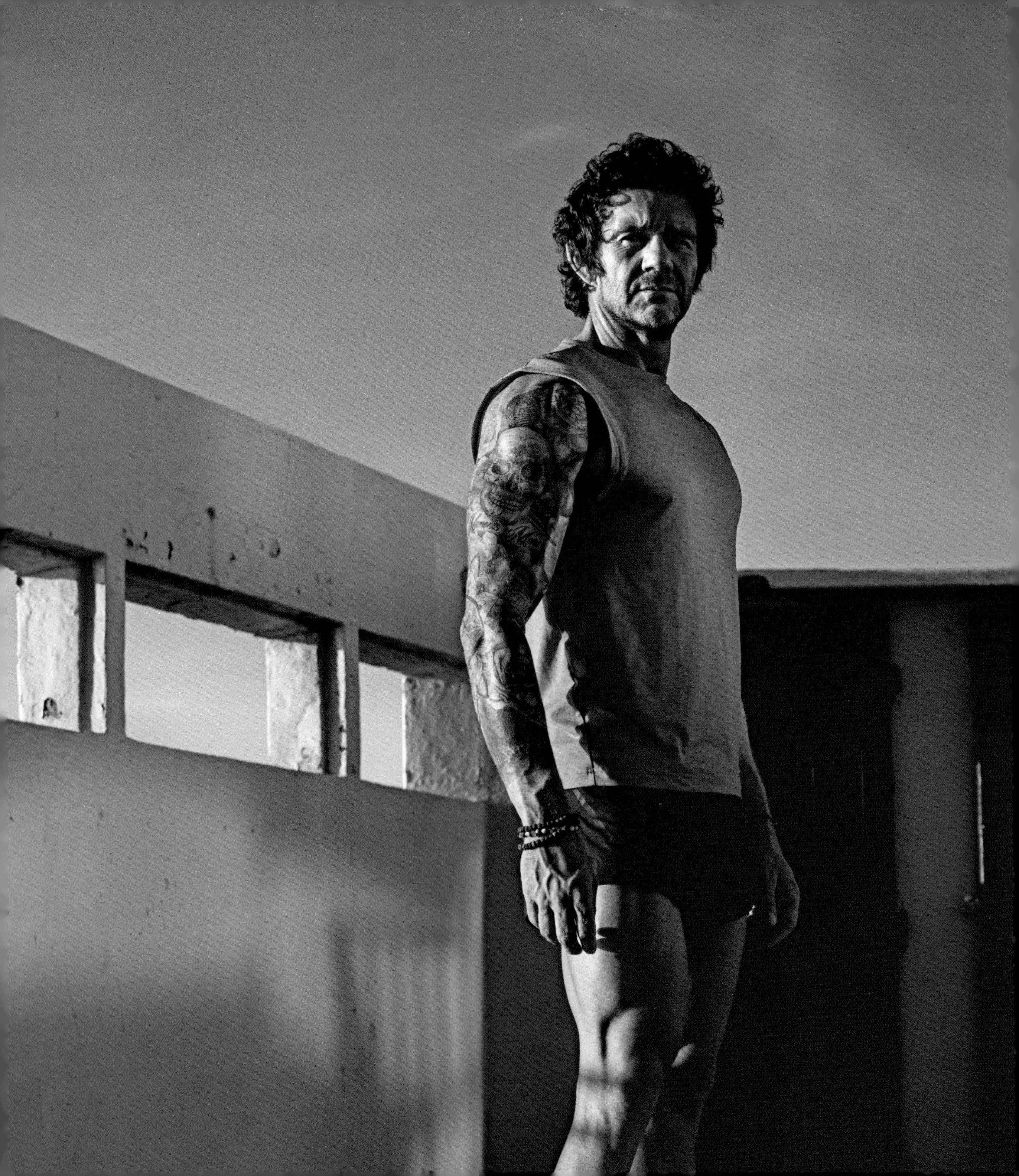

03

REPRENONS LE CONTRÔLE EN 40 JOURS

Entrons dans le vif du sujet : 40 jours pour reprendre le contrôle de notre corps et de notre esprit, 40 jours pour une vie nouvelle et une santé durable. Les trois premiers jours sont sûrement les plus difficiles, tant sur le plan physique que mental, surtout quand on s'engage dans une monodiète pour la première fois. Mais cette phase initiale est déterminante pour la réussite de notre « cure de désintoxication ».

Afin de préparer l'intestin à un profond décrassage, il est recommandé de jeûner la veille au soir du premier jour de monodiète, ou, à défaut, de manger un repas léger. Pour ceux qui n'ont pas encore franchi le pas du végétarisme, il est préférable d'éviter toute protéine d'origine animale dans les quarante-huit heures précédant le début de la monodiète. Il s'agit de préparer un terrain des plus favorables au renouvellement des cellules de l'intestin et à la reconstitution progressive de notre microbiote.

DEUXIÈME JOUR : AGRESSER L'INTESTIN

Sauf en cas d'insuffisance rénale, nous conseillons de diluer un sachet de 30 g de sulfate de magnésium (en vente libre en pharmacie) dans 500 ml d'eau et de boire cette solution au réveil du deuxième jour de la monodiète. Il s'agit d'agresser l'intestin et de provoquer une légère inflammation des muqueuses, et donc une diarrhée. Par souci de confort, mieux vaut que ce deuxième jour soit un samedi ou un dimanche, ou un jour non travaillé. Il est préférable de commencer la monodiète en ayant ce paramètre à l'esprit, d'autant que les trois premiers jours peuvent provoquer des sensations ou des réactions désagréables : maux de tête, fatigue, irritabilité, voire douleurs articulaires, démangeaisons ou éruptions cutanées. Rien d'inquiétant, ce sont des signes d'une désintoxication.
Dans notre tableau des pages 56-57, nous avons fait en sorte que notre deuxième jour de monodiète « tombe » un samedi, mais libre à chacun de commencer le programme un autre jour et de « décaler » notre calendrier théorique.

QUATRIÈME JOUR : RETOUR À UNE ALIMENTATION « NORMALE »

À partir du quatrième jour, les éventuelles sensations inconfortables vont rapidement s'estomper, car, au sortir de la monodiète, nous revenons à une alimentation variée :

UNE MONODIÈTE, QUATRE ALIMENTS AU CHOIX

Pendant trois jours, nous allons donc manger un seul et unique aliment (bio !), à choisir librement dans la liste ci-dessous, en fonction de la saison à laquelle nous entamons notre méthode mais aussi de nos goûts et de notre organisme : préférer les aliments qui ne lui posent pas de problème de digestion.

- ***Des pommes.*** *Riches en fibres, en antioxydants, en pectines et en vitamine C, elles ont l'avantage d'être disponibles toute l'année, et de présenter une grande diversité. Un panachage de plusieurs variétés est autorisé !*
- ***Des raisins.*** *Riches en oligoéléments, en antioxydants et en vitamines A et B, les raisins sont un aliment idéal pour commencer une cure à l'automne. Raisin blanc ou noir, là encore, un mélange est tout à fait possible. Ne pas hésiter à manger la peau et les pépins.*
- ***Des oranges (ou des pamplemousses).*** *S'il est plutôt recommandé de commencer notre méthode au printemps ou à l'automne, l'orange (ou le pamplemousse) peut être un aliment de choix si l'on préfère, par convenance, lancer les 40 jours au début de l'hiver. Riches en fibres et en vitamines C, B et E, ces agrumes ont des propriétés rassasiantes mais ne conviennent pas au plus grand nombre, en raison de leur acidité.*
- ***Des carottes.*** *Riches en vitamines, en fibres et en bêtacarotènes, les carottes sont présentes sur les étals tout au long de l'année. Pour varier les plaisirs, ne pas hésiter à les consommer sous différentes formes (crues, cuites, écrasées, mixées...).*

Il est impératif de ***boire régulièrement*** *au cours de la monodiète, en se limitant à de l'eau plate et/ou à du thé vert, sans aucun sucre.*

LES RÈGLES D'OR

- ***Pas de café, pas de chocolat, pas de thé noir.*** *Au-delà de la considération que ces produits viennent de loin et qu'ils gonflent notre empreinte carbone individuelle, ils sont acidifiants.*
- ***Pas d'alcool.*** *C'est aussi un acidifiant : il est impératif de ne pas boire une goutte le temps des 40 jours, ou au moins pendant les quatre premières semaines.*
- ***Pas de laitage de vache.*** *Outre le fait que de nombreuses personnes sont intolérantes au lactose, plusieurs études scientifiques aussi sérieuses qu'indépendantes ont mis en relation la consommation excessive de lait de vache et des maladies telles que le diabète ou l'obésité, et même certains cancers. Quant au calcium, grand argument de vente brandi par les amis du lait, nous n'avons absolument pas besoin du lait pour en apporter à notre organisme : les crucifères, les épinards, les salades, les fruits et les oignons contiennent du calcium en quantités tout à fait suffisantes.*
- ***Pas de sucre, pas de féculents, pas de légumineuses après 17 heures.*** *Loin de nous l'idée selon laquelle manger le soir ferait grossir : c'est faux. En revanche, le fait de surcharger nos intestins à la fin de la journée empêche certaines fonctions importantes de s'opérer correctement durant la nuit et de poser les bases pour un sommeil de qualité (voir page 55).*
- ***Pas de pain en dehors du petit déjeuner.*** *Du pain au petit déjeuner, oui, mais seulement du pain complet au levain naturel. Le levain chimique est à proscrire absolument, là encore à cause de ses propriétés acidifiantes.*

Pour les personnes souffrant de pathologies ou soumises à des traitements, la ***consultation d'un médecin*** *est indispensable avant de débuter la méthode !*

CONSEILLER AUX FLEXITARIENS ET AUX OMNIVORES D'ARRÊTER LA VIANDE PENDANT 40 JOURS, C'EST DÉJÀ SUFFISAMMENT DEMANDER… ET C'EST LA PRIORITÉ. LES RECETTES PROPOSÉES ONT ÉTÉ PENSÉES POUR ÊTRE HYPER NUTRITIVES, HYPOCALORIQUES, SANS PROTÉINES ANIMALES, AVEC UNE RECHERCHE EN TERMES DE GOÛT ET DE SAVEUR.

aux pages 58 à 79, nous avons mis en place des tableaux proposant des menus élaborés par le chef Christophe Berg, issues du cahier de recettes à retrouver aux pages 146 à 217.

Ces menus proposent des plats exclusivement végétariens et excluent les fruits tropicaux dont l'empreinte carbone est trop lourde (mangue, avocat…). Nous avons cependant intégré, non sans quelque scrupule, des aliments qui ne sont pas cultivés en France métropolitaine (datte, cacao, tofu…) car nous sommes conscients qu'imposer trop de contraintes dans un court laps de temps peut être un frein, une source de découragement ou même d'échec. Conseiller aux flexitariens et aux omnivores d'arrêter la viande pendant 40 jours, c'est déjà suffisamment demander… et c'est la priorité.

Les recettes proposées ont été pensées pour être hyper nutritives, hypocaloriques, sans protéines animales, avec une recherche en termes de goût et de saveur. Elles peuvent contenir des ingrédients importés, qu'il faut idéalement choisir issus du commerce équitable ou bio, pour soutenir les communautés locales et encourager une agriculture propre à l'échelle globale ; même à l'autre bout du monde, un achat peut avoir une portée écologique !

L'OBJECTIF EST DE TROUVER UNE FORME DE LIBERTÉ DANS LA CONTRAINTE, D'APPRENDRE À ÊTRE À L'ÉCOUTE DE SON CORPS, DE SENTIR CE MOMENT OÙ IL N'A PLUS BESOIN D'ÊTRE ALIMENTÉ. TOUT COMME ON SE REMET À LA CONSCIENCE DE CHACUN DANS LE CHOIX DES PRODUITS QU'IL SOUHAITE CONSOMMER, ON NE PEUT QUE LAISSER À CHACUN LA RESPONSABILITÉ DES QUANTITÉS QU'IL SOUHAITE INGÉRER.

Rappelons que ces menus sont des propositions, des idées, à suivre à la lettre ou non. En réalité, on le sait bien, il appartient encore à chacun de décider, en son âme et conscience, jusqu'où il souhaite aller dans la limitation de son empreinte carbone. Devant ceux qui ont déjà adopté exclusivement le végétarisme et le tout local, on ne peut que s'incliner.

Dans la méthode Because We Care, nous ne pesons aucun aliment. L'objectif est de trouver une forme de liberté dans la contrainte, d'apprendre à être à l'écoute de son corps, de sentir ce moment où il n'a plus besoin d'être alimenté. Tout comme on se remet à la conscience de chacun dans le choix des produits qu'il souhaite consommer, on ne peut que laisser à chacun la responsabilité des quantités qu'il souhaite ingérer.

Néanmoins, il ne faut pas se mentir : le retour à un poids de forme ou sa stabilisation passent nécessairement par un contrôle calorique. Si on doit perdre du poids, ce ne peut se faire qu'au prix d'un déficit calorique, d'une situation où on dépense plus d'énergie que l'on

CARTE BLANCHE !

Nous avons tenu bon pendant plus de quatre semaines, nous avons droit à une première récompense. Le vendredi de la quatrième semaine, c'est carte blanche ! Aucun interdit, on fait ce que l'on veut, à l'envi. Mais un risque se profile le lendemain, celui que cette récréation produise l'effet inverse de celui recherché. Difficile, quelques heures après un repas trop copieux et trop riche en tout, de résister à l'envie de reprendre les (mauvaises) vieilles habitudes ! Pas de panique, tout est une question d'orientation de l'esprit : cette carte blanche doit être une parenthèse constructive. Sur le plan physique, l'écart du vendredi va induire des phénomènes surcompensatoires qui vont maximiser les résultats ; sur le plan mental, le fait d'avoir tenu bon va renforcer notre estime, notre confiance en nous.

n'en consomme. Nous avons bien conscience que les petites bouchées de Christophe Berg (pages 168 à 177), par exemple, sont tentantes, qu'une bouchée supplémentaire peut facilement en appeler une autre, sous forme de grignotage, mais un repas de plusieurs bouchées auxquelles on ajoute un plat et un dessert, c'est trop ! Sans compter les boissons énergisantes, que nous réservons à ceux et celles qui pratiquent des sports demandant des efforts extrêmes, de type trail ou marathon. Aux autres, nous conseillons de se limiter à l'eau et/ou au thé vert.

ENVIE DE MANGER ET FAIM SONT DEUX SENSATIONS DIFFÉRENTES

La méthode Because We Care est donc placée sous le signe de la responsabilité et de la discipline. En substance, il s'agit de donner à notre corps ce dont il a besoin, d'apporter de nouvelles bactéries à notre intestin, avec des fibres, des produits crus, des produits fermentés, des aliments pro-microbiotes tout en se limitant à des quantités raisonnables. Ces quantités raisonnables dépendent de chacun. Il suffit de se connecter à son corps, d'être à son écoute, pour manger ni trop ni pas assez. Avec du temps et de la discipline, on y parvient aisément. L'idéal, si on ne s'en sent pas encore capable, c'est de s'imposer une faible privation, de sortir de table le ventre léger, notamment au cours des trois premières semaines, dont la « réussite » est cruciale.

Dans cette optique, la mastication a toute son importance. Outre le fait de soulager l'intestin en lui « prémâchant » le travail et en lui permettant d'assimiler plus facilement les aliments au lieu de les stocker, bien mastiquer permet aussi d'envoyer un message au cerveau, qui va pouvoir déclencher le phénomène de satiété.

Ne confondons pas l'envie de manger, qui est une compulsion, et la faim. Les frontières entre les deux ne se dessinent précisément qu'avec de l'expérience, et l'exercice peut s'avérer difficile à supporter, mais les cartes blanches (à partir du vendredi de la quatrième semaine) sauront nous réconforter.

UN COMPLÉMENT ALIMENTAIRE IDÉAL : LA MUSCULATION

Les jours de sport (le lundi, le mercredi et le vendredi, dans nos tableaux), au déjeuner, on mange des féculents ou des légumineuses. Le lundi et le mercredi (jours de musculation), au coucher, on dilue deux cuillères à soupe de bicarbonate de soude alimentaire dans 500 ml d'eau, et on avale cette solution avec deux capsules d'huile de Haarlem.

Pour les flexitariens et omnivores qui ne souhaitent pas faire l'impasse sur la viande, il faut au moins s'y résoudre les jours de sport, pour éviter la concurrence digestive (voir page 43). On peut consommer des protéines animales les autres jours, le midi, avec des légumes crus ou cuits (au maximum trois fois par semaine).

Pour les exercices à proprement parler, il y a un paramètre capital à prendre en considération, un paramètre bien plus important que la condition physique. Cet enjeu est d'ordre mental, tout est dans la tête : il va falloir être présent à soi-même, c'est-à-dire attacher une importance toute particulière à l'exécution des mouvements en s'investissant à fond dans ce que l'on fait, avec une concentration extrême, et en respectant avec rigueur les consignes et les pas-à-pas donnés aux pages 86 à 143.

Pour optimiser les phénomènes de régénération et mettre en place les dispositions idéales pour un sommeil de qualité, il est préférable d'effectuer les exercices aussi tôt que possible, dans la journée, pour ne pas faire monter le corps en température à l'approche du moment du coucher (voir page ci-contre).

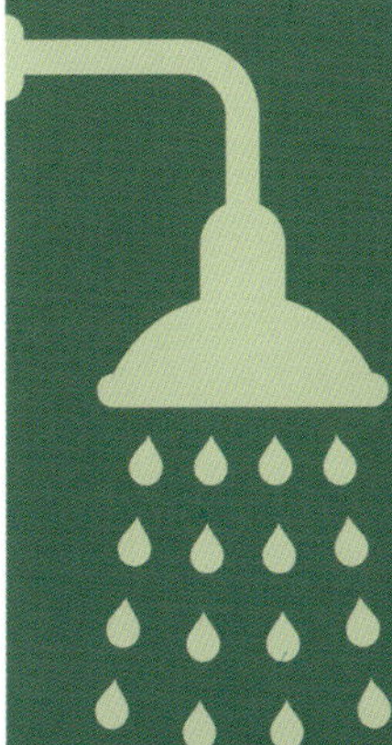

POUR DÉBUTER EN DOUCEUR, ON PEUT DESCENDRE PROGRESSIVEMENT LA TEMPÉRATURE DE L'EAU LORSQUE L'ON PREND UNE DOUCHE, À SON RYTHME. UN JOUR, PEUT-ÊTRE, SERA-T-ON CAPABLE DE SE PLONGER UNE DIZAINE DE MINUTES DANS UN BAIN DE GLAÇONS…

DOUCHE FROIDE POUR NUIT RÉPARATRICE

Le soir est idéalement un moment de retour au calme, pour une nuit dédiée à la récupération et à un sommeil de qualité. Aussi, il faut veiller à ne pas surcharger les intestins au dîner, afin que nos petites armées intérieures puissent se concentrer sur les phénomènes hormonaux nocturnes plutôt que sur la digestion.
Par ailleurs, une fois le sommeil profond atteint, la température du corps humain descend de 0,3 à 0,4 degré, d'où l'intérêt de ne pas « réchauffer » notre organisme avant d'aller au lit. Si manger léger vise cet objectif, on peut aussi aller un peu plus loin en prenant une douche tiède voire froide, pour préparer le corps en descendant sa température.
Le froid a une action anti-inflammatoire, immunostimulante et antalgique, il favorise le retour au calme au point de vue nerveux et possède des vertus réparatrices sur le plan musculaire. Pour débuter en douceur, on peut descendre progressivement la température de l'eau lorsque l'on prend une douche, à son rythme. Un jour, peut-être, sera-t-on capable de se plonger une dizaine de minutes dans un bain de glaçons…
Pour ceux qui souhaiteraient approfondir le sujet, Wim Hof, « l'Homme de glace », a inventé une méthode révolutionnaire basée sur le traitement par le froid.

Les quantités de pommes, de raisins, de carottes, d'oranges ou de pamplemousses (selon l'aliment choisi) pour les trois jours de monodiète (ici, vendredi, samedi et dimanche) sont données à titre indicatif. On peut augmenter ces doses sans aucun scrupule. On peut même en manger à volonté !

SEMAINE 0	Petit déjeuner	Collation (10 h)	Déjeuner
MERCREDI *(descente alimentaire)*	1 thé vert + 3 fruits de saison.	1 thé vert + 1 fruit de saison.	Riz ou pâtes + légumes verts + crudités.
JEUDI *(descente alimentaire)*	1 thé vert + 3 fruits de saison.	1 thé vert + 1 fruit de saison.	Légumes crus et/ou cuits à volonté.
VENDREDI	2 ou 3 pommes ou 400 g de raisins ou 2 ou 3 carottes ou 2 ou 3 oranges ou pamplemousses.	1 thé vert + 1 pomme ou 200 g de raisins ou 1 carotte ou 1 orange ou 1 pamplemousse.	2 ou 3 pommes ou 400 g de raisins ou 2 ou 3 carottes ou 2 ou 3 oranges ou pamplemousses.
SAMEDI	*Au réveil, à jeun : 1 sachet de 30 g de sulfate de magnésium dilué dans 500 ml d'eau.* 2 ou 3 pommes ou 400 g de raisins ou 2 ou 3 carottes ou 2 ou 3 oranges ou pamplemousses.	1 thé vert + 1 pomme ou 200 g de raisins ou 1 carotte ou 1 orange ou 1 pamplemousse.	2 ou 3 pommes ou 400 g de raisins ou 2 ou 3 carottes ou 2 ou 3 oranges ou pamplemousses.
DIMANCHE	2 ou 3 pommes ou 400 g de raisins ou 2 ou 3 carottes ou 2 ou 3 oranges ou pamplemousses.	1 thé vert + 1 pomme ou 200 g de raisins ou 1 carotte ou 1 orange ou 1 pamplemousse.	2 ou 3 pommes ou 400 g de raisins ou 2 ou 3 carottes ou 2 ou 3 oranges ou pamplemousses.

Collation (16 h)	Dîner	Au coucher	Activité physique
1 thé vert + 1 fruit de saison + 1 poignée d'oléagineux.	Légumes crus et/ou cuits à volonté.	1 infusion de thym.	
1 thé vert + 1 fruit de saison + 1 poignée d'oléagineux.	Légumes crus et/ou cuits à volonté.	1 infusion de thym + 2 capsules d'huile de Haarlem.	
1 thé vert + 1 pomme ou 200 g de raisins ou 1 carotte ou 1 orange ou 1 pamplemousse.	2 ou 3 pommes ou 400 g de raisins ou 2 ou 3 carottes ou 2 ou 3 oranges ou pamplemousses.	1 infusion de thym.	30 min de marche dans un parc ou en forêt.
1 thé vert + 1 pomme ou 200 g de raisins ou 1 carotte ou 1 orange ou 1 pamplemousse.	2 ou 3 pommes ou 400 g de raisins ou 2 ou 3 carottes ou 2 ou 3 oranges ou pamplemousses.	1 infusion de thym.	30 min de marche dans un parc ou en forêt.
1 thé vert + 1 pomme ou 200 g de raisins ou 1 carotte ou 1 orange ou 1 pamplemousse.	2 ou 3 pommes ou 400 g de raisins ou 2 ou 3 carottes ou 2 ou 3 oranges ou pamplemousses.	1 infusion de thym.	30 min de marche dans un parc ou en forêt.

SEMAINE 1	Petit déjeuner	Collation (10 h)	Déjeuner
LUNDI	*Au réveil : boire 500 ml d'eau tempérée.* 1 jus de fruits + légumes centrifugés. Attendre 15 min. Poursuivre avec 1 thé vert + 2 tranches de pain au levain naturel + 1 poignée d'oléagineux.	1 fruit de saison + 1 poignée d'oléagineux + 1 thé vert.	Bol médi (voir recette page 201) ou féculents + légumes variés de saison.
MARDI	*Au réveil : boire 500 ml d'eau tempérée.* 1 jus de fruits + légumes centrifugés. Attendre 15 min. Poursuivre avec 1 thé vert + 2 tranches de pain au levain naturel + 1 poignée d'oléagineux.	1 fruit de saison + 1 poignée d'oléagineux + 1 thé vert.	Bol thaï (voir recette page 200) ou féculents + légumes variés de saison.
MERCREDI	*Au réveil : boire 500 ml d'eau tempérée.* 1 jus de fruits + légumes centrifugés. Attendre 15 min. Poursuivre avec 1 thé vert + 2 tranches de pain au levain naturel + 1 poignée d'oléagineux.	1 fruit de saison + 1 poignée d'oléagineux + 1 thé vert.	Bol mex (voir recette page 205) ou féculents + légumes variés de saison.
JEUDI	*Au réveil : boire 500 ml d'eau tempérée.* 1 jus de fruits + légumes centrifugés. Attendre 15 min. Poursuivre avec 1 thé vert + 2 tranches de pain au levain naturel + 1 poignée d'oléagineux.	1 fruit de saison + 1 poignée d'oléagineux + 1 thé vert.	Bol K-pop (voir recette page 204) ou féculents + légumes variés de saison.
VENDREDI	*Au réveil : boire 500 ml d'eau tempérée.* 1 jus de fruits + légumes centrifugés. Attendre 15 min. Poursuivre avec 1 thé vert + 2 tranches de pain au levain naturel + 1 poignée d'oléagineux.	1 fruit de saison + 1 poignée d'oléagineux + 1 thé vert.	Soba, poivrons et pois gourmands à la sauce cacahuète (voir recette page 197).
SAMEDI	*Au réveil : boire 500 ml d'eau tempérée.* 1 jus de fruits + légumes centrifugés. Attendre 15 min. Poursuivre avec 1 thé vert + 2 tranches de pain au levain naturel + 1 poignée d'oléagineux.	1 fruit de saison + 1 poignée d'oléagineux + 1 thé vert.	Vermicelles à Singapour (voir recette page 197).
DIMANCHE	*Au réveil : boire 500 ml d'eau tempérée.* 1 jus de fruits + légumes centrifugés. Attendre 15 min. Poursuivre avec 1 thé vert + 2 tranches de pain au levain naturel + 1 poignée d'oléagineux.	1 fruit de saison + 1 poignée d'oléagineux + 1 thé vert.	*Pad thaï* (voir recette page 198).

Collation (16 h)	Dîner	Au coucher	Activité physique
1 fruit de saison + 1 poignée d'oléagineux + 1 thé vert.	Salade César (voir recette page 181).	1 infusion de thym très sombre.	Séance de musculation **(voir double page suivante)**.
1 fruit de saison + 1 poignée d'oléagineux + 1 thé vert.	Taboulé de quinoa (voir recette page 181).	1 infusion de thym très sombre.	
1 fruit de saison + 1 poignée d'oléagineux + 1 thé vert.	Tagliatelles de carotte et de courgette (voir recette page 182).	1 infusion de thym très sombre + 2 c. à s. de bicarbonate de soude alimentaire diluées dans 500 ml d'eau + 2 capsules d'huile de Haarlem.	Séance mixte **(voir double page suivante)**.
1 fruit de saison + 1 poignée d'oléagineux + 1 thé vert.	Salade d'orange et de fenouil (voir recette page 182).	1 infusion de thym très sombre.	
1 fruit de saison + 1 poignée d'oléagineux + 1 thé vert.	*Ensalada pico de gallo* (voir recette page 185).	1 infusion de thym très sombre + 2 c. à s. de bicarbonate de soude alimentaire diluées dans 500 ml d'eau + 2 capsules d'huile de Haarlem.	Séance cardio : footing ou marche rapide ou marche en côte en endurance fondamentale **(voir double page suivante)**.
1 fruit de saison + 1 poignée d'oléagineux + 1 thé vert.	Salade estivale à la grecque (voir recette page 185).	1 infusion de thym très sombre.	
1 fruit de saison + 1 poignée d'oléagineux + 1 thé vert.	Salade de concombre au « yaourt » (voir recette page 181).	1 infusion de thym très sombre.	

SEMAINE 1

Séance de musculation (lundi)

EXERCICE	DESCRIPTION
Fentes	3 séries de 12 fentes alternées, avec 2 min de récupération entre chaque série
Caterpillar	3 séries de 15 répétitions, avec 2 min de récupération entre chaque série
Pompes	3 séries avec le maximum de répétitions, jusqu'à l'échec (genoux au sol, si c'est trop difficile), avec 2 min de récupération entre chaque série
Bûcheron	3 séries de 12 répétitions avec haltères, disques ou bouteilles d'eau, avec 2 min de récupération entre chaque série
Spiderman	3 séries de 12 répétitions, avec 2 min de récupération entre chaque série
Gainage sur les mains	3 séries de 40 s de gainage, avec 1 min 30 s de récupération entre chaque série

Séance mixte (mercredi)

EXERCICE	DESCRIPTION
Squats	3 séries de 12 squats, avec 1 min 30 s de récupération entre chaque série
Fentes iso	3 séries de 12 fentes iso alternées, avec 2 min de récupération entre chaque série
Gainage latéral	3 séries de 30 s de chaque côté, avec 2 min de récupération entre chaque série
Demi-burpees	3 séries de 10 répétitions, avec 2 min de récupération entre chaque série
Breakdance	3 séries de 12 répétitions, avec 2 min de récupération entre chaque série
Endurance fondamentale **(page 91)**	30 min de marche rapide ou en côte, ou 30 min de footing avec foulées rasantes économiques, toujours en équilibre d'oxygène

Séance cardio (vendredi)

EXERCICE	DESCRIPTION
Endurance fondamentale **(page 91)**	30 min de marche rapide ou en côte, ou 30 min de footing avec foulées rasantes économiques, toujours en équilibre d'oxygène

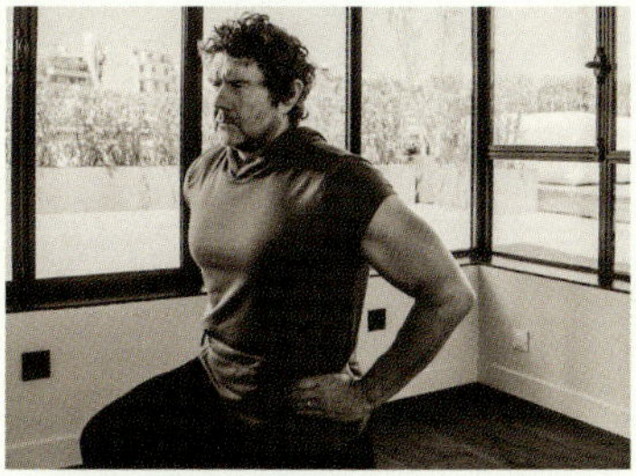
Fentes (pages 92-95)

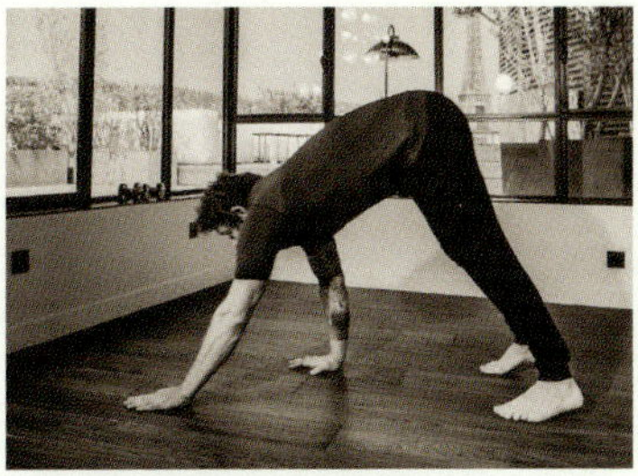
Caterpillar (pages 96-99)

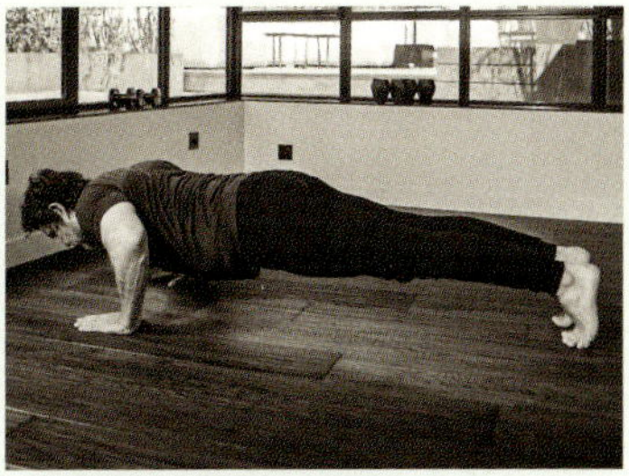
Pompes (pages 100-103)

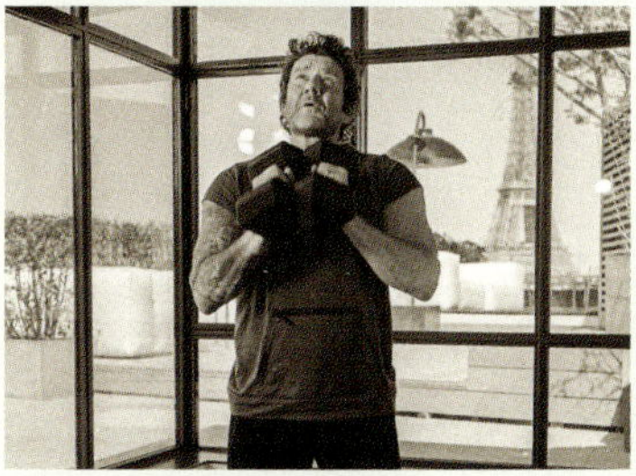
Bûcheron (pages 104-107)

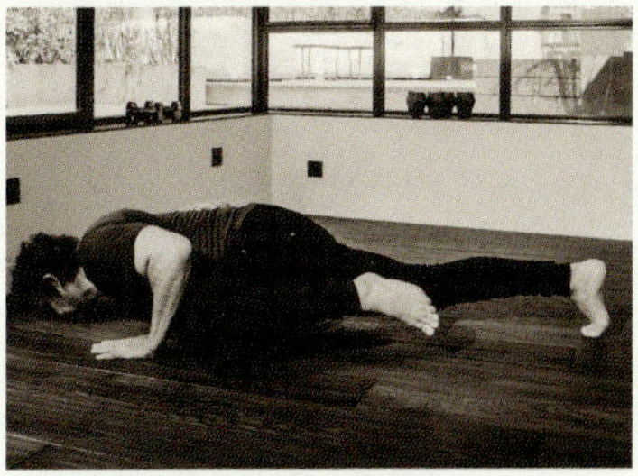
Spiderman (pages 108-111)

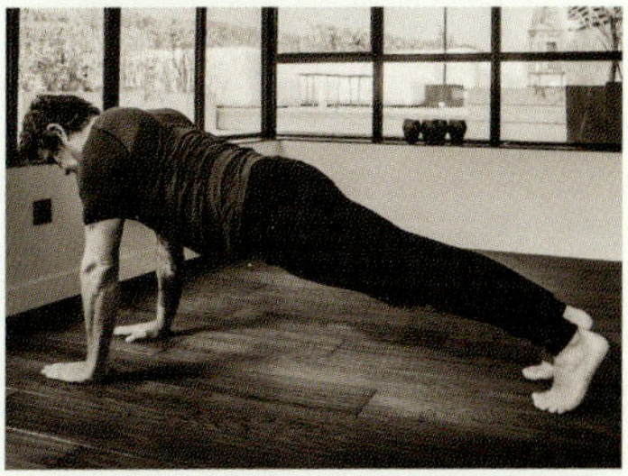
Gainage sur les mains (pages 112-113)

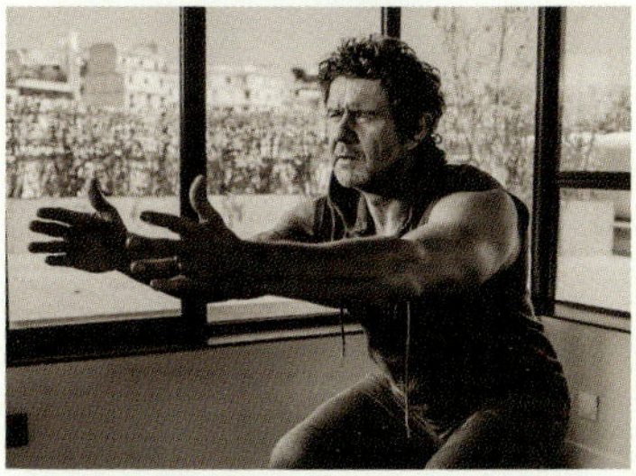
Squats (pages 114-117)

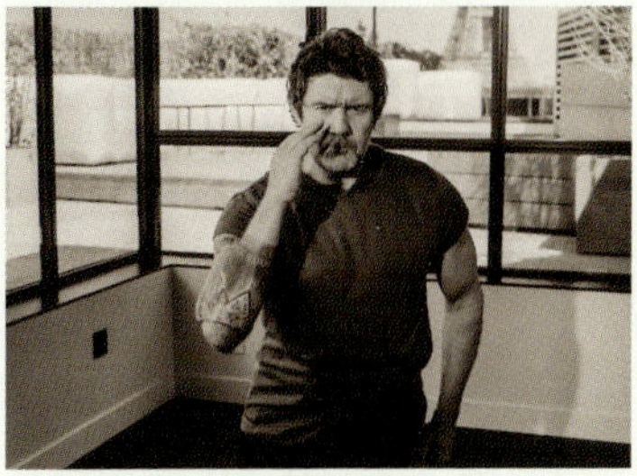
Fentes iso (pages 118-121)

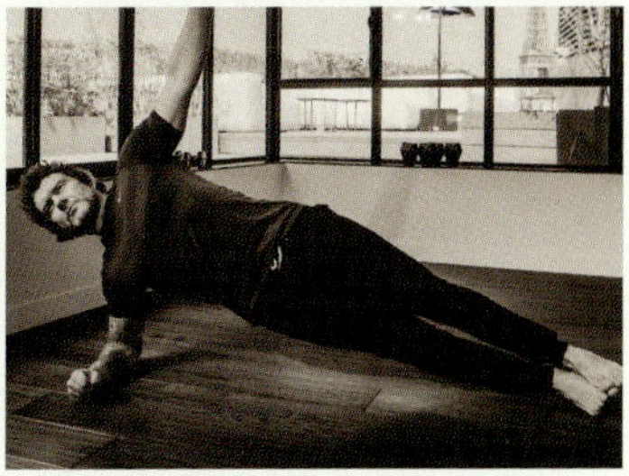
Gainage latéral (pages 122-123)

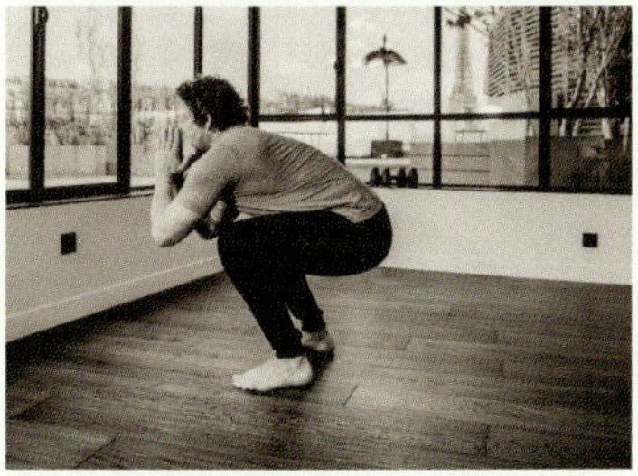
Demi-burpees (pages 124-127)

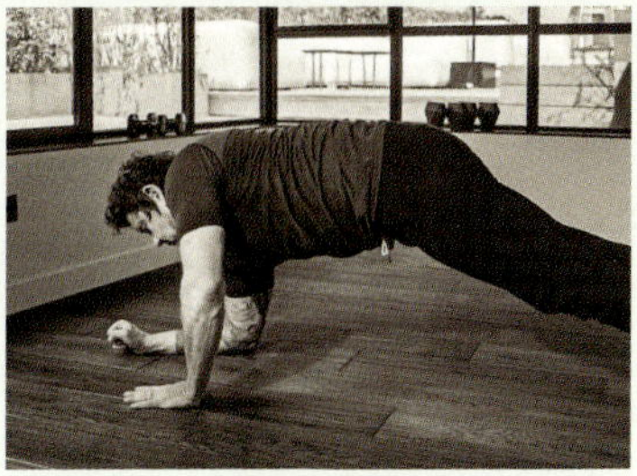
Breakdance (pages 128-131)

SEMAINE 2	Petit déjeuner	Collation (10 h)	Déjeuner
LUNDI	*Au réveil : boire 500 ml d'eau tempérée.* 1 jus de fruits + légumes centrifugés. Attendre 15 min. Poursuivre avec 1 thé vert + 2 tranches de pain au levain naturel + 1 poignée d'oléagineux.	1 fruit de saison + 1 poignée d'oléagineux + 1 thé vert.	Penne *verde* (voir recette page 196).
MARDI	*Au réveil : boire 500 ml d'eau tempérée.* 1 jus de fruits + légumes centrifugés. Attendre 15 min. Poursuivre avec 1 thé vert + 2 tranches de pain au levain naturel + 1 poignée d'oléagineux.	1 fruit de saison + 1 poignée d'oléagineux + 1 thé vert.	Patates douces rôties et farcies (voir recette page 192).
MERCREDI	*Au réveil : boire 500 ml d'eau tempérée.* 1 jus de fruits + légumes centrifugés. Attendre 15 min. Poursuivre avec 1 thé vert + 2 tranches de pain au levain naturel + 1 poignée d'oléagineux.	1 fruit de saison + 1 poignée d'oléagineux + 1 thé vert.	*Mac n'cheese* (voir recette page 196).
JEUDI	*Au réveil : boire 500 ml d'eau tempérée.* 1 jus de fruits + légumes centrifugés. Attendre 15 min. Poursuivre avec 1 thé vert + 2 tranches de pain au levain naturel + 1 poignée d'oléagineux.	1 fruit de saison + 1 poignée d'oléagineux + 1 thé vert.	Spirales rouges (voir recette page 196).
VENDREDI	*Au réveil : boire 500 ml d'eau tempérée.* 1 jus de fruits + légumes centrifugés. Attendre 15 min. Poursuivre avec 1 thé vert + 2 tranches de pain au levain naturel + 1 poignée d'oléagineux.	1 fruit de saison + 1 poignée d'oléagineux + 1 thé vert.	Salade de pommes de terre (voir recette page 178).
SAMEDI	*Au réveil : boire 500 ml d'eau tempérée.* 1 jus de fruits + légumes centrifugés. Attendre 15 min. Poursuivre avec 1 thé vert + 2 tranches de pain au levain naturel + 1 poignée d'oléagineux.	1 fruit de saison + 1 poignée d'oléagineux + 1 thé vert.	Bol K-pop (voir recette page 204).
DIMANCHE	*Au réveil : boire 500 ml d'eau tempérée.* 1 jus de fruits + légumes centrifugés. Attendre 15 min. Poursuivre avec 1 thé vert + 2 tranches de pain au levain naturel + 1 poignée d'oléagineux.	1 fruit de saison + 1 poignée d'oléagineux + 1 thé vert.	Bol thaï (voir recette page 200).

Collation (16 h)	Dîner	Au coucher	Activité physique
2 balles énergétiques amande-cacao + 1 thé vert.	Légumes sautés et cajou (voir recette page 188).	1 infusion de thym très sombre.	Séance de musculation **(voir double page suivante)**.
1 fruit de saison + 1 poignée d'oléagineux + 1 thé vert.	Tagliatelles de patate douce (voir recette page 191).	1 infusion de thym très sombre.	
2 balles énergétiques figue-amande + 1 thé vert.	Tagliatelles de carotte et de courgette (voir recette page 182).	1 infusion de thym très sombre + 2 c. à s. de bicarbonate de soude alimentaire diluées dans 500 ml d'eau + 2 capsules d'huile de Haarlem.	Séance mixte **(voir double page suivante)**.
1 fruit de saison + 1 poignée d'oléagineux + 1 thé vert.	Tarte aux poireaux à la « crème » de coco (voir recette page 191).	1 infusion de thym très sombre.	
2 balles énergétiques amande-cacao + 1 thé vert.	Plateau automnal, cuisson vapeur et gril au four (voir recette page 188).	1 infusion de thym très sombre + 2 c. à s. de bicarbonate de soude alimentaire diluées dans 500 ml d'eau + 2 capsules d'huile de Haarlem.	Séance cardio : footing ou marche rapide ou marche en côte en endurance fondamentale **(voir double page suivante)**.
1 fruit de saison + 1 poignée d'oléagineux + 1 thé vert.	Salade estivale à la grecque (voir recette page 185).	1 infusion de thym très sombre.	
1 fruit de saison + 1 poignée d'oléagineux + 1 thé vert.	Salade fraîcheur verte (voir recette page 182).	1 infusion de thym très sombre.	

SEMAINE 2

Séance de musculation (lundi)

EXERCICE	DESCRIPTION
Fentes	3 séries de 15 fentes alternées, avec 2 min de récupération entre chaque série
Caterpillar	3 séries de 20 répétitions, avec 2 min de récupération entre chaque série
Pompes	3 séries avec le maximum de répétitions, jusqu'à l'échec (genoux au sol, si c'est encore trop difficile), avec 2 min de récupération entre chaque série
Bûcheron	3 séries de 15 répétitions avec haltères, disques ou bouteilles d'eau, avec 2 min de récupération entre chaque série
Spiderman	3 séries de 15 répétitions, avec 2 min de récupération entre chaque série
Gainage sur les mains	3 séries de 1 min de gainage, avec 1 min 30 s de récupération entre chaque série

Séance mixte (mercredi)

EXERCICE	DESCRIPTION
Squats	3 séries de 15 squats, avec 1 min 30 s de récupération entre chaque série
Fentes iso	3 séries de 15 fentes iso alternées, avec 2 min de récupération entre chaque série
Gainage latéral	3 séries de 40 s de chaque côté, avec 2 min de récupération entre chaque série
Demi-burpees	3 séries de 15 répétitions, avec 2 min de récupération entre chaque série
Combiné bras-épaules	3 séries de 15 répétitions avec haltères, disques ou bouteilles d'eau, avec 1 min 30 s de récupération entre chaque série
Endurance fondamentale **(page 91)**	30 min de marche rapide ou en côte, ou 30 min de footing avec foulées rasantes économiques, toujours en équilibre d'oxygène

Séance cardio (vendredi)

EXERCICE	DESCRIPTION
Endurance fondamentale **(page 91)**	40 min de marche rapide ou en côte, ou 40 min de footing avec foulées rasantes économiques, toujours en équilibre d'oxygène

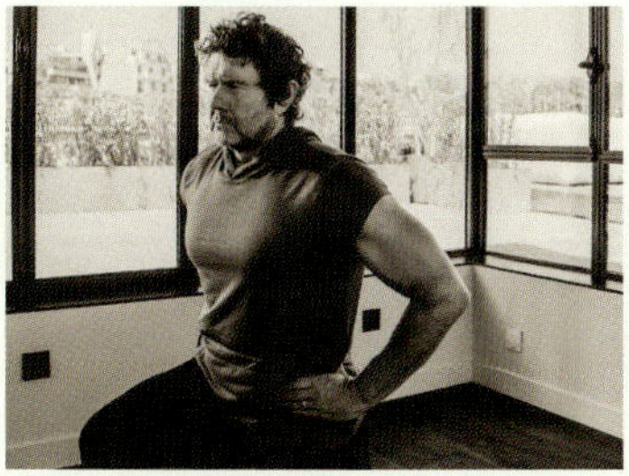
Fentes (pages 92-95)

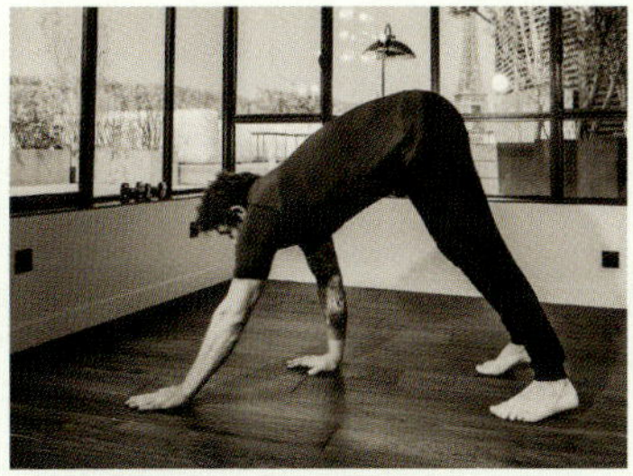
Caterpillar (pages 96-99)

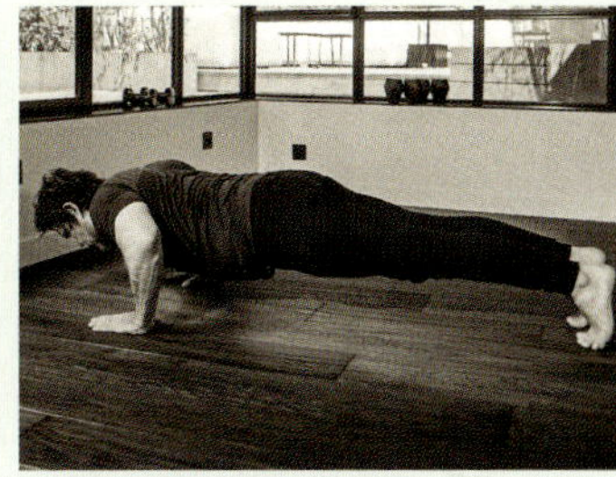
Pompes (pages 100-103)

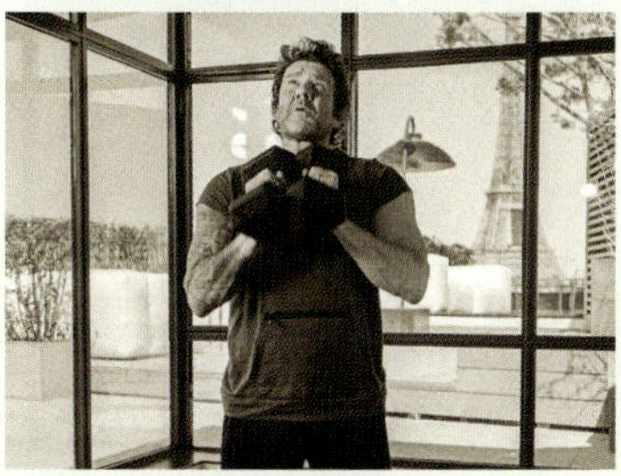
Bûcheron (pages 104-107)

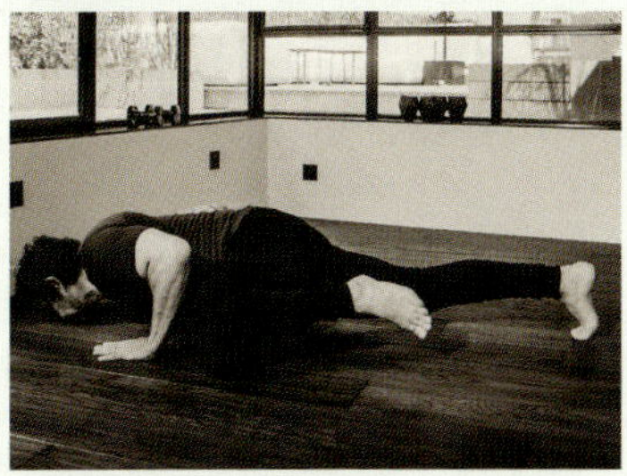
Spiderman (pages 108-111)

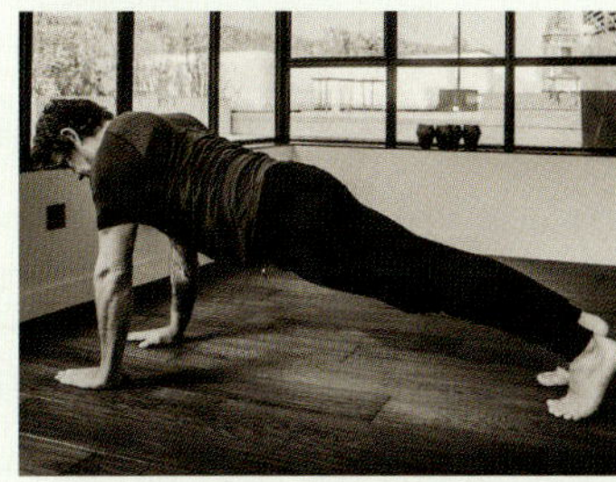
Gainage sur les mains (pages 112-113)

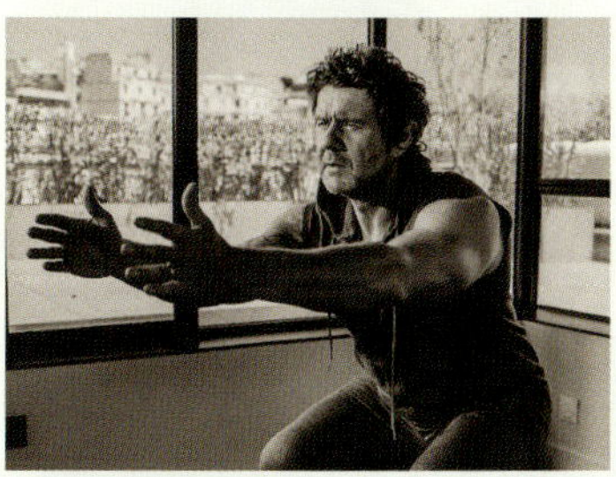
Squats (pages 114-117)

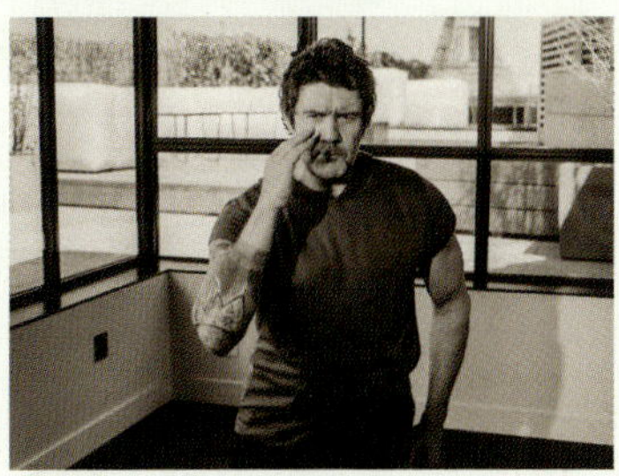
Fentes iso (pages 118-121)

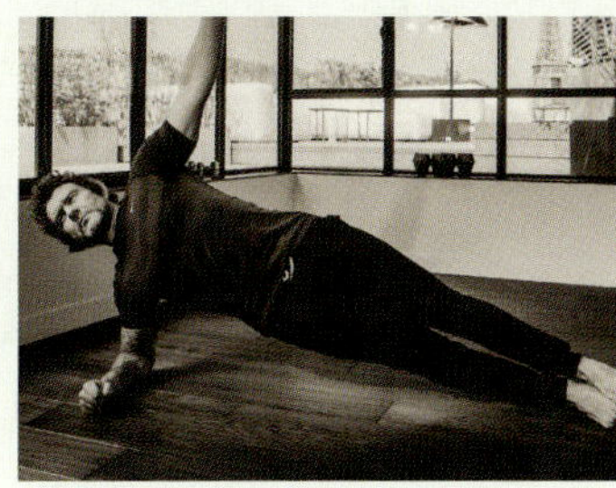
Gainage latéral (pages 122-123)

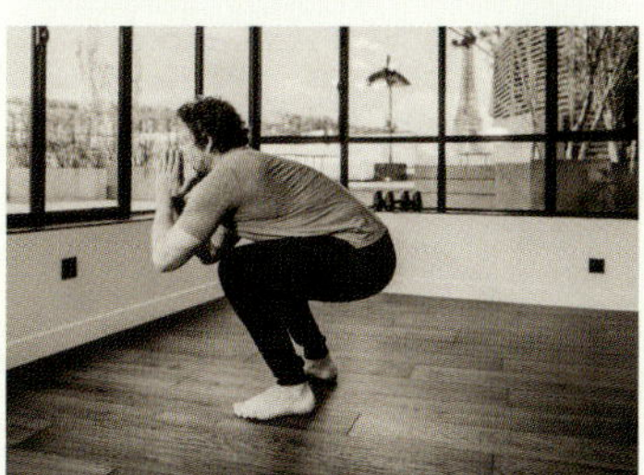
Demi-burpees (pages 124-127)

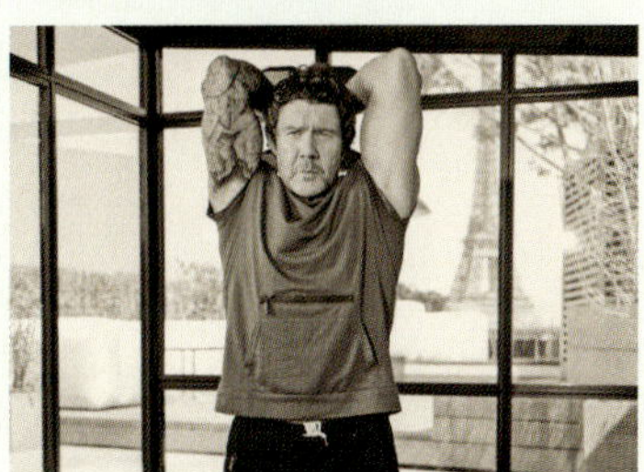
Combiné bras-épaules (pages 132-135)

SEMAINE 3	Petit déjeuner	Collation (10 h)	Déjeuner
LUNDI	*Au réveil : boire 500 ml d'eau tempérée.* 1 jus de fruits + légumes centrifugés. Attendre 15 min. Poursuivre avec 1 thé vert + 2 tranches de pain au levain naturel + 1 poignée d'oléagineux.	1 fruit de saison + 1 poignée d'oléagineux + 1 thé vert.	2 petites bouchées au choix (voir recettes pages 168 à 177) + Bol K-pop (voir recette page 204).
MARDI	*Au réveil : boire 500 ml d'eau tempérée.* 1 jus de fruits + légumes centrifugés. Attendre 15 min. Poursuivre avec 1 thé vert + 2 tranches de pain au levain naturel + 1 poignée d'oléagineux.	1 fruit de saison + 1 poignée d'oléagineux + 1 thé vert.	*Mac n'cheese* (voir recette page 196).
MERCREDI	*Au réveil : boire 500 ml d'eau tempérée.* 1 jus de fruits + légumes centrifugés. Attendre 15 min. Poursuivre avec 1 thé vert + 2 tranches de pain au levain naturel + 1 poignée d'oléagineux.	1 fruit de saison + 1 poignée d'oléagineux + 1 thé vert.	2 petites bouchées au choix (voir recettes pages 168 à 177) + Bol thaï (voir recette page 200).
JEUDI	*Au réveil : boire 500 ml d'eau tempérée.* 1 jus de fruits + légumes centrifugés. Attendre 15 min. Poursuivre avec 1 thé vert + 2 tranches de pain au levain naturel + 1 poignée d'oléagineux.	1 fruit de saison + 1 poignée d'oléagineux + 1 thé vert.	Salade de pommes de terre (voir recette page 178).
VENDREDI	*Au réveil : boire 500 ml d'eau tempérée.* 1 jus de fruits + légumes centrifugés. Attendre 15 min. Poursuivre avec 1 thé vert + 2 tranches de pain au levain naturel + 1 poignée d'oléagineux.	1 fruit de saison + 1 poignée d'oléagineux + 1 thé vert.	2 petites bouchées au choix (voir recettes pages 168 à 177) + Penne *verde* (voir recette page 196).
SAMEDI	*Au réveil : boire 500 ml d'eau tempérée.* 1 jus de fruits + légumes centrifugés. Attendre 15 min. Poursuivre avec 1 thé vert + 2 tranches de pain au levain naturel + 1 poignée d'oléagineux.	1 fruit de saison + 1 poignée d'oléagineux + 1 thé vert.	*Pad thaï* (voir recette page 198).
DIMANCHE	*Au réveil : boire 500 ml d'eau tempérée.* 1 jus de fruits + légumes centrifugés. Attendre 15 min. Poursuivre avec 1 thé vert + 2 tranches de pain au levain naturel + 1 poignée d'oléagineux.	1 fruit de saison + 1 poignée d'oléagineux + 1 thé vert.	Pizza rouge (voir recette page 193).

Collation (16 h)	Dîner	Au coucher	Activité physique
2 balles énergétiques amande-cacao + 1 thé vert.	Salade César (voir recette page 181).	1 infusion de thym très sombre.	Séance de musculation **(voir double page suivante)**.
1 fruit de saison + 1 poignée d'oléagineux + 1 thé vert.	Salade estivale à la grecque (voir recette page 185).	1 infusion de thym très sombre.	
2 balles énergétiques figue-amande + 1 thé vert.	Tagliatelles de carotte et de courgette (voir recette page 182).	1 infusion de thym très sombre + 2 c. à s. de bicarbonate de soude alimentaire diluées dans 500 ml d'eau + 2 capsules d'huile de Haarlem.	Séance mixte **(voir double page suivante)**.
1 fruit de saison + 1 poignée d'oléagineux + 1 thé vert.	Salade d'orange et de fenouil (voir recette page 182).	1 infusion de thym très sombre.	
2 balles énergétiques amande-cacao + 1 thé vert.	Légumes sautés et cajou (voir recette page 188).	1 infusion de thym très sombre + 2 c. à s. de bicarbonate de soude alimentaire diluées dans 500 ml d'eau + 2 capsules d'huile de Haarlem.	Séance cardio : footing ou marche rapide ou marche en côte en endurance fondamentale **(voir double page suivante)**.
1 fruit de saison + 1 poignée d'oléagineux + 1 thé vert.	Plateau automnal, cuisson vapeur et gril au four (voir recette page 188).	1 infusion de thym très sombre.	
1 fruit de saison + 1 poignée d'oléagineux + 1 thé vert.	Tagliatelles de patate douce (voir recette page 191).	1 infusion de thym très sombre.	

SEMAINE 3

Séance de musculation (lundi)

EXERCICE	DESCRIPTION
Fentes	3 séries de 20 fentes alternées, avec 2 min de récupération entre chaque série
Caterpillar	3 séries de 20 répétitions, avec 2 min de récupération entre chaque série
Pompes	3 séries avec le maximum de répétitions, jusqu'à l'échec, avec 2 min de récupération entre chaque série
Bûcheron	3 séries de 20 répétitions avec haltères, disques ou bouteilles d'eau, avec 2 min de récupération entre chaque série
Spiderman	3 séries de 20 répétitions, avec 2 min de récupération entre chaque série
Gainage sur les mains	3 séries de 1 min 30 s de gainage, avec 2 min de récupération entre chaque série

Séance mixte (mercredi)

EXERCICE	DESCRIPTION
Squats	3 séries de 20 squats, avec 1 min 30 s de récupération entre chaque série
Fentes iso	3 séries de 20 fentes iso alternées, avec 2 min de récupération entre chaque série
Gainage latéral	3 séries de 40 s de chaque côté, avec 2 min de récupération entre chaque série
Demi-burpees	3 séries de 20 répétitions, avec 2 min de récupération entre chaque série
Combiné bras-épaules	3 séries de 20 répétitions avec haltères, disques ou bouteilles d'eau, avec 1 min 30 s de récupération entre chaque série
Endurance fondamentale **(page 91)**	30 min de marche rapide ou en côte, ou 30 min de footing avec foulées rasantes économiques, toujours en équilibre d'oxygène

Séance cardio (vendredi)

EXERCICE	DESCRIPTION
Endurance fondamentale **(page 91)**	45 min de marche rapide ou en côte, ou 45 min de footing avec foulées rasantes économiques, toujours en équilibre d'oxygène

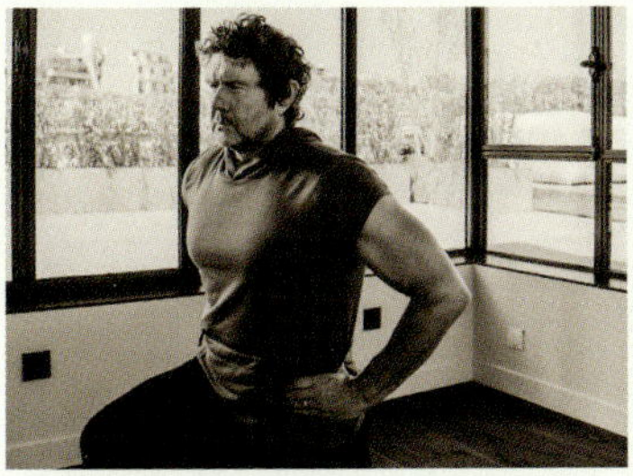
Fentes (pages 92-95)

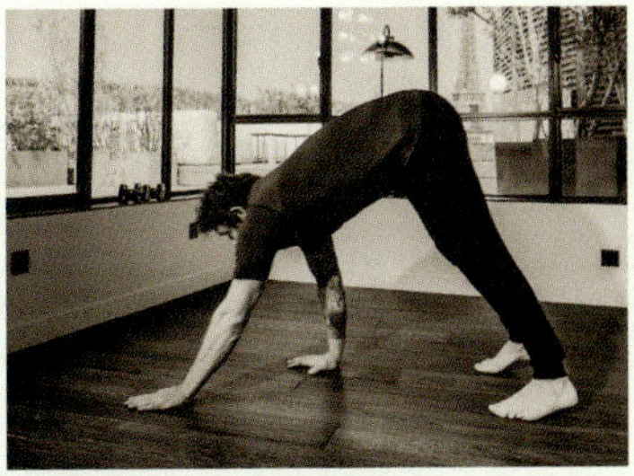
Caterpillar (pages 96-99)

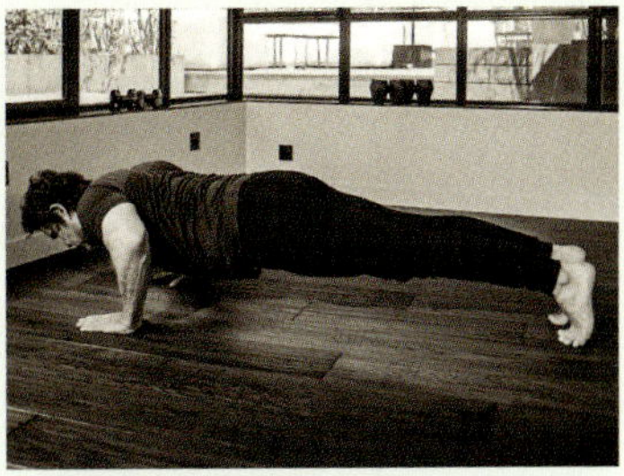
Pompes (pages 100-103)

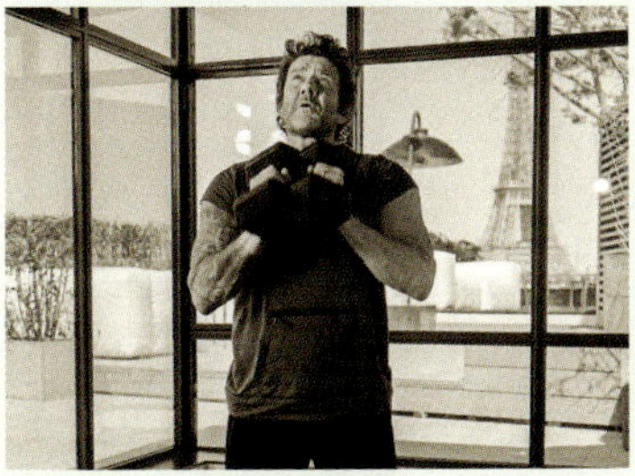
Bûcheron (pages 104-107)

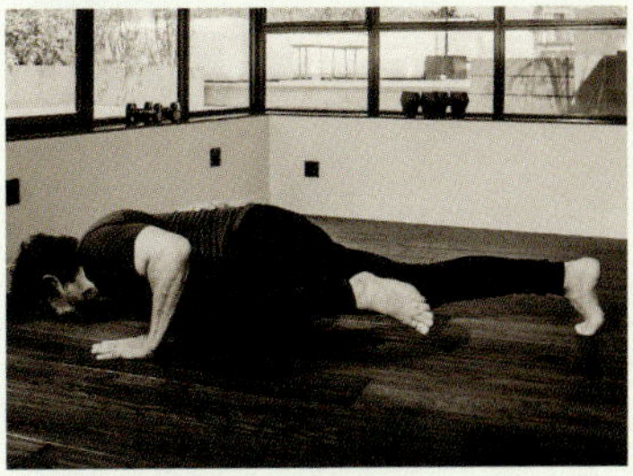
Spiderman (pages 108-111)

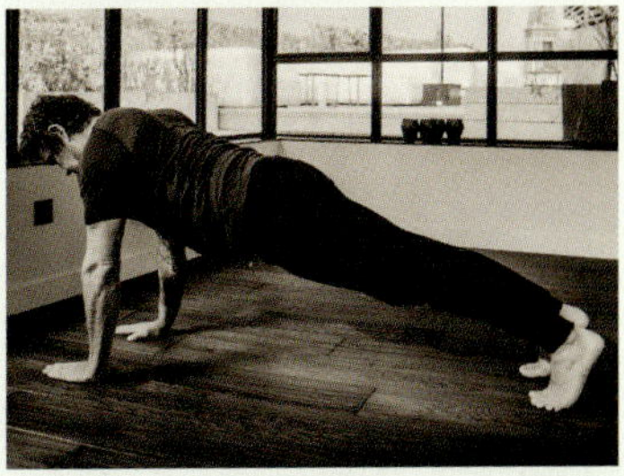
Gainage sur les mains (pages 112-113)

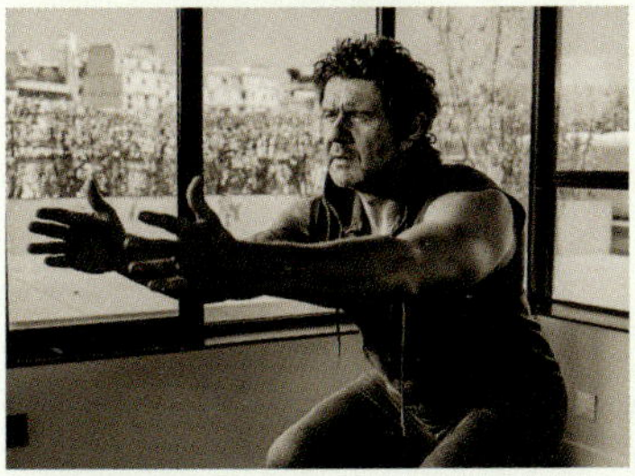
Squats (pages 114-117)

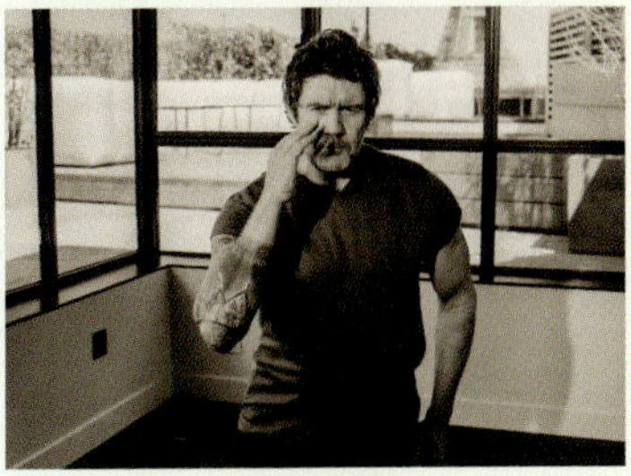
Fentes iso (pages 118-121)

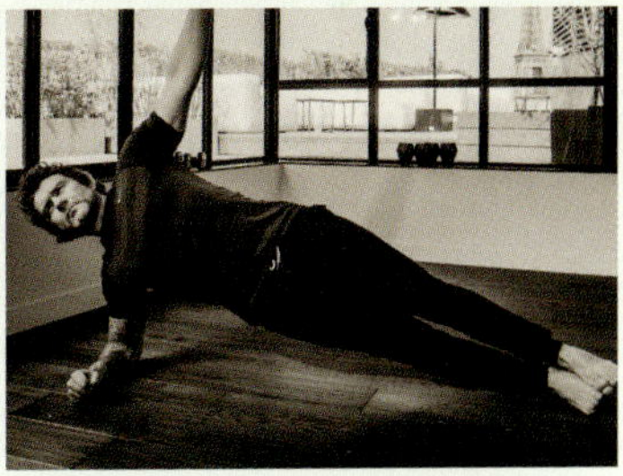
Gainage latéral (pages 122-123)

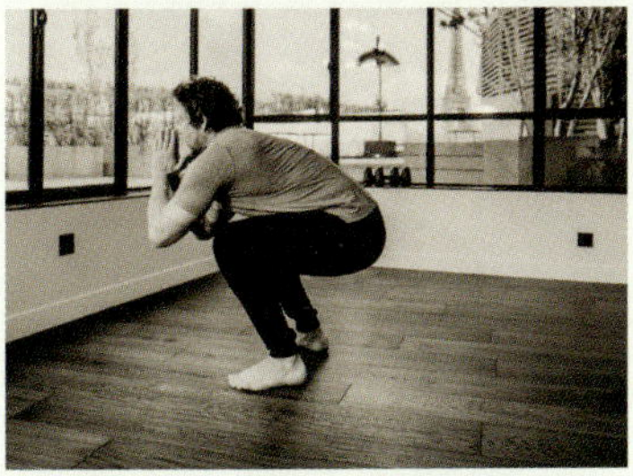
Demi-burpees (pages 124-127)

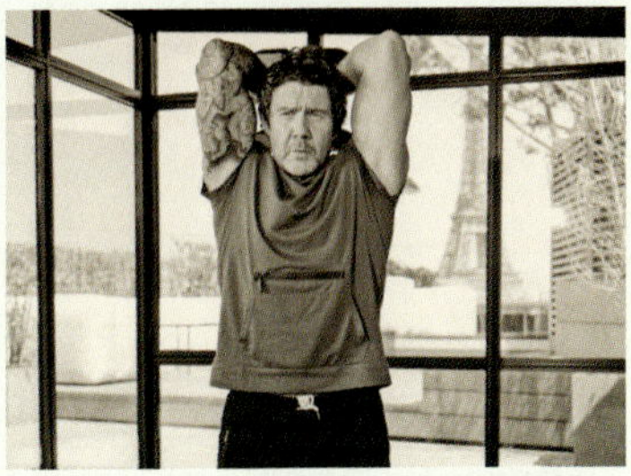
Combiné bras-épaules (pages 132-135)

SEMAINE 4

SEMAINE 4	Petit déjeuner	Collation (10 h)	Déjeuner
LUNDI	*Au réveil : boire 500 ml d'eau tempérée.* 1 jus de fruits + légumes centrifugés. Attendre 15 min. Poursuivre avec 1 thé vert + 2 tranches de pain au levain naturel + 1 poignée d'oléagineux.	1 fruit de saison + 1 poignée d'oléagineux + 1 thé vert.	2 petites bouchées au choix (voir recettes pages 168 à 177) + Vermicelles à Singapour (voir recette page 197).
MARDI	*Au réveil : boire 500 ml d'eau tempérée.* 1 jus de fruits + légumes centrifugés. Attendre 15 min. Poursuivre avec 1 thé vert + 2 tranches de pain au levain naturel + 1 poignée d'oléagineux.	1 fruit de saison + 1 poignée d'oléagineux + 1 thé vert.	Soba, poivrons et pois gourmands à la sauce cacahuète (voir recette page 197).
MERCREDI	*Au réveil : boire 500 ml d'eau tempérée.* 1 jus de fruits + légumes centrifugés. Attendre 15 min. Poursuivre avec 1 thé vert + 2 tranches de pain au levain naturel + 1 poignée d'oléagineux.	1 fruit de saison + 1 poignée d'oléagineux + 1 thé vert.	2 petites bouchées au choix (voir recettes pages 168 à 177) + Bol médi (voir recette page 201).
JEUDI	*Au réveil : boire 500 ml d'eau tempérée.* 1 jus de fruits + légumes centrifugés. Attendre 15 min. Poursuivre avec 1 thé vert + 2 tranches de pain au levain naturel + 1 poignée d'oléagineux.	1 fruit de saison + 1 poignée d'oléagineux + 1 thé vert.	Bol mex (voir recette page 205).
VENDREDI	*Au réveil : boire 500 ml d'eau tempérée.* 1 jus de fruits + légumes centrifugés. Attendre 15 min. Poursuivre avec 1 thé vert + 2 tranches de pain au levain naturel + 1 poignée d'oléagineux.	1 fruit de saison + 1 poignée d'oléagineux + 1 thé vert.	2 petites bouchées au choix (voir recettes pages 168 à 177) + Penne *verde* (voir recette page 196).
SAMEDI	*Au réveil : boire 500 ml d'eau tempérée.* 1 jus de fruits + légumes centrifugés. Attendre 15 min. Poursuivre avec 1 thé vert + 2 tranches de pain au levain naturel + 1 poignée d'oléagineux.	1 fruit de saison + 1 poignée d'oléagineux + 1 thé vert.	*Pad thaï* (voir recette page 198).
DIMANCHE	*Au réveil : boire 500 ml d'eau tempérée.* 1 jus de fruits + légumes centrifugés. Attendre 15 min. Poursuivre avec 1 thé vert + 2 tranches de pain au levain naturel + 1 poignée d'oléagineux.	1 fruit de saison + 1 poignée d'oléagineux + 1 thé vert.	Pizza verte (voir recette page 193).

Collation (16 h)	Dîner	Au coucher	Activité physique
2 balles énergétiques amande-cacao + 1 thé vert.	Salade César (voir recette page 181).	1 infusion de thym très sombre.	Séance de musculation **(voir double page suivante)**.
1 fruit de saison + 1 poignée d'oléagineux + 1 thé vert.	Tagliatelles de patate douce (voir recette page 191).	1 infusion de thym très sombre.	
2 balles énergétiques figue-amande + 1 thé vert.	Tagliatelles de carotte et de courgette (voir recette page 182).	1 infusion de thym très sombre + 2 c. à s. de bicarbonate de soude alimentaire diluées dans 500 ml d'eau + 2 capsules d'huile de Haarlem.	Séance mixte **(voir double page suivante)**.
1 fruit de saison + 1 poignée d'oléagineux + 1 thé vert.	Tarte aux poireaux à la « crème » de coco (voir recette page 191).	1 infusion de thym très sombre.	
2 balles énergétiques amande-cacao + 1 thé vert.	**CARTE BLANCHE !**	1 infusion de thym très sombre + 2 c. à s. de bicarbonate de soude alimentaire diluées dans 500 ml d'eau + 2 capsules d'huile de Haarlem.	Séance cardio : footing ou marche rapide ou marche en côte en endurance fondamentale **(voir double page suivante)**.
1 fruit de saison + 1 poignée d'oléagineux + 1 thé vert.	Salade sur le pouce (voir recette page 178).	1 infusion de thym très sombre.	
1 fruit de saison + 1 poignée d'oléagineux + 1 thé vert.	Salade estivale à la grecque (voir recette page 185).	1 infusion de thym très sombre.	

SEMAINE 4

Séance de musculation (lundi)

EXERCICE	DESCRIPTION
Fentes	3 séries de 20 fentes alternées, avec 1 min 30 s de récupération entre chaque série
Caterpillar	3 séries de 20 répétitions, avec 1 min 30 s de récupération entre chaque série
Pompes	3 séries avec le maximum de répétitions, jusqu'à l'échec, avec 2 min de récupération entre chaque série
Bûcheron	3 séries de 20 répétitions avec haltères, disques ou bouteilles d'eau, avec 1 min 30 s de récupération entre chaque série
Spiderman	3 séries de 20 répétitions, avec 1 min 30 s de récupération entre chaque série
Gainage sur les mains	3 séries de 1 min 30 s de gainage, avec 1 min 30 s de récupération entre chaque série

Séance mixte (mercredi)

EXERCICE	DESCRIPTION
Squats	3 séries de 20 squats, avec 1 min 30 s de récupération entre chaque série
Fentes iso	3 séries de 20 fentes iso alternées, avec 1 min 30 s de récupération entre chaque série
Gainage latéral	3 séries de 50 s de chaque côté, avec 2 min de récupération entre chaque série
Demi-burpees	3 séries de 20 répétitions, avec 1 min 30 s de récupération entre chaque série
Combiné bras-épaules	3 séries de 20 répétitions avec haltères, disques ou bouteilles d'eau, avec 1 min 30 s de récupération entre chaque série
Jumping Jack	3 séries de 15 répétitions, avec 2 min de récupération entre chaque série
Endurance fondamentale **(page 91)**	30 min de marche rapide ou en côte, ou 30 min de footing avec foulées rasantes économiques, toujours en équilibre d'oxygène

Séance cardio (vendredi)

EXERCICE	DESCRIPTION
Endurance fondamentale **(page 91)**	50 min de marche rapide ou en côte, ou 50 min de footing avec foulées rasantes économiques, toujours en équilibre d'oxygène

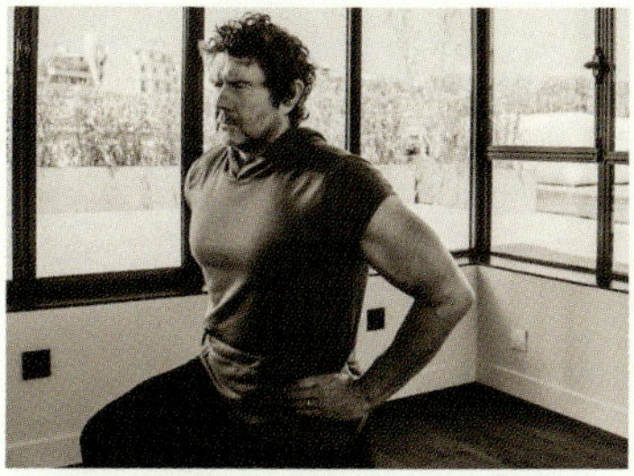
Fentes (pages 92-95)

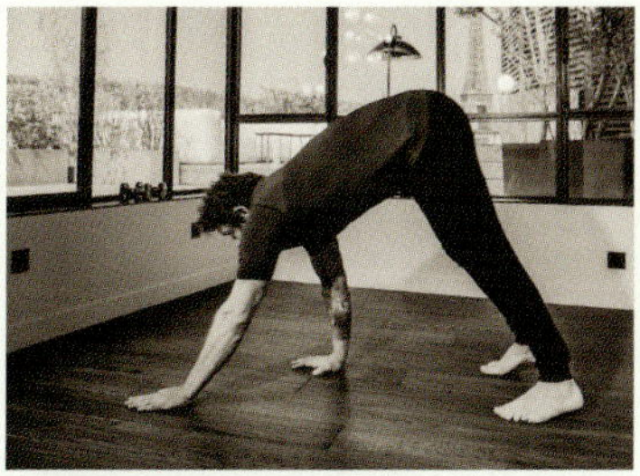
Caterpillar (pages 96-99)

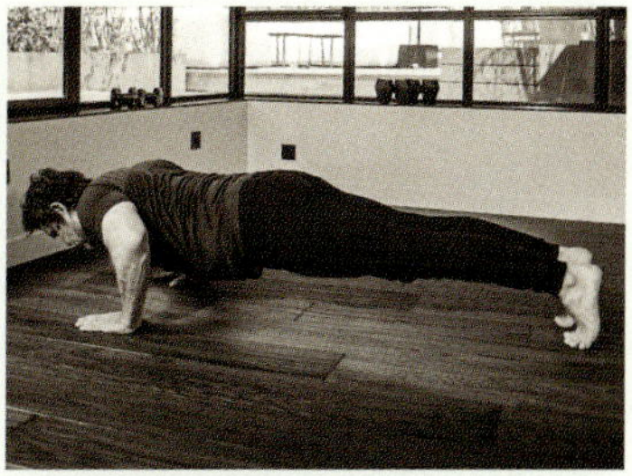
Pompes (pages 100-103)

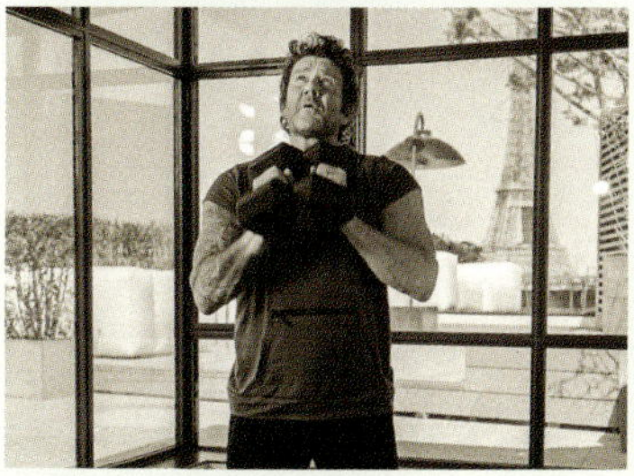
Bûcheron (pages 104-107)

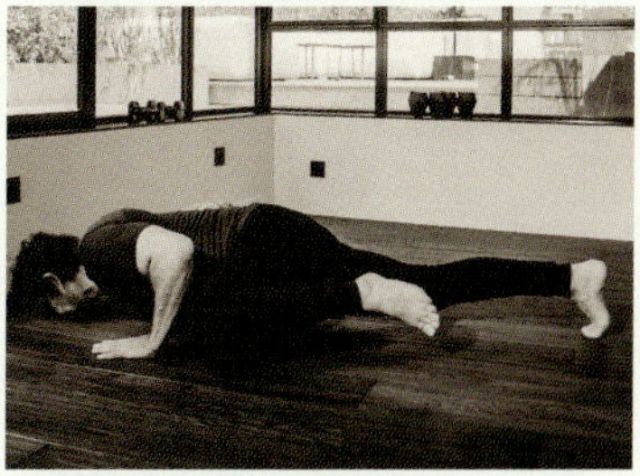
Spiderman (pages 108-111)

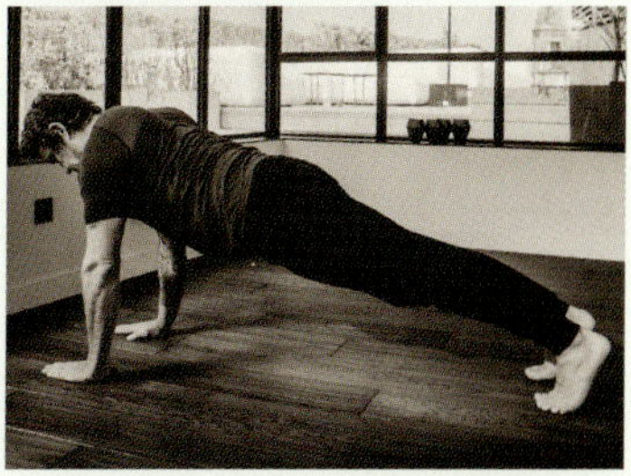
Gainage sur les mains (pages 112-113)

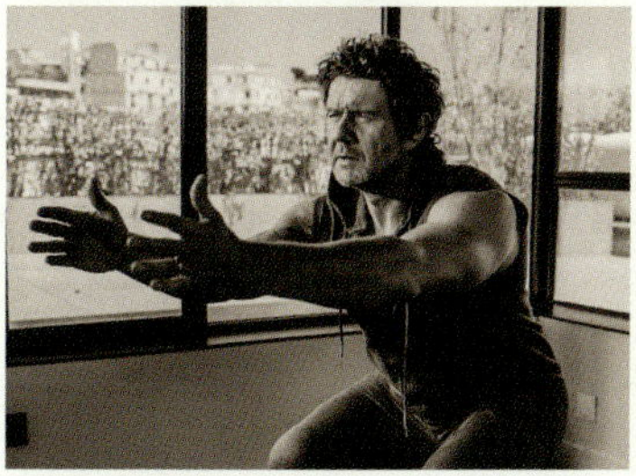
Squats (pages 114-117)

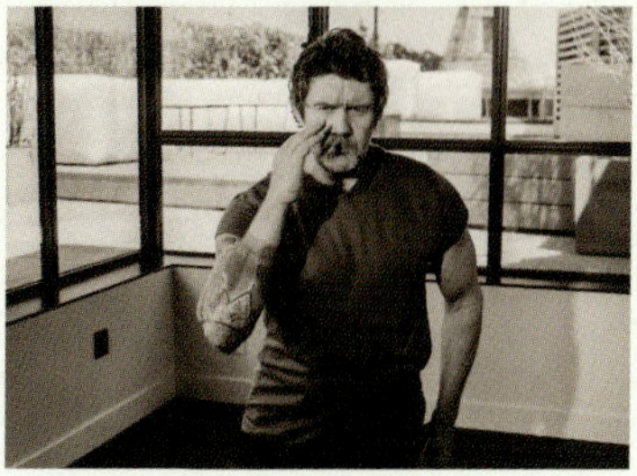
Fentes iso (pages 118-121)

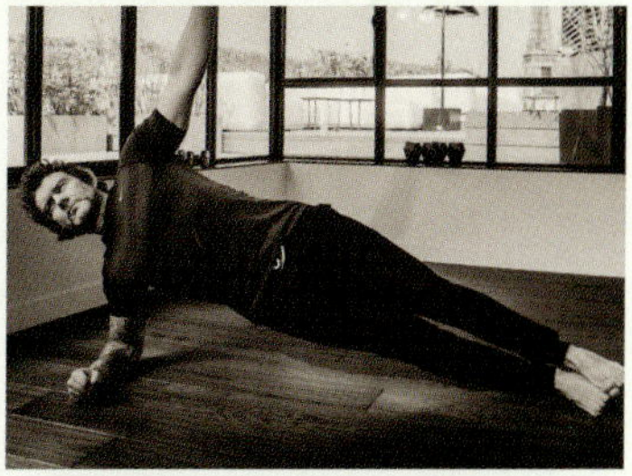
Gainage latéral (pages 122-123)

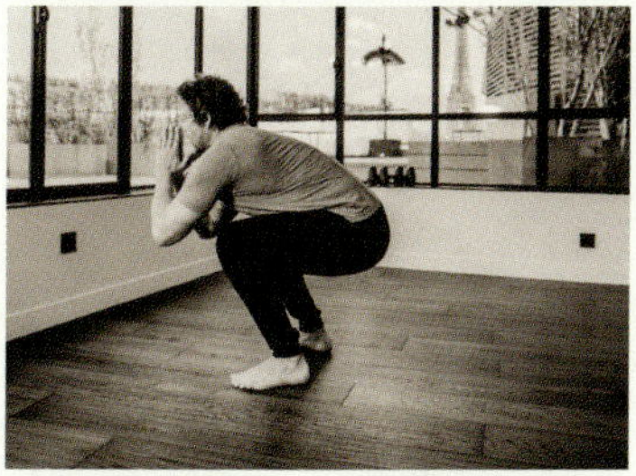
Demi-burpees (pages 124-127)

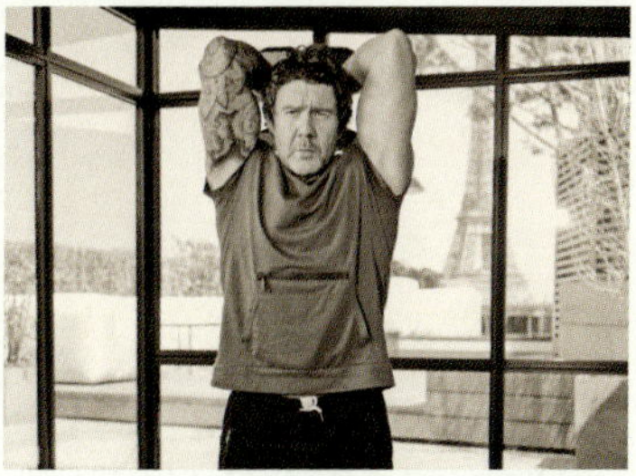
Combiné bras-épaules (pages 132-135)

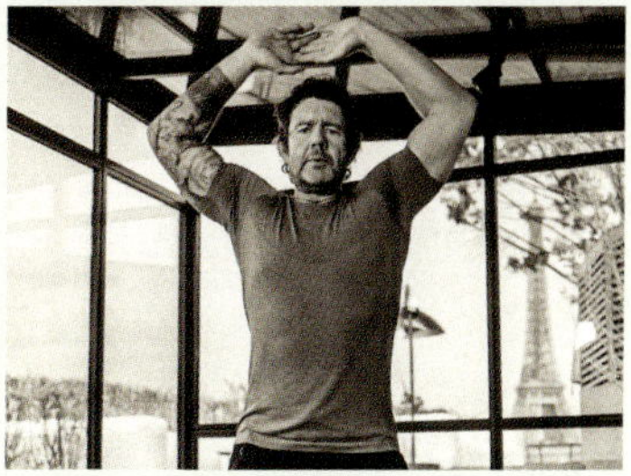
Jumping Jack (pages 136-139)

SEMAINE 5	Petit déjeuner	Collation (10 h)	Déjeuner
LUNDI	*Au réveil : boire 500 ml d'eau tempérée.* 1 jus de fruits + légumes centrifugés. Attendre 15 min. Poursuivre avec 1 thé vert + 2 tranches de pain au levain naturel + 1 poignée d'oléagineux.	1 fruit de saison + 1 poignée d'oléagineux + 1 thé vert.	2 petites bouchées au choix (voir recettes pages 168 à 177) + Penne *verde* (voir recette page 196).
MARDI	*Au réveil : boire 500 ml d'eau tempérée.* 1 jus de fruits + légumes centrifugés. Attendre 15 min. Poursuivre avec 1 thé vert + 2 tranches de pain au levain naturel + 1 poignée d'oléagineux.	1 fruit de saison + 1 poignée d'oléagineux + 1 thé vert.	Bol K-pop (voir recette page 204).
MERCREDI	*Au réveil : boire 500 ml d'eau tempérée.* 1 jus de fruits + légumes centrifugés. Attendre 15 min. Poursuivre avec 1 thé vert + 2 tranches de pain au levain naturel + 1 poignée d'oléagineux.	1 fruit de saison + 1 poignée d'oléagineux + 1 thé vert.	2 petites bouchées au choix (voir recettes pages 168 à 177) + *Mac n'cheese* (voir recette page 196).
JEUDI	*Au réveil : boire 500 ml d'eau tempérée.* 1 jus de fruits + légumes centrifugés. Attendre 15 min. Poursuivre avec 1 thé vert + 2 tranches de pain au levain naturel + 1 poignée d'oléagineux.	1 fruit de saison + 1 poignée d'oléagineux + 1 thé vert.	Bol médi (voir recette page 201).
VENDREDI	*Au réveil : boire 500 ml d'eau tempérée.* 1 jus de fruits + légumes centrifugés. Attendre 15 min. Poursuivre avec 1 thé vert + 2 tranches de pain au levain naturel + 1 poignée d'oléagineux.	1 fruit de saison + 1 poignée d'oléagineux + 1 thé vert.	2 petites bouchées au choix (voir recettes pages 168 à 177) + *Pad thaï* (voir recette page 198).
SAMEDI	*Au réveil : boire 500 ml d'eau tempérée.* 1 jus de fruits + légumes centrifugés. Attendre 15 min. Poursuivre avec 1 thé vert + 2 tranches de pain au levain naturel + 1 poignée d'oléagineux.	1 fruit de saison + 1 poignée d'oléagineux + 1 thé vert.	Bol mex (voir recette page 205).
DIMANCHE	*Au réveil : boire 500 ml d'eau tempérée.* 1 jus de fruits + légumes centrifugés. Attendre 15 min. Poursuivre avec 1 thé vert + 2 tranches de pain au levain naturel + 1 poignée d'oléagineux.	1 fruit de saison + 1 poignée d'oléagineux + 1 thé vert.	Pizza rouge (voir recette page 193).

Collation (16 h)	Dîner	Au coucher	Activité physique
2 balles énergétiques amande-cacao + 1 thé vert.	Légumes sautés et cajou (voir recette page 188).	1 infusion de thym très sombre.	Séance de musculation **(voir double page suivante)**.
1 fruit de saison + 1 poignée d'oléagineux + 1 thé vert.	Salade César (voir recette page 181).	1 infusion de thym très sombre.	
2 balles énergétiques figue-amande + 1 thé vert.	Tagliatelles de carotte et de courgette (voir recette page 182).	1 infusion de thym très sombre + 2 c. à s. de bicarbonate de soude alimentaire diluées dans 500 ml d'eau + 2 capsules d'huile de Haarlem.	Séance mixte **(voir double page suivante)**.
1 fruit de saison + 1 poignée d'oléagineux + 1 thé vert.	Plateau automnal, cuisson vapeur et gril au four (voir recette page 188).	1 infusion de thym très sombre.	
2 balles énergétiques amande-cacao + 1 thé vert.	**CARTE BLANCHE !**	1 infusion de thym très sombre + 2 c. à s. de bicarbonate de soude alimentaire diluées dans 500 ml d'eau + 2 capsules d'huile de Haarlem.	Séance cardio : footing ou marche rapide ou marche en côte en endurance fondamentale **(voir double page suivante)**.
1 fruit de saison + 1 poignée d'oléagineux + 1 thé vert.	Salade sur le pouce (voir recette page 178).	1 infusion de thym très sombre.	
1 fruit de saison + 1 poignée d'oléagineux + 1 thé vert.	Tagliatelles de patate douce (voir recette page 191).	1 infusion de thym très sombre.	

SEMAINE 5

Séance de musculation (lundi)

EXERCICE	DESCRIPTION
Fentes	3 séries de 30 fentes alternées, avec 2 min de récupération entre chaque série
Caterpillar	3 séries de 30 répétitions, avec 2 min de récupération entre chaque série
Pompes	3 séries avec le maximum de répétitions, jusqu'à l'échec, avec 2 min de récupération entre chaque série
Bûcheron	3 séries de 20 répétitions avec haltères, disques ou bouteilles d'eau, avec 1 min 30 s de récupération entre chaque série
Spiderman	3 séries de 20 répétitions, avec 1 min 30 s de récupération entre chaque série
Breakdance	3 séries de 1 min 30 s de gainage, avec 1 min de récupération entre chaque série

Séance mixte (mercredi)

EXERCICE	DESCRIPTION
Squats	3 séries de 30 squats, avec 1 min 30 s de récupération entre chaque série
Fentes iso	3 séries de 20 fentes iso alternées, avec 1 min 30 s de récupération entre chaque série
Gainage latéral	3 séries de 1 min de chaque côté, avec 2 min de récupération entre chaque série
Burpees Old School	3 séries de 20 répétitions, avec 1 min 30 s de récupération entre chaque série
Combiné bras-épaules	3 séries de 20 répétitions avec haltères, disques ou bouteilles d'eau, avec 1 min 30 s de récupération entre chaque série
Jumping Jack	3 séries de 15 répétitions, avec 1 min 30 s de récupération entre chaque série
Endurance fondamentale **(page 91)**	30 min de marche rapide ou en côte, ou 30 min de footing avec foulées rasantes économiques, toujours en équilibre d'oxygène

Séance cardio (vendredi)

EXERCICE	DESCRIPTION
Endurance fondamentale **(page 91)**	50 min de marche rapide ou en côte, ou 50 min de footing avec foulées rasantes économiques, toujours en équilibre d'oxygène

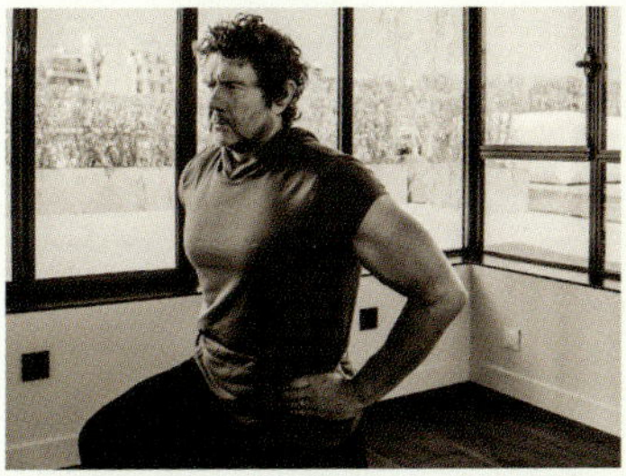
Fentes (pages 92-95)

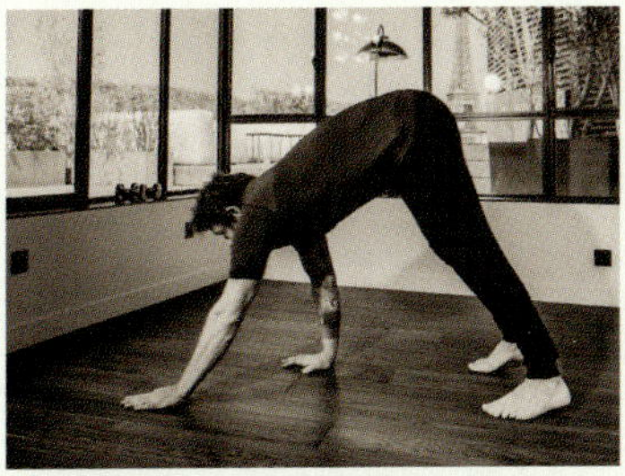
Caterpillar (pages 96-99)

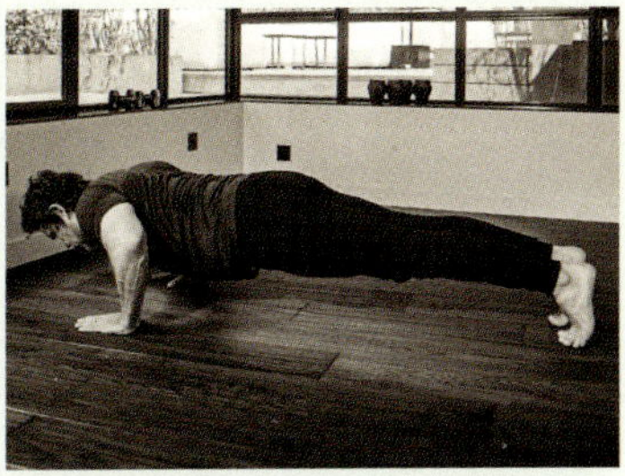
Pompes (pages 100-103)

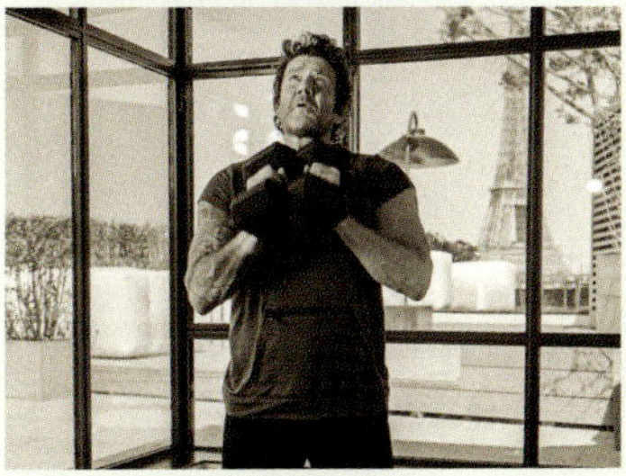
Bûcheron (pages 104-107)

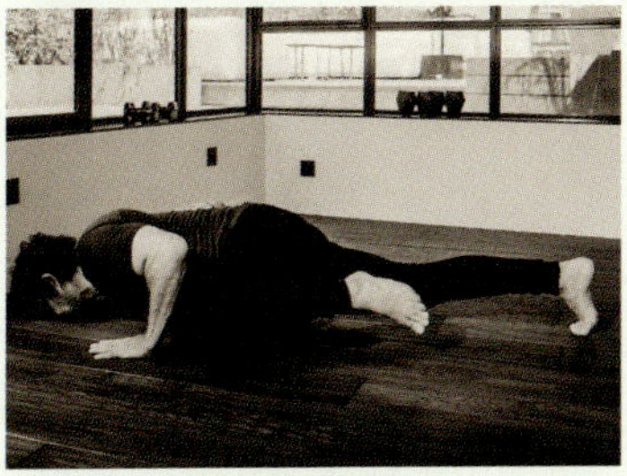
Spiderman (pages 108-111)

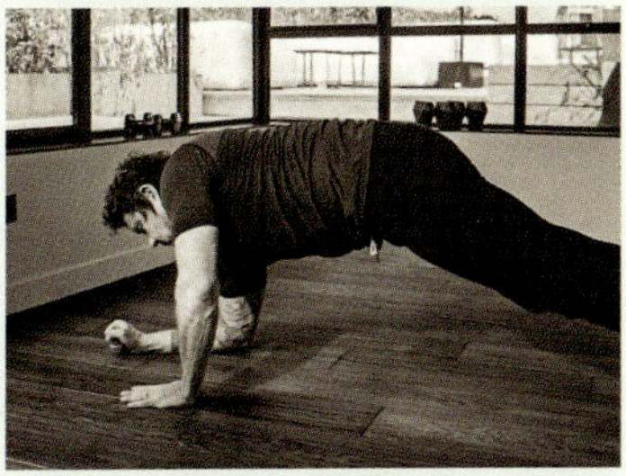
Breakdance (pages 128-131)

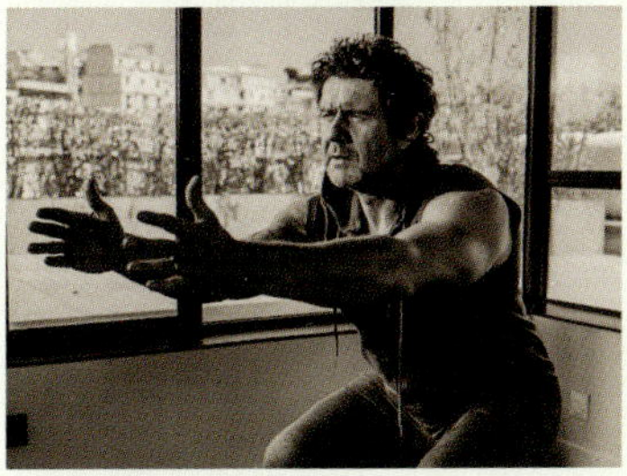
Squats (pages 114-117)

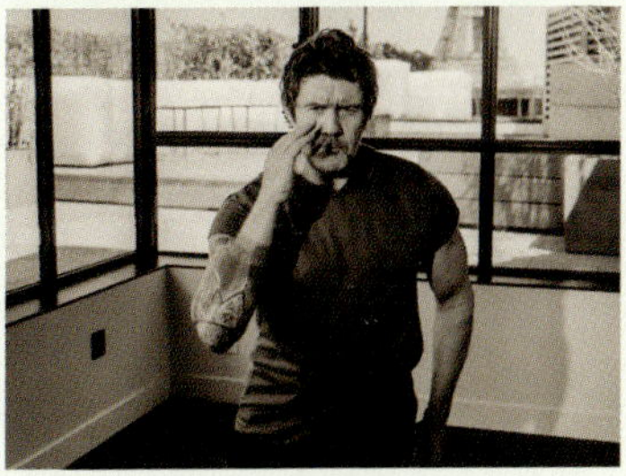
Fentes iso (pages 118-121)

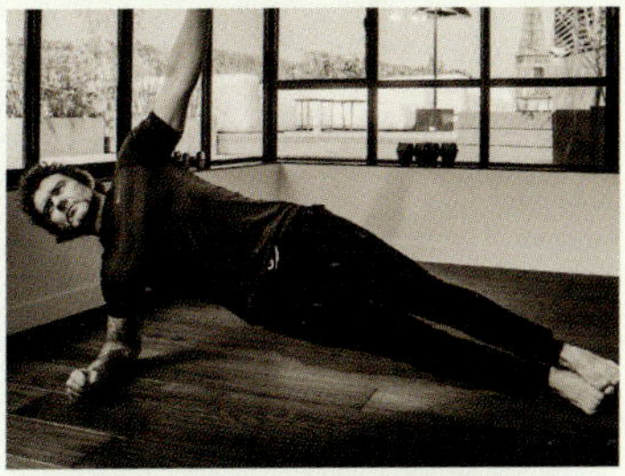
Gainage latéral (pages 122-123)

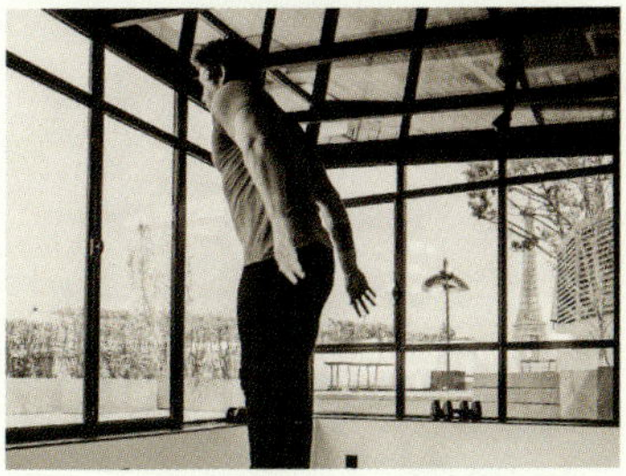
Burpees Old School (pages 140-143)

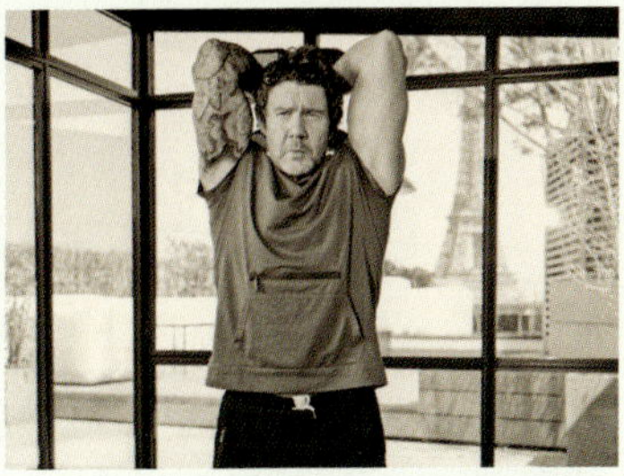
Combiné bras-épaules (pages 132-135)

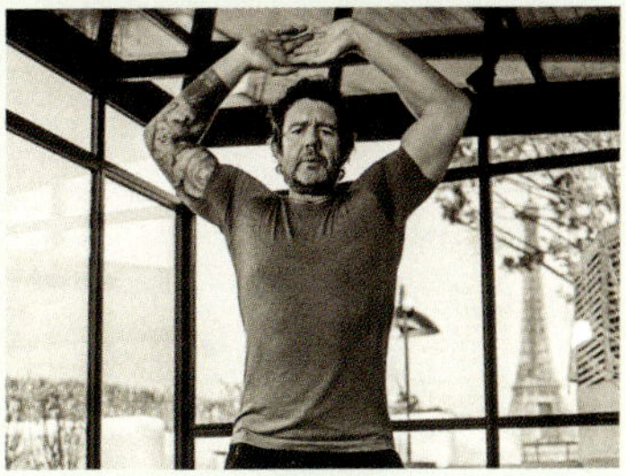
Jumping Jack (pages 136-139)

SEMAINE 6	Petit déjeuner	Collation (10 h)	Déjeuner
LUNDI	*Au réveil : boire 500 ml d'eau tempérée.* 1 jus de fruits + légumes centrifugés. Attendre 15 min. Poursuivre avec 1 thé vert + 2 tranches de pain au levain naturel + 1 poignée d'oléagineux.	1 fruit de saison + 1 poignée d'oléagineux + 1 thé vert.	2 petites bouchées au choix (voir recettes pages 168 à 177) + Spirales rouges (voir recette page 196).
MARDI	*Au réveil : boire 500 ml d'eau tempérée.* 1 jus de fruits + légumes centrifugés. Attendre 15 min. Poursuivre avec 1 thé vert + 2 tranches de pain au levain naturel + 1 poignée d'oléagineux.	1 fruit de saison + 1 poignée d'oléagineux + 1 thé vert.	Salade de pommes de terre (voir recette page 178).
MERCREDI	*Au réveil : boire 500 ml d'eau tempérée.* 1 jus de fruits + légumes centrifugés. Attendre 15 min. Poursuivre avec 1 thé vert + 2 tranches de pain au levain naturel + 1 poignée d'oléagineux.	1 fruit de saison + 1 poignée d'oléagineux + 1 thé vert.	2 petites bouchées au choix (voir recettes pages 168 à 177) + Bol thaï (voir recette page 200).
JEUDI	*Au réveil : boire 500 ml d'eau tempérée.* 1 jus de fruits + légumes centrifugés. Attendre 15 min. Poursuivre avec 1 thé vert + 2 tranches de pain au levain naturel + 1 poignée d'oléagineux.	1 fruit de saison + 1 poignée d'oléagineux + 1 thé vert.	Bol mex (voir recette page 205).
VENDREDI	*Au réveil : boire 500 ml d'eau tempérée.* 1 jus de fruits + légumes centrifugés. Attendre 15 min. Poursuivre avec 1 thé vert + 2 tranches de pain au levain naturel + 1 poignée d'oléagineux.	1 fruit de saison + 1 poignée d'oléagineux + 1 thé vert.	2 petites bouchées au choix (voir recettes pages 168 à 177) + Bol K-pop (voir recette page 204).
SAMEDI	*Au réveil : boire 500 ml d'eau tempérée.* 1 jus de fruits + légumes centrifugés. Attendre 15 min. Poursuivre avec 1 thé vert + 2 tranches de pain au levain naturel + 1 poignée d'oléagineux.	1 fruit de saison + 1 poignée d'oléagineux + 1 thé vert.	Bol médi (voir recette page 201).
DIMANCHE	*Au réveil : boire 500 ml d'eau tempérée.* 1 jus de fruits + légumes centrifugés. Attendre 15 min. Poursuivre avec 1 thé vert + 2 tranches de pain au levain naturel + 1 poignée d'oléagineux.	1 fruit de saison + 1 poignée d'oléagineux + 1 thé vert.	Pizza rouge (voir recette page 193).

Collation (16 h)	Dîner	Au coucher	Activité physique
2 balles énergétiques amande-cacao + 1 thé vert.	Tagliatelles de patate douce (voir recette page 191).	1 infusion de thym très sombre.	Séance de musculation **(voir double page suivante)**.
1 fruit de saison + 1 poignée d'oléagineux + 1 thé vert.	Tarte aux poireaux à la « crème » de coco (voir recette page 191).	1 infusion de thym très sombre.	
2 balles énergétiques figue-amande + 1 thé vert.	Tagliatelles de carotte et de courgette (voir recette page 182).	1 infusion de thym très sombre + 2 c. à s. de bicarbonate de soude alimentaire diluées dans 500 ml d'eau + 2 capsules d'huile de Haarlem.	Séance mixte **(voir double page suivante)**.
1 fruit de saison + 1 poignée d'oléagineux + 1 thé vert.	2 petites bouchées au choix (voir recettes pages 168 à 177) + Salade sur le pouce (voir recette page 178).	1 infusion de thym très sombre.	
2 balles énergétiques amande-cacao + 1 thé vert.	**CARTE BLANCHE !**	1 infusion de thym très sombre + 2 c. à s. de bicarbonate de soude alimentaire diluées dans 500 ml d'eau + 2 capsules d'huile de Haarlem.	Séance cardio : footing ou marche rapide ou marche en côte en endurance fondamentale **(voir double page suivante)**.
1 fruit de saison + 1 poignée d'oléagineux + 1 thé vert.	2 petites bouchées au choix (voir recettes pages 168 à 177) + Salade sur le pouce (voir recette page 178).	1 infusion de thym très sombre.	
1 fruit de saison + 1 poignée d'oléagineux + 1 thé vert.	Salade César (voir recette page 181).	1 infusion de thym très sombre.	

SEMAINE 6

Séance de musculation (lundi)

EXERCICE	DESCRIPTION
Fentes	3 séries de 30 fentes alternées, avec 1 min 30 s de récupération entre chaque série
Caterpillar	3 séries de 30 répétitions, avec 1 min 30 s de récupération entre chaque série
Pompes	3 séries avec le maximum de répétitions, jusqu'à l'échec, avec 2 min de récupération entre chaque série
Bûcheron	3 séries de 20 répétitions avec haltères, disques ou bouteilles d'eau, avec 1 min 30 s de récupération entre chaque série
Spiderman	3 séries de 30 répétitions, avec 1 min 30 s de récupération entre chaque série
Breakdance	3 séries de 1 min 30 s de gainage, avec 1 min 30 s de récupération entre chaque série

Séance mixte (mercredi)

EXERCICE	DESCRIPTION
Squats	3 séries de 30 squats, avec 1 min 30 s de récupération entre chaque série
Fentes iso	3 séries de 30 fentes iso alternées, avec 2 min de récupération entre chaque série
Gainage latéral	3 séries de 1 min de chaque côté, avec 1 min 30 s de récupération entre chaque série
Burpees Old School	3 séries de 20 répétitions, avec 1 min 30 s de récupération entre chaque série
Combiné bras-épaules	3 séries de 20 répétitions avec haltères, disques ou bouteilles d'eau, avec 1 min 30 s de récupération entre chaque série
Jumping Jack	3 séries de 15 répétitions, avec 1 min 30 s de récupération entre chaque série
Endurance fondamentale **(page 91)**	30 min de marche rapide ou en côte, ou 30 min de footing avec foulées rasantes économiques, toujours en équilibre d'oxygène

Séance cardio (vendredi)

EXERCICE	DESCRIPTION
Endurance fondamentale **(page 91)**	1 h de marche rapide ou en côte, ou 1 h de footing avec foulées rasantes économiques, toujours en équilibre d'oxygène

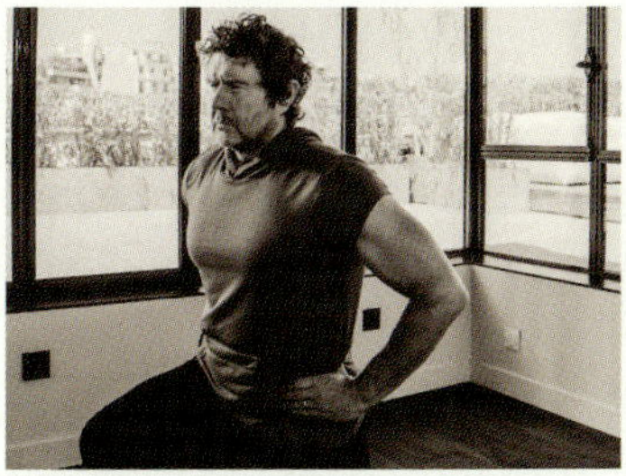
Fentes (pages 92-95)

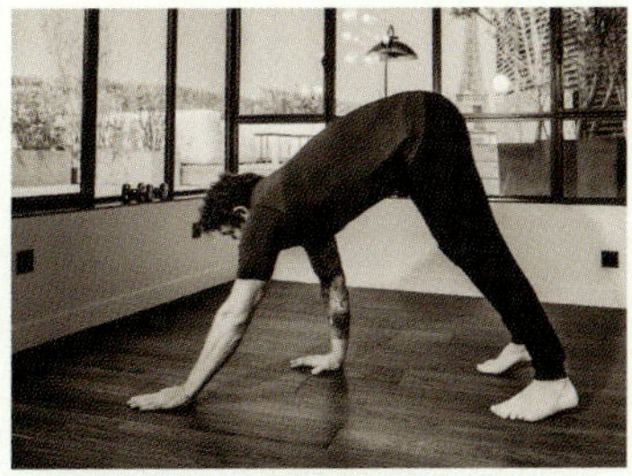
Caterpillar (pages 96-99)

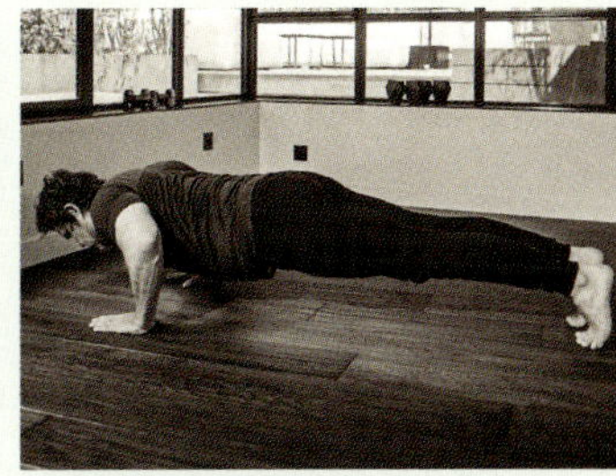
Pompes (pages 100-103)

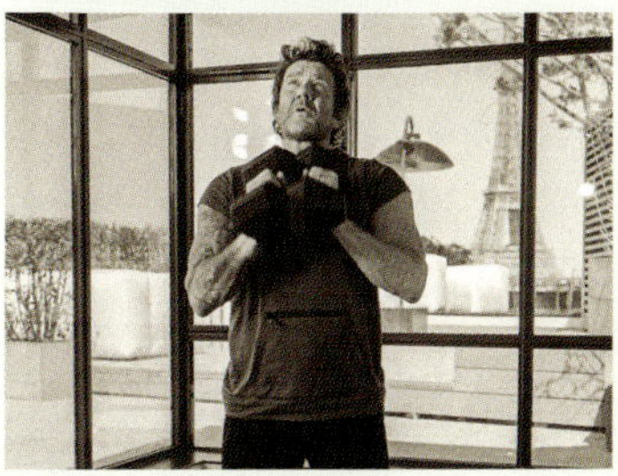
Bûcheron (pages 104-107)

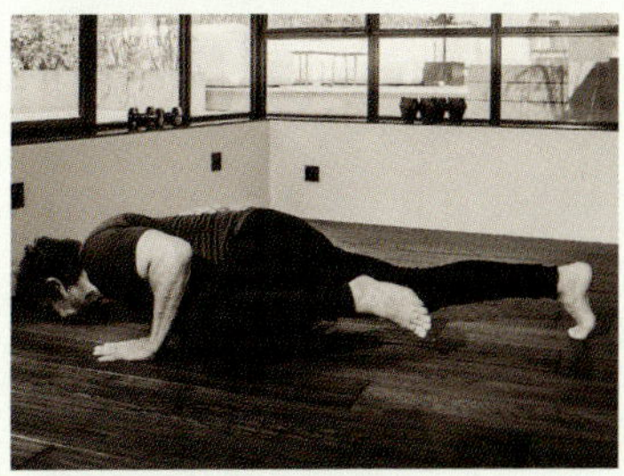
Spiderman (pages 108-111)

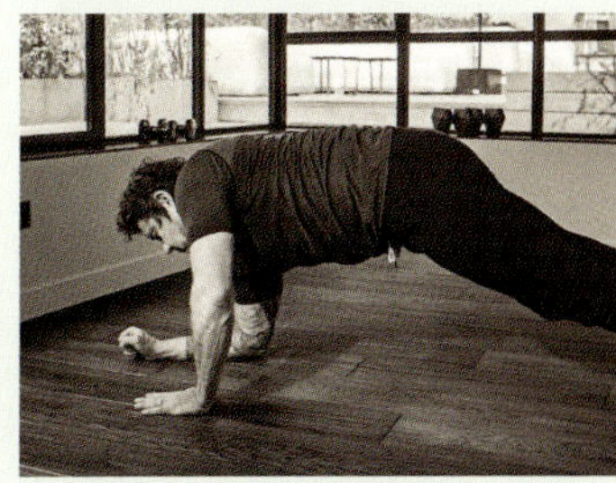
Breakdance (pages 128-131)

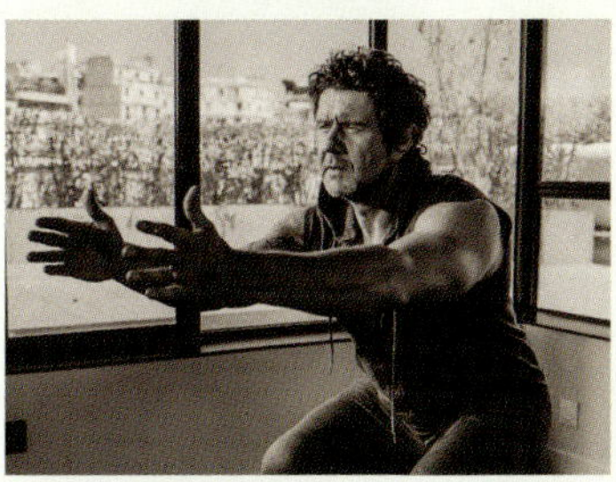
Squats (pages 114-117)

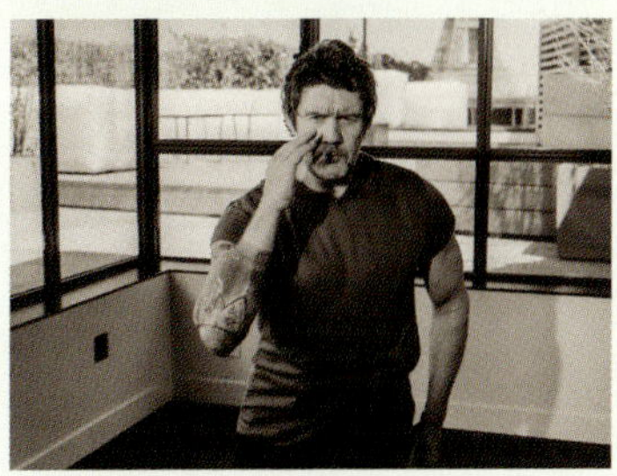
Fentes iso (pages 118-121)

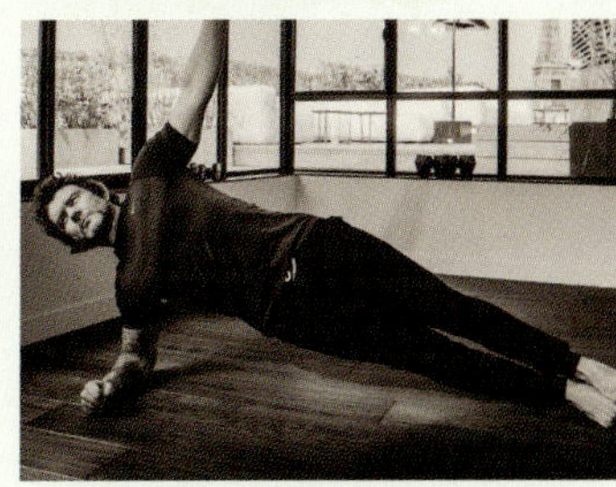
Gainage latéral (pages 122-123)

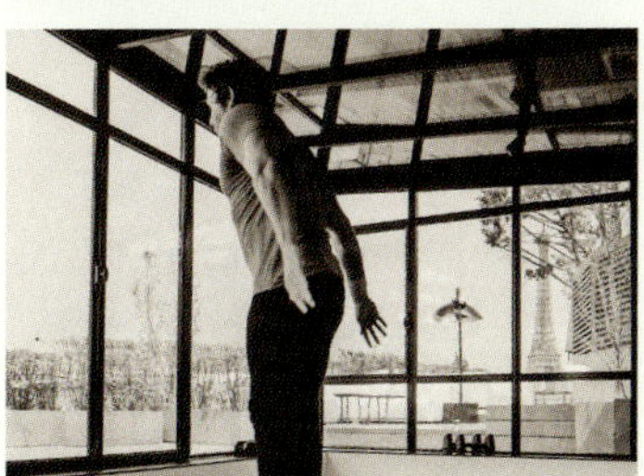
Burpees Old School (pages 140-143)

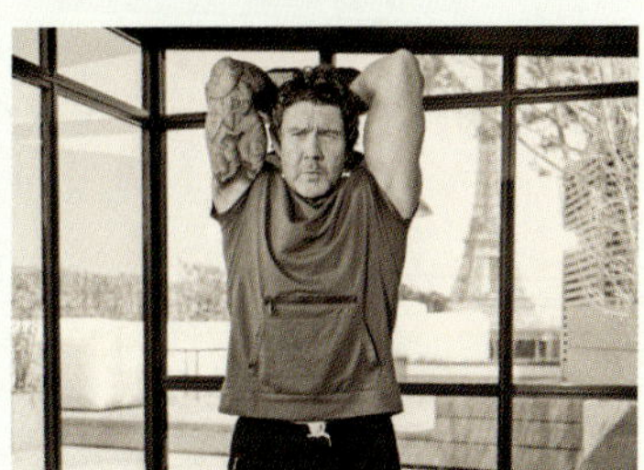
Combiné bras-épaules (pages 132-135)

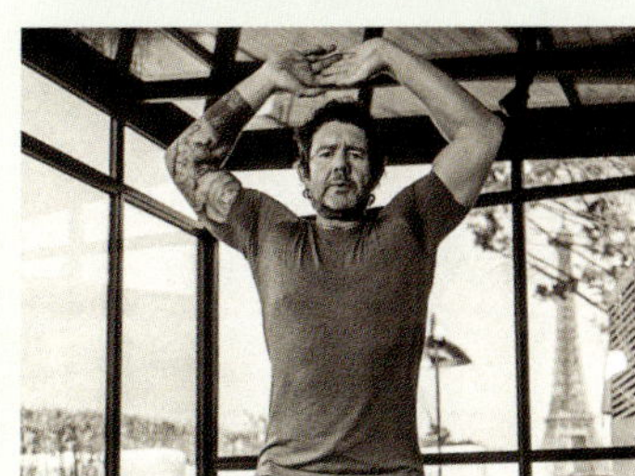
Jumping Jack (pages 136-139)

Lors de ces six semaines plus ou moins éprouvantes, nous avons désintoxiqué en profondeur notre organisme et lui avons donné tout ce dont il avait besoin pour bien fonctionner. Nous avons désherbé le terrain, nous avons reconstitué notre microbiote, nous avons semé des graines pour donner naissance à des plantes résistantes capables de défendre notre organisme au-delà de ce programme. Nous pouvons désormais reprendre une vie « normale ».

Reprendre une vie « normale » à l'issue de ces 40 jours, nous le savons d'expérience, c'est rarement reprendre la vie « d'avant ». Nous venons de faire un pas de côté, de sortir des rails, d'embrasser un cercle vertueux, de choisir la sobriété au détriment de l'ébriété. Nous en avons beaucoup appris sur nous-mêmes, et le moins que l'on puisse dire, c'est que nous nous sentons bien, mieux que jamais, peut-être ! Nous nous sentons revivre, littéralement.

UNE VIE NOUVELLE

Naturellement, de nouveaux mécanismes se sont mis en place. Nous avons goûté à une nouvelle façon de faire, nous avons un rapport différent à l'alimentation, nous avons appris à être à l'écoute de notre corps. Nous avons atteint l'homéostasie : nous disposons désormais des outils indispensables pour trouver un équilibre dans le déséquilibre ambiant. Il n'y a aucune raison de s'arrêter en si bon chemin. Mais continuer sur notre lancée, ce n'est pas continuer le programme : ces 40 jours, nous l'avons déjà dit, sont à faire idéalement deux fois par an, guère plus.

LE MONDE D'APRÈS

Poursuivre sur notre lancée, c'est plutôt adopter quelques réflexes simples qui vont nous permettre de limiter notre empreinte carbone individuelle. Pour ceux qui ont arrêté la viande le temps de six semaines, ce pourrait être d'essayer de le faire sur une plus longue durée, voire d'arrêter définitivement. Nous en avons retiré bien-être et plénitude sur le plan physique et spirituel, pourquoi ne pas persévérer ?
Malgré tout, si on redoute la « rechute » dans les excès en tout genre, quelques dispositifs peuvent nous aider. Par exemple : s'astreindre à deux séances de sport par semaine ; manger léger le soir pour ne pas surcharger l'intestin ; prendre régulièrement

NOUS VENONS DE FAIRE UN PAS DE CÔTÉ, DE SORTIR DES RAILS, D'EMBRASSER UN CERCLE VERTUEUX, DE CHOISIR LA SOBRIÉTÉ AU DÉTRIMENT DE L'ÉBRIÉTÉ. NOUS EN AVONS BEAUCOUP APPRIS SUR NOUS-MÊMES, ET LE MOINS QUE L'ON PUISSE DIRE, C'EST QUE NOUS NOUS SENTONS BIEN, MIEUX QUE JAMAIS, PEUT-ÊTRE ! NOUS NOUS SENTONS REVIVRE, LITTÉRALEMENT.

une douche tiède ou froide pour faire baisser sa température corporelle ; mettre en place un rééquilibrage après un « gueuleton » (s'inspirer des menus des samedis dans les tableaux des semaines 4, 5 et 6, pages 70-71, 74-75 et 78-79, qui correspondent aux lendemains d'une carte blanche) ; se ménager des phases d'au moins cinq jours consécutifs sans boire une goutte d'alcool... Ces routines peuvent faire office de garde-fous pour ne pas perdre pied.

Si, malgré tout, il y a « rechute », ce n'est pas la fin du monde ! On essaiera de faire mieux à la sortie de la détox suivante, six mois après. Donnons-nous du temps ; nous aimons être indulgents et bienveillants avec les autres, soyons-le aussi avec nous-mêmes !
Quoi qu'il arrive, ces 40 jours de recentrage sur soi et sur l'essentiel, ces 40 jours pour reprendre le contrôle, se transformeront en un bénéfice longue durée.

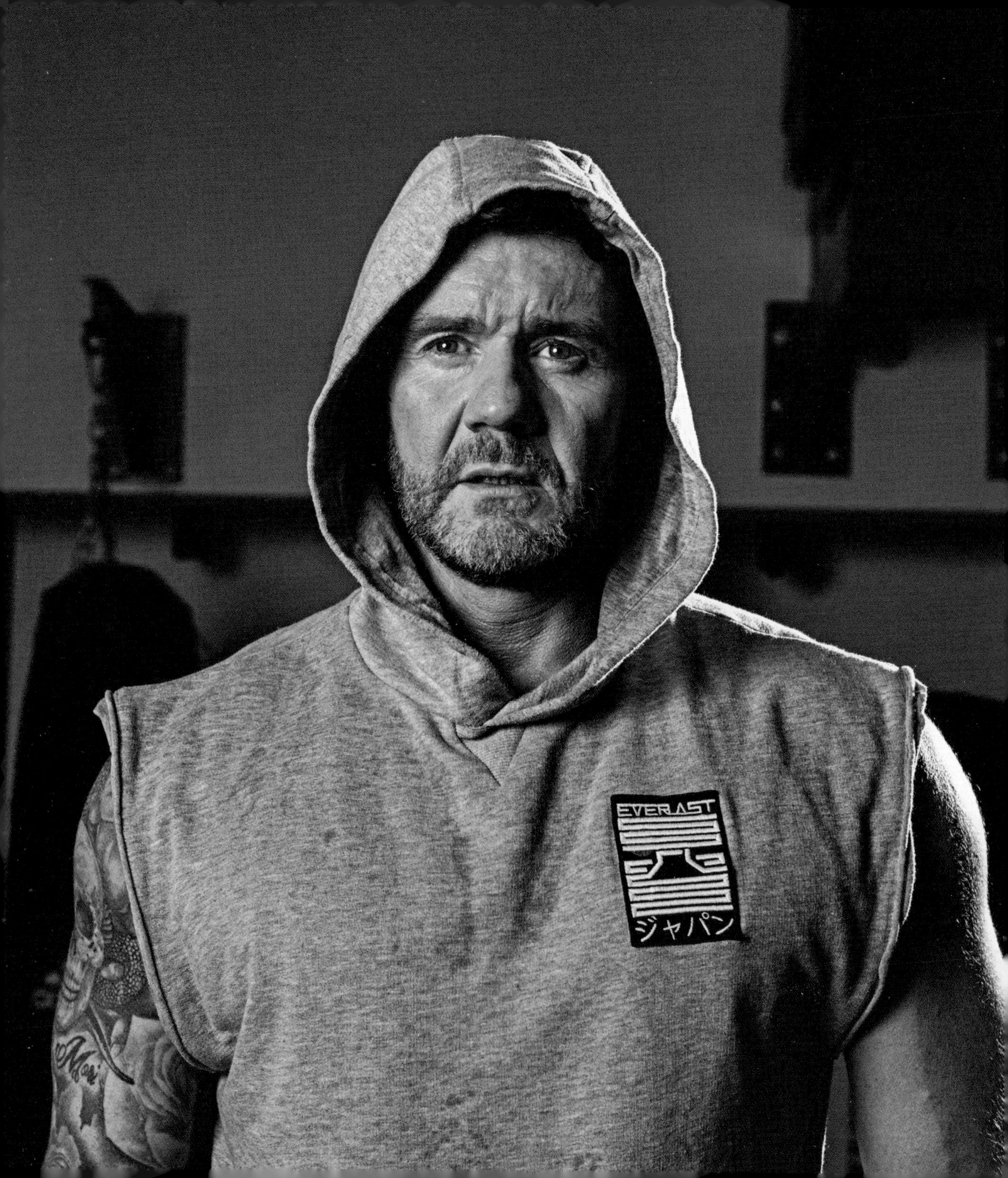
EVERLAST
ジャパン

04

LES EXERCICES PAS À PAS

Le sport demande un grand effort quand on n'en a pas beaucoup fait au cours de sa vie ou quand on est en phase de reprise, mais le sentiment gratifiant que l'on en retire est à la hauteur de l'investissement.

Nous l'avons dit en préambule des tableaux alimentaires et sportifs des 40 jours, nous le répétons : lors des séances sportives, il va falloir être présent à soi-même, c'est-à-dire s'appliquer consciencieusement pour bien réaliser les exercices, en gardant une concentration maximale au long de l'effort et en respectant les étapes à la lettre.

TEMPS SOUS TENSION MUSCULAIRE ET ÉCHEC, DEUX CLEFS DE LA RÉUSSITE

Être présent à soi-même, c'est s'investir entièrement et mettre de l'intensité dans chaque exercice de musculation, avec deux objectifs essentiels : le temps sous tension musculaire et... l'échec.

Pour ce qui concerne le temps sous tension musculaire, il s'agit de réaliser l'exercice dans les règles de l'art : faire attention à son schéma postural, s'assurer que l'on est bien stable et gainé, descendre en contrôlant le mouvement, remonter en expirant, maîtriser ce que l'on fait en restant constamment en contraction musculaire, sans temps mort, sans s'effondrer. Surtout, veiller à ne jamais « évacuer » un exercice en le faisant rapidement, cela ne sert absolument à rien, on court seulement le risque de se blesser ; trois pompes bien réalisées vaudront toujours mieux que vingt pompes « expédiées ».

C'est là qu'intervient le concept d'« échec ». Pour quelqu'un qui n'a jamais fait de pompes et qui est en surpoids, par exemple, trois pompes parfaitement exécutées, ce n'est pas rien, loin de là ! Le plus important, en réalité, est d'atteindre ce moment où l'on commence à trembler, où l'on a du mal à remonter, où l'on n'arrive plus à remonter. C'est à ce moment-là que nous touchons au but, que nous atteignons l'échec. Chaque fois que nous avons « mal », que nous sommes en difficulté, que nous poussons notre corps dans ses retranchements, que nous le mettons sous stress, il va engager un processus pour faire en sorte que ce soit plus facile pour lui. Concrètement, notre corps va se transformer.

Bien sûr, ce moment de rupture, ce moment d'échec n'est pas le même pour tout le monde, car tout dépend d'un grand nombre de paramètres, à commencer par la forme et le bagage physique de chacun. Ainsi, le nombre

SURTOUT, VEILLER À NE JAMAIS « ÉVACUER » UN EXERCICE EN LE FAISANT RAPIDEMENT, CELA NE SERT ABSOLUMENT À RIEN, ON COURT SEULEMENT LE RISQUE DE SE BLESSER ; TROIS POMPES BIEN RÉALISÉES VAUDRONT TOUJOURS MIEUX QUE VINGT POMPES « EXPÉDIÉES ».

de répétitions mis en place dans les tableaux d'exercices (pages 60-61, 64-65, 68-69, 72-73, 76-77 et 80-81) est indicatif. Si on est censé faire douze répétitions mais que l'on atteint l'échec au bout de dix répétitions, ce n'est pas grave. L'essentiel, c'est d'atteindre ce point qui déclenche l'anabolisme, le processus de construction musculaire.

À CHACUN SON NIVEAU

Il faut du temps pour habituer notre corps à ce stress, il faut du temps pour progresser, et c'est la raison pour laquelle nous n'introduisons la pliométrie qu'à partir de la quatrième semaine. Les trois premières semaines sont consacrées à la phase de proprioception, où il s'agit d'abord et surtout d'apprendre à maîtriser l'exécution d'un mouvement, un peu comme nous avons appris à écrire ou à marcher. C'est le temps incompressible pour établir une connexion avec les muscles dans cette jungle qu'est notre corps, qui, au terme de cette acquisition neuromusculaire, va peu à peu se transformer en une cité musculaire. Il faut y aller en douceur, à raison de seulement trois séances de sport par semaine !

Bien évidemment, les sportifs confirmés sont libres d'augmenter la difficulté à leur guise, en se lestant ou en s'imposant plus de répétitions. Quand on en est là, quand le nombre de

AVEC CES QUATORZE EXERCICES DE MUSCULATION, ON INDUIT UNE CASCADE DE RÉPONSES HORMONALES, ON DENSIFIE SON SQUELETTE, ON INTERVIENT SUR L'ENSEMBLE DU SCHÉMA OSTÉOTENDINEUX ET ON LE RENFORCE COMME ON TIRE SUR LES VOILES D'UN BATEAU.

répétitions proposé dans les tableaux n'est pas suffisant, c'est que l'on a déjà beaucoup de pratique derrière soi, nous vous faisons confiance. C'est en mettant des contraintes supplémentaires que l'on chausse des bottes de sept lieues, quel que soit son niveau ! Le programme que nous vous proposons est donc un programme universel, à adapter selon le niveau de chacun. L'application Because We Care est là pour établir des programmes sur mesure !

LA MUSCULATION : 14 EXERCICES SYMBIOTIQUES

Notre corps est construit selon un schéma systémique où aucun muscle n'intervient de façon isolée ou désordonnée. Au contraire, tous les muscles travaillent en association les uns avec les autres, raison pour laquelle on parle de « chaîne musculaire ». C'est en partant de ce principe fondamental que nous avons sélectionné quatorze exercices de musculation et que nous avons élaboré les protocoles qui y sont associés.

Le schéma musculaire et ostéotendineux est un schéma symbiotique. C'est une transmission d'énergie du bas vers le haut, une phase au cours de laquelle tous les muscles travaillent ensemble. Si on s'adonne à des exercices qui isolent un groupe, c'est toujours au détriment des autres groupes. Si on travaille ses pectoraux sans solliciter son dos, on s'expose à un sérieux déséquilibre dans le schéma postural et à de gros problèmes de dos, justement. Il est indispensable de solliciter ses muscles de façon harmonieuse, et c'est exactement ce que l'on fait dans la méthode Because We Care. Avec ces quatorze exercices de musculation, on induit une cascade de réponses hormonales, on densifie son squelette, on intervient sur l'ensemble du schéma ostéotendineux et on le renforce comme on tire sur les voiles d'un bateau.

Le résultat, c'est que l'on va surtout se concentrer sur les muscles toniques, les muscles profonds, ceux qui travaillent toute la journée, ceux qui sont contractés plus de seize heures par jour. Ainsi, aux personnes qui pourraient avoir peur que leur corps finisse par ressembler à celui d'un bodybuildé, nous disons tout de suite qu'il n'y a absolument aucun risque ! Penser cela, ce serait comme éviter de conduire une voiture, de crainte de se transformer en pilote de Formule 1 !

Au contraire, la bonne exécution de nos exercices va déclencher un processus anabolique, une augmentation du métabolisme de base, et notre corps va notamment sécréter un grand nombre d'hormones, dont l'adrénaline et la

NOTRE YOGA À NOUS TIENT DANS LES TROIS SÉANCES D'EXERCICES HEBDOMADAIRES FAITES AVEC RIGUEUR ET DISCIPLINE, DANS LE BON TIMING, DANS LE BON TEMPO.

noradrénaline, qui vont inciter les adipocytes (nos cellules graisseuses) à libérer leur gras. Donc, au lieu de gonfler, tel un bodybuildé ou un haltérophile, on va affiner sa silhouette, on va « sécher ».

UNE MÉDITATION EN MOUVEMENT

L'application que l'on va mettre dans la réalisation des mouvements de musculation, cette indispensable présence à soi sur laquelle nous avons si lourdement insisté, va nous permettre d'acquérir une exécution parfaite qui s'apparente à de la méditation en mouvement, à du yoga, en somme. Notre yoga à nous tient dans les trois séances d'exercices hebdomadaires faites avec rigueur et discipline, dans le bon timing, dans le bon tempo.

Ces trois séances sont cruciales, elles représentent un moment privilégié, un moment très personnel qui va installer une prise terre avec le cerveau, qui va nous déconnecter des parasites, qui va faire taire les petites voix, les angoisses, les idées obsédantes, les troubles obsessionnels compulsifs, toutes ces petites choses négatives que l'on trimballe tous et qui nous handicapent plus ou moins intensément. Les exercices de la méthode Because We Care permettent de « débrancher », véritablement : après trois semaines, nous ne sommes plus les mêmes personnes, notre perception du monde et notre rapport au monde sont différents. Les échanges gazeux entre les deux parties du cerveau sont optimisés : goût, odorat, vision, ouïe, toucher, tous nos sens sont bousculés, tous nos sens sont en éveil, et ils communiquent parfaitement !

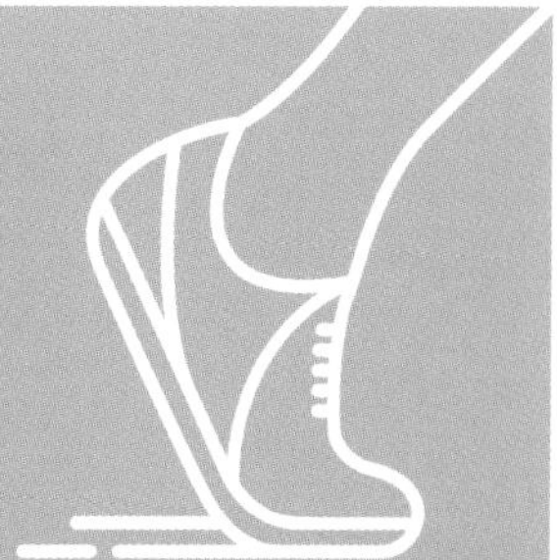

ENDURANCE FONDAMENTALE, LE CHAÎNON MANQUANT

En complément de la musculation, nous avons intégré dans le programme une séance hebdomadaire de travail en endurance fondamentale. Qu'est-ce que l'endurance fondamentale ? C'est un effort très doux, un effort « à la grand-père », en quelque sorte, un effort au cours duquel on reste en équilibre d'oxygène, sans jamais dépasser ce seuil. Cela peut être une marche rapide, une marche en côte ou un footing léger en foulées rasantes... L'essentiel est de ne pas monter trop haut en cardio, de ne jamais chercher son souffle, d'être capable tout au long de l'exercice de tenir une conversation avec un compagnon réel ou imaginaire. Avec la musculation, cette activité en endurance fondamentale permet de rentrer dans une filière énergétique que l'on appelle la « lipolyse », un processus de déstockage des graisses. Quant à la course à pied plus intense, de type catabolique, libre à chacun de la pratiquer, évidemment, mais elle ne fait pas partie de la méthode Because We Care, pour la bonne et simple raison qu'elle a tendance à fragiliser le corps au niveau tendineux, au niveau ligamentaire, et à occasionner des soucis au niveau du dos, du rachis cervical ou du rachis lombaire. On a par exemple coutume de dire que l'organisme a besoin de six mois pour récupérer après un marathon ! Nous ne souhaitons pas rendre obligatoire ce type d'effort, car il n'est pas nécessaire pour reprendre le contrôle.

C'EST UN EFFORT TRÈS DOUX, UN EFFORT « À LA GRAND-PÈRE », EN QUELQUE SORTE, UN EFFORT AU COURS DUQUEL ON RESTE EN ÉQUILIBRE D'OXYGÈNE, SANS JAMAIS DÉPASSER CE SEUIL. CELA PEUT ÊTRE UNE MARCHE RAPIDE, UNE MARCHE EN CÔTE OU UN FOOTING LÉGER EN FOULÉES RASANTES...

FENTES

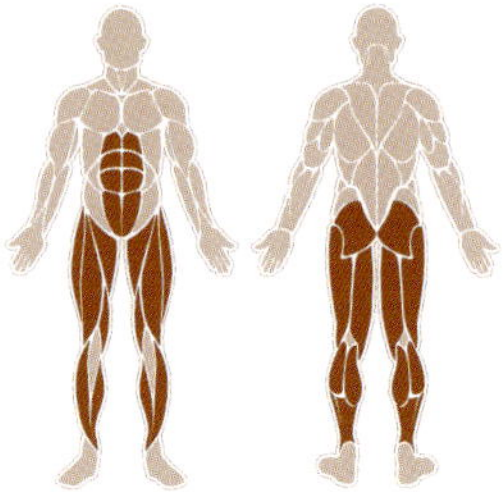

CET EXERCICE MOBILISE TOUT PARTICULIÈREMENT LES MEMBRES INFÉRIEURS : QUADRICEPS, FESSIERS, ISCHIO-JAMBIERS.

- Se placer debout, bien droit, les mains sur les hanches.
- « Envoyer » une jambe loin devant puis descendre jusqu'à obtenir un angle droit au niveau du genou avant et jusqu'à ce que le genou arrière touche le sol.
- Revenir à la position initiale en contrôlant le mouvement.

RECOMMANDATIONS DU COACH

Durant l'exécution du mouvement, conserver le buste droit et la ceinture abdo-lombaire gainée. Rester concentré en gardant à l'esprit qu'il faut maintenir la structure stable, y compris au cours du déplacement. Surtout, veiller à ne jamais se pencher vers l'avant.

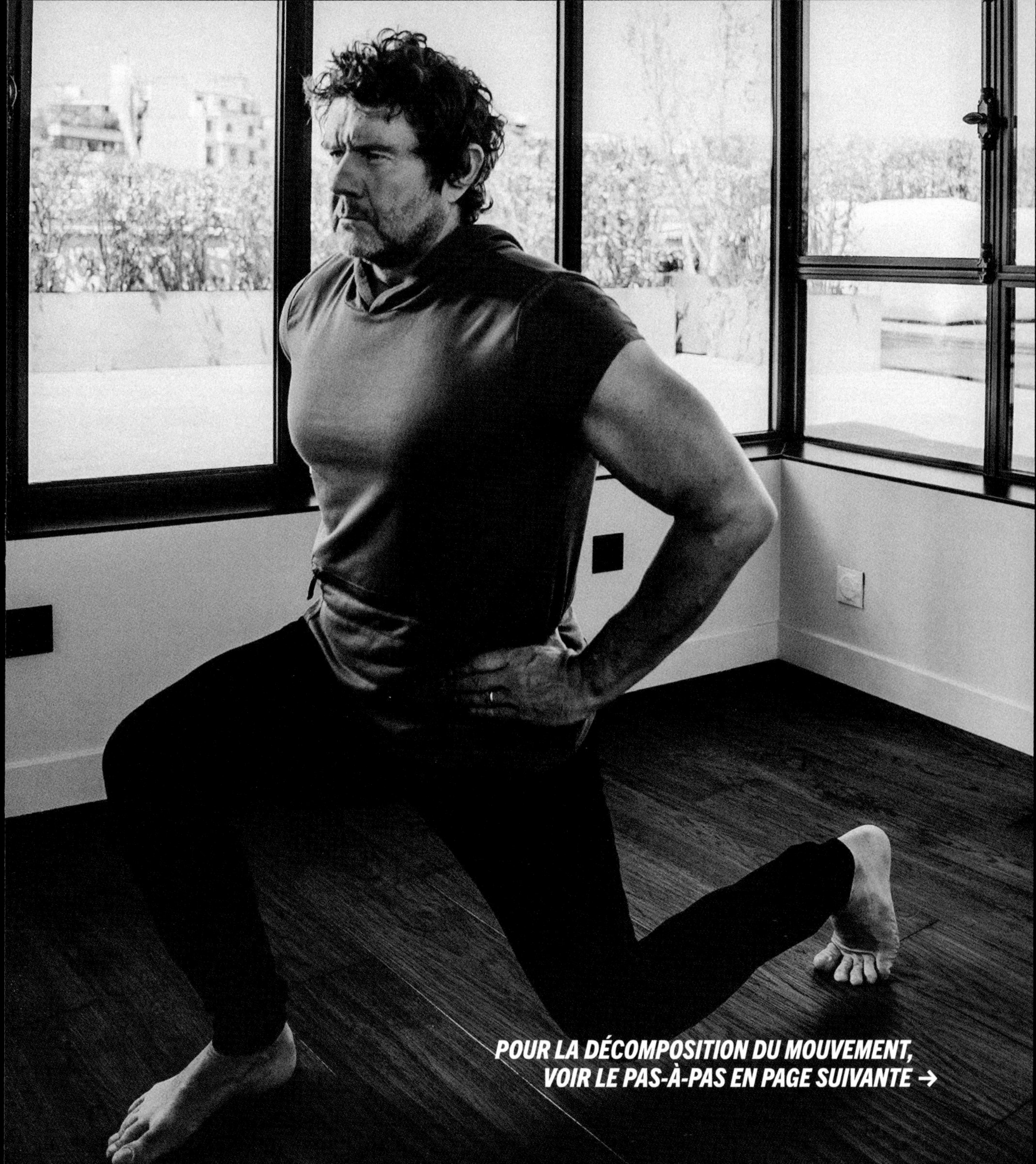

POUR LA DÉCOMPOSITION DU MOUVEMENT,
VOIR LE PAS-À-PAS EN PAGE SUIVANTE →

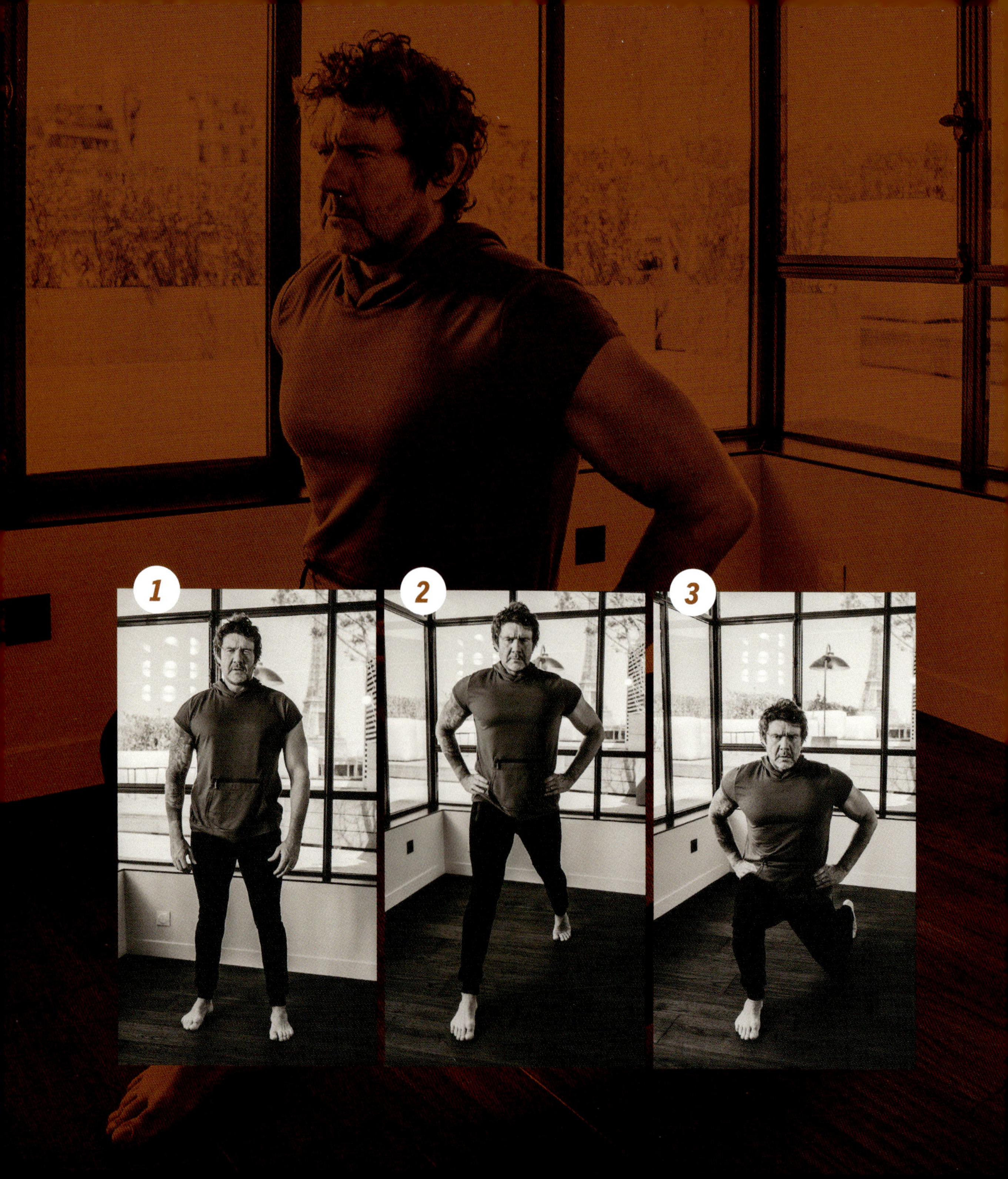
1
2
3

RESTER CONCENTRÉ EN GARDANT À L'ESPRIT QU'IL FAUT MAINTENIR LA STRUCTURE STABLE, Y COMPRIS AU COURS DU DÉPLACEMENT.

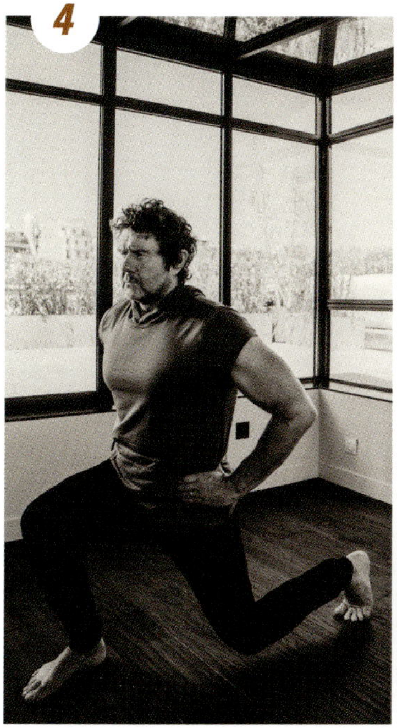

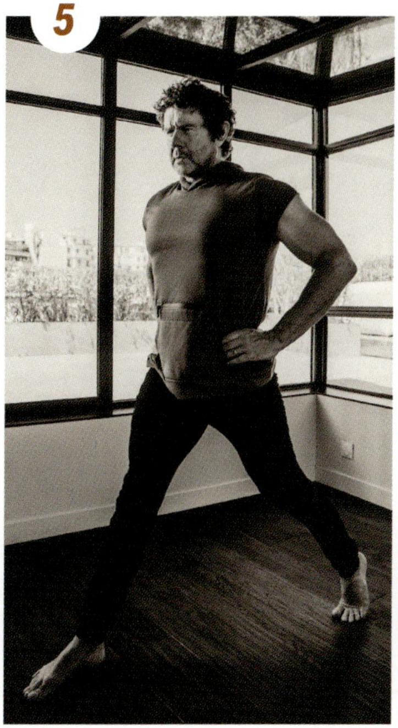

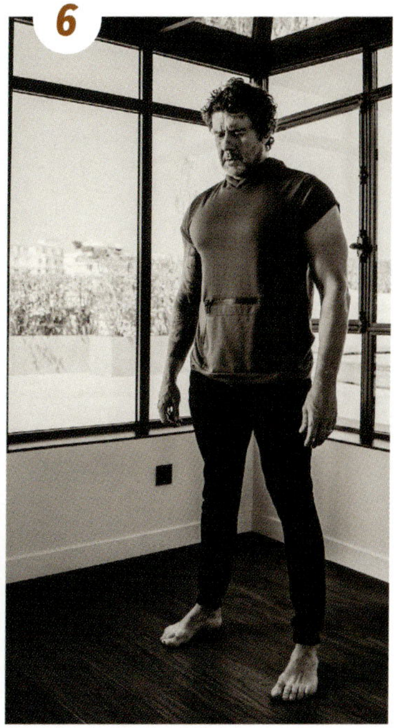

CATERPILLAR

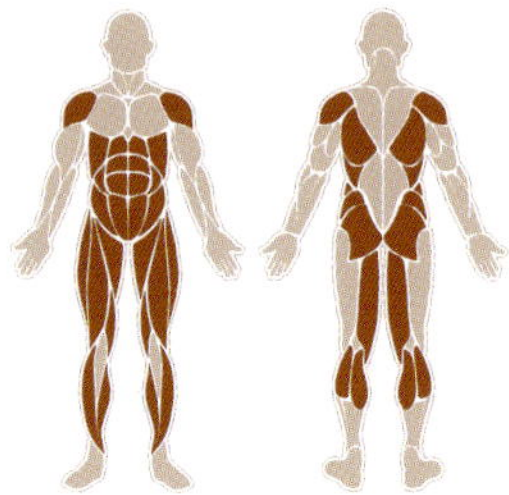

CET EXERCICE MOBILISE L'ENSEMBLE DE L'APPAREIL MUSCULO-SQUELETTIQUE EN EXERÇANT UNE FORTE TENSION SUR LA CEINTURE ABDO-LOMBAIRE. LE CATERPILLAR EST L'UN DES EXERCICES ROIS POUR OBTENIR UN VENTRE PLAT ET GAGNER EN PUISSANCE D'UNE MANIÈRE GÉNÉRALE.

- Se tenir debout, avec un écartement des jambes correspondant à la largeur des épaules.
- Se plier pour déposer ses mains au sol puis avancer les mains l'une après l'autre jusqu'à obtenir quasiment une position de type « Superman ».
- Faire le mouvement en sens inverse, jusqu'à retrouver la position initiale.

RECOMMANDATIONS DU COACH

Veiller à toujours maîtriser son rachis lombaire en recrutant les abdos, les fessiers et même les quadriceps.

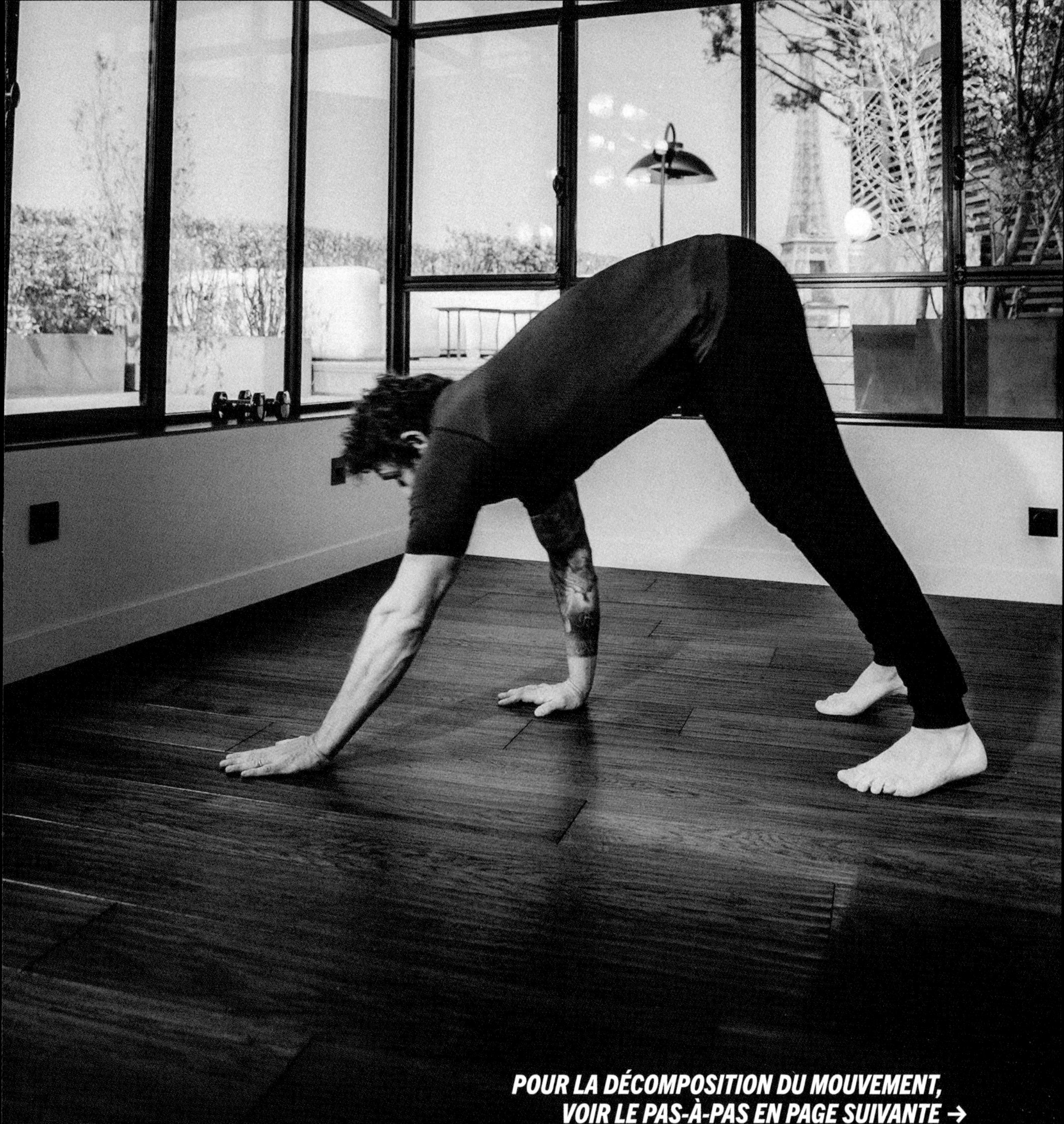

POUR LA DÉCOMPOSITION DU MOUVEMENT, VOIR LE PAS-À-PAS EN PAGE SUIVANTE →

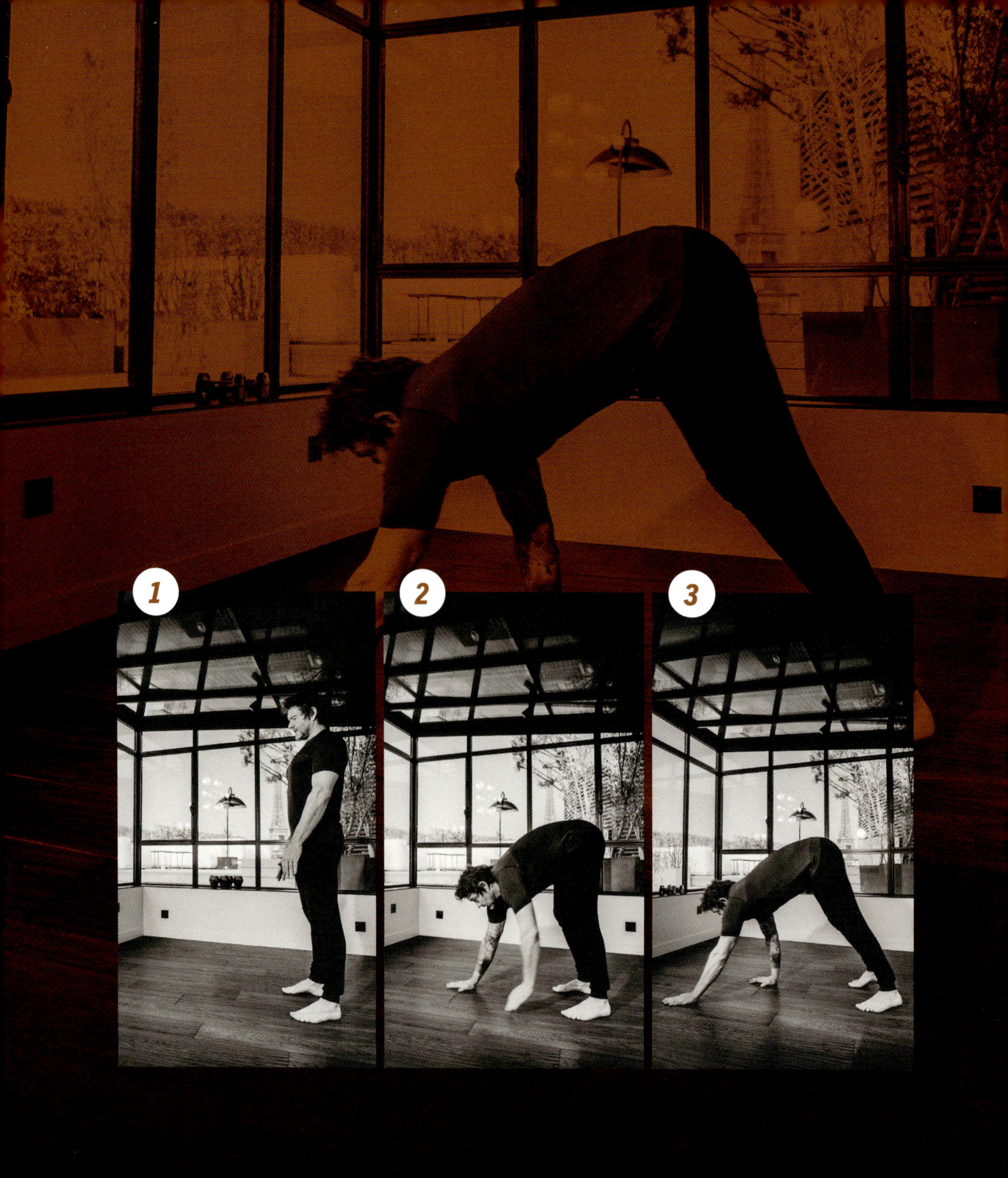
1
2
3

VEILLER À TOUJOURS MAÎTRISER SON RACHIS LOMBAIRE EN RECRUTANT LES ABDOS, LES FESSIERS ET MÊME LES QUADRICEPS.

4

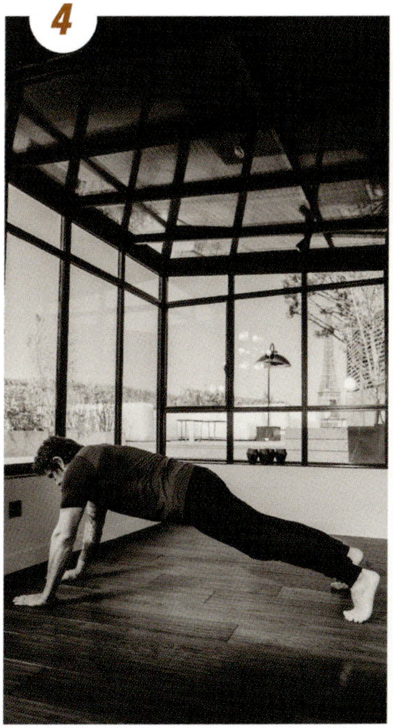

5

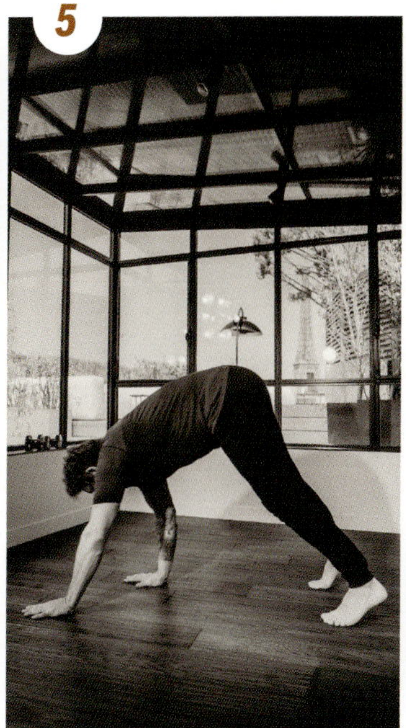

6

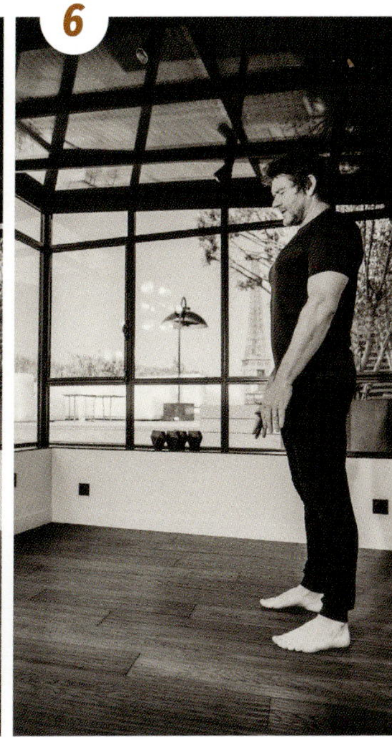

POMPES

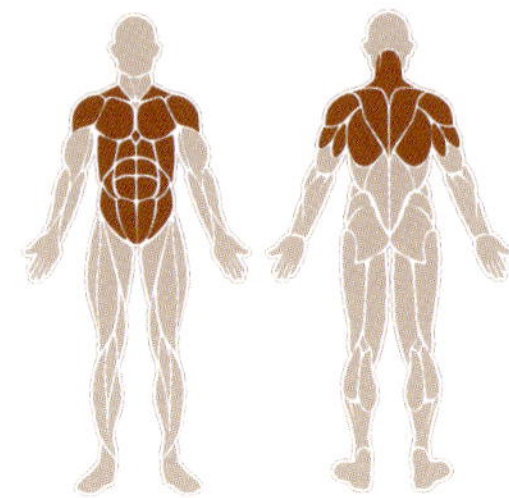

CET EXERCICE MOBILISE L'ENSEMBLE DE LA CHAÎNE MUSCULAIRE ET PLUS PARTICULIÈREMENT LES PECTORAUX ET LA CEINTURE ABDO-LOMBAIRE.

- Allongé sur le ventre, se dresser sur les bras et sur la pointe des pieds, les mains au niveau des pectoraux, avec un écartement supérieur à la largeur des épaules.

- Descendre lentement en inspirant. Selon le niveau, rapprocher plus ou moins la poitrine du sol.

- Remonter en accélérant et en expirant.

RECOMMANDATIONS DU COACH

Durant toute l'exécution du mouvement, rechercher la contraction des pectoraux. Veiller à rétroverser le bassin, de sorte que les abdominaux et les fessiers soient contractés. Ce sont les muscles qui soutiennent le squelette, et non l'inverse ! Cet exercice peut être contraignant pour la zone lombo-sacrée. Surtout, ne jamais cambrer le bas du dos ! **Toujours maintenir un temps sous tension musculaire important.**

VARIANTE

Si cet exercice se révèle trop exigeant, commencer avec les genoux au sol. Au fil des répétitions, à son rythme, passer progressivement sur la pointe des pieds en se concentrant sur le ralentissement au cours de la partie descendante du mouvement.

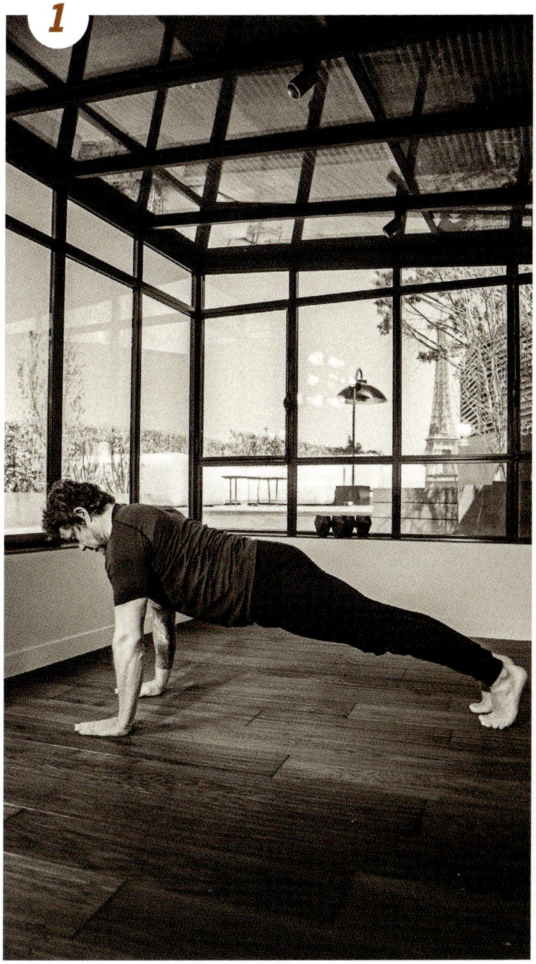
1

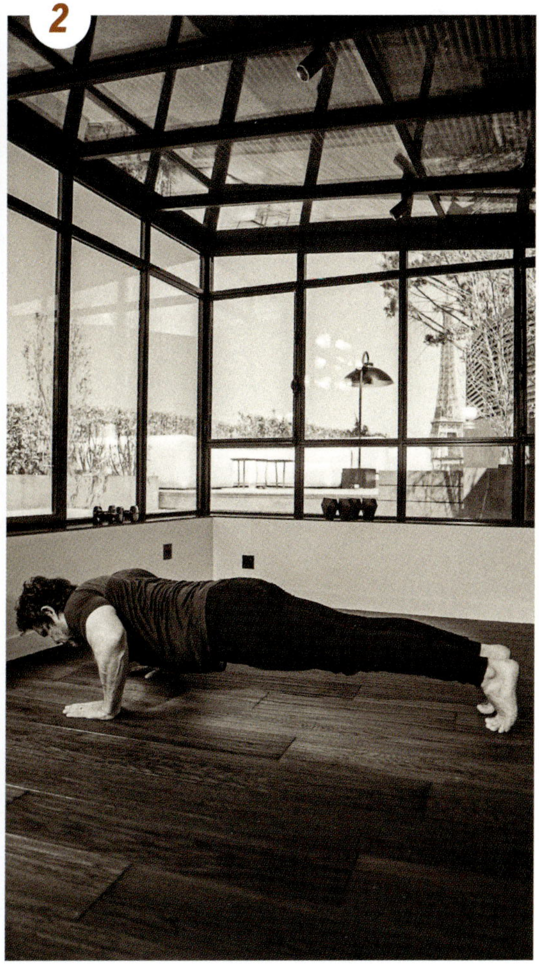
2

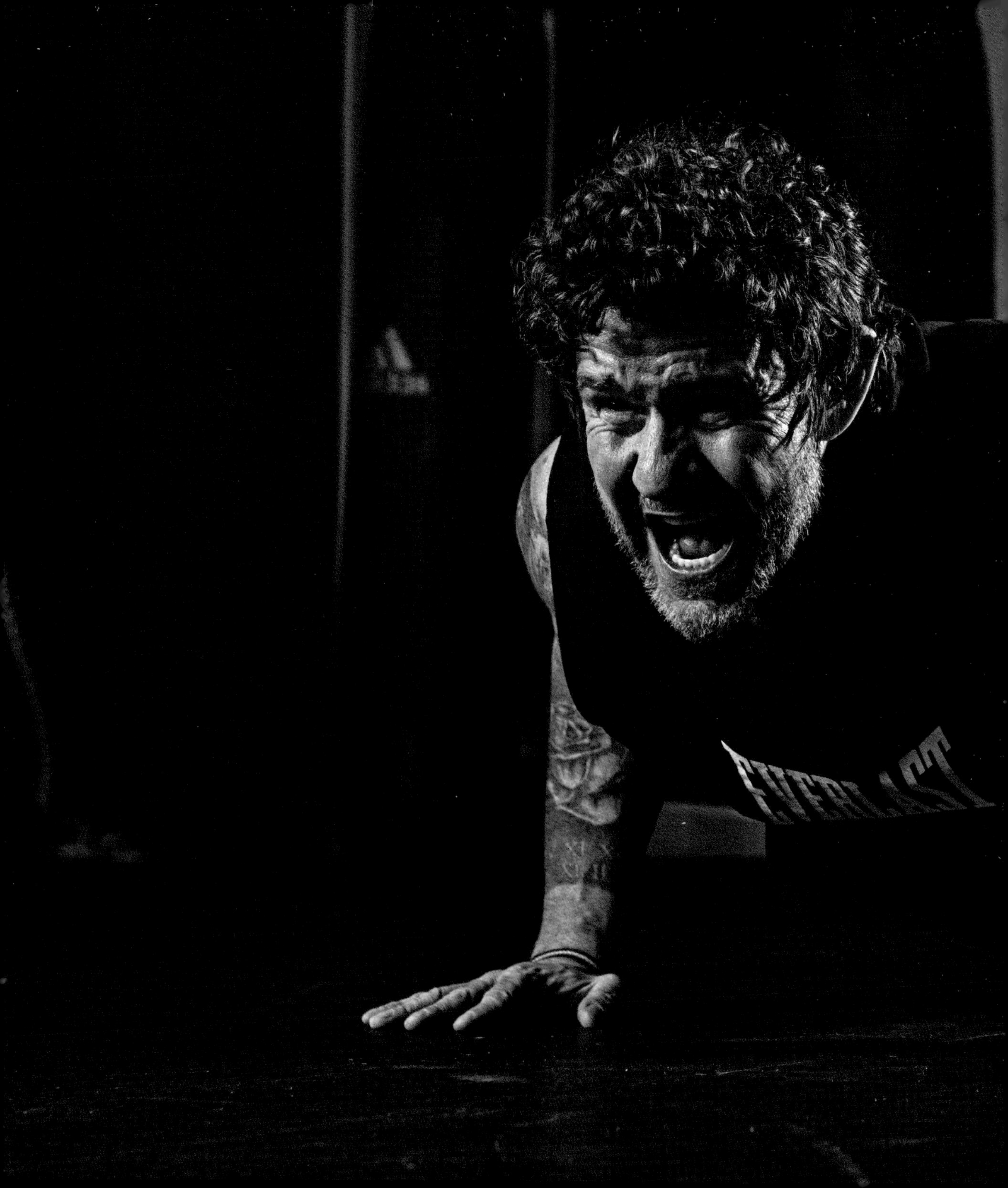
EVERLAST

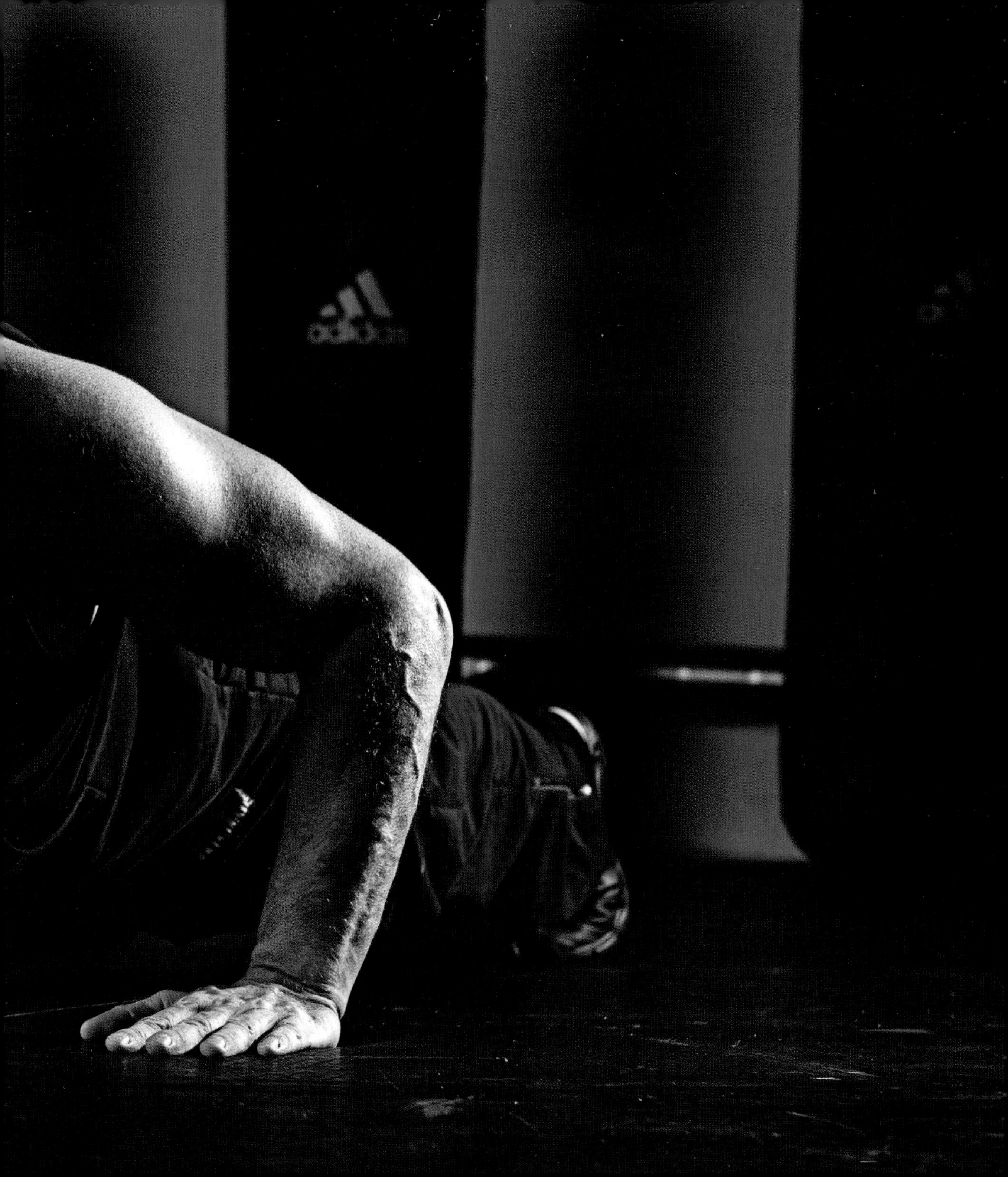
adidas

BÛCHERON

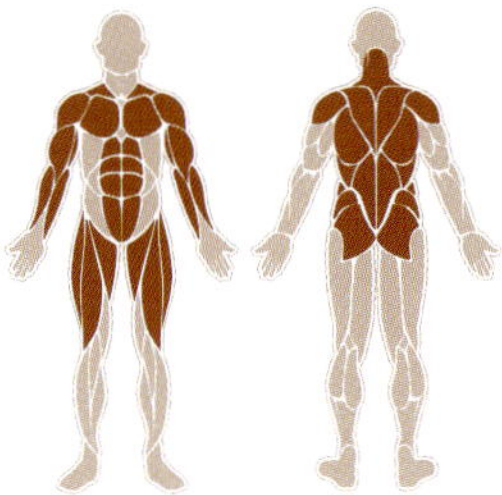

CET EXERCICE MOBILISE L'ENSEMBLE DE L'APPAREIL MUSCULO-SQUELETTIQUE EN EXERÇANT UNE FORTE TENSION SUR LA COLONNE VERTÉBRALE, SUR LA CHAÎNE POSTÉRIEURE (DOS, ÉPAULES) ET SUR LES QUADRICEPS ET FESSIERS.

- Se tenir debout, haltères (bouteilles d'eau, disques ou autre poids) dans les mains, avec un écartement de jambes correspondant à la largeur des épaules.
- Tenir l'haltère devant soi. Descendre en squat très bas au niveau des fesses jusqu'à ce que l'haltère touche le sol puis se redresser en se tenant bien droit.
- Effectuer un *curl biceps*, c'est-à-dire plier les bras pour ramener l'haltère jusqu'à la poitrine.
- Développer l'haltère au-dessus de la tête jusqu'à ce que les bras soient tendus.
- Refaire le mouvement en sens inverse pour revenir à la position de départ.

RECOMMANDATIONS DU COACH

Tout au long de l'exercice, rester *focus* sur la qualité d'exécution en effectuant le mouvement sans précipitation, en maîtrisant le geste.

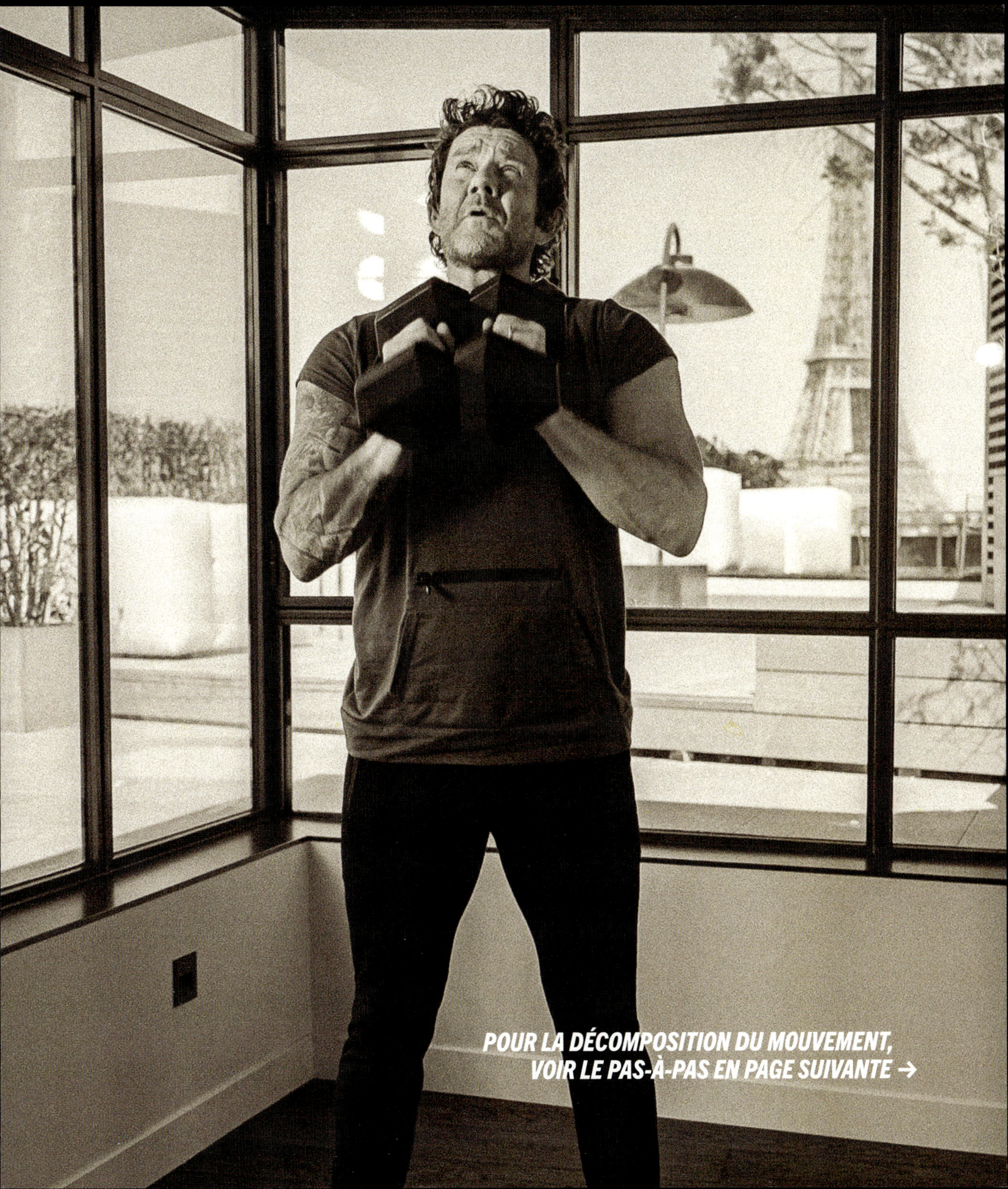

POUR LA DÉCOMPOSITION DU MOUVEMENT,
VOIR LE PAS-À-PAS EN PAGE SUIVANTE →

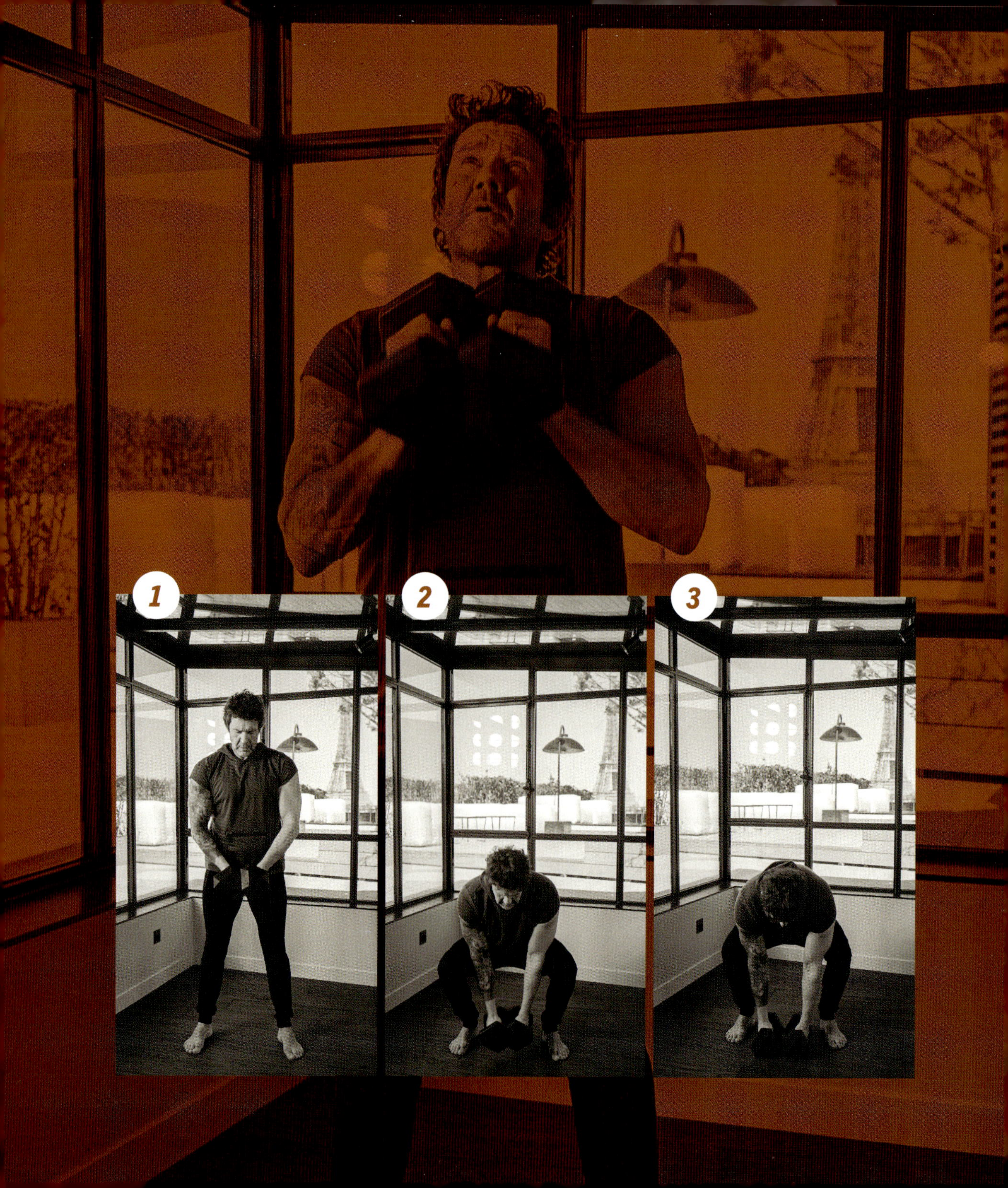
1
2
3

TOUT AU LONG DE L'EXERCICE, RESTER FOCUS SUR LA QUALITÉ D'EXÉCUTION EN EFFECTUANT LE MOUVEMENT SANS PRÉCIPITATION, EN MAÎTRISANT LE GESTE.

4

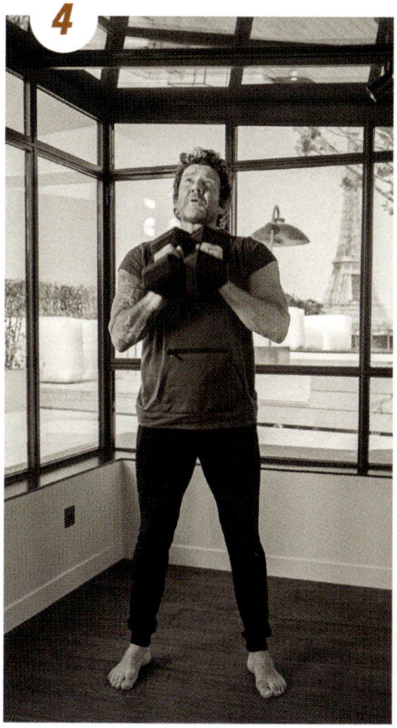

5

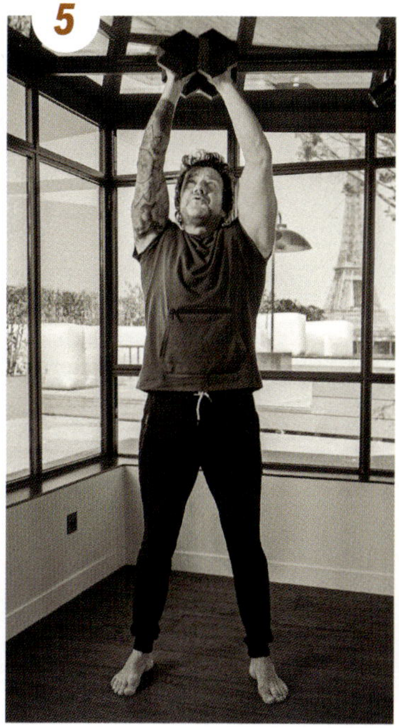

6

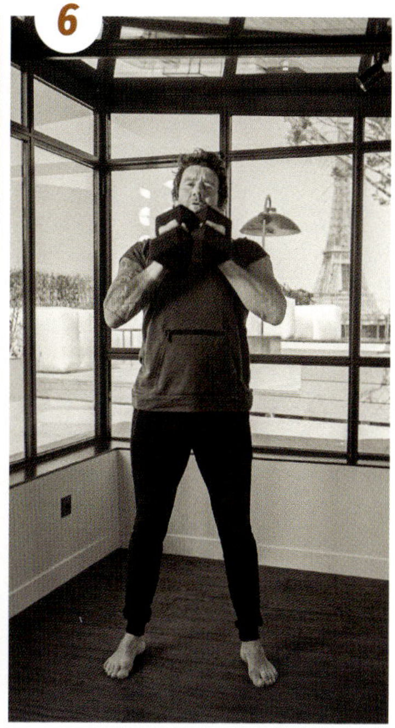

SPIDERMAN

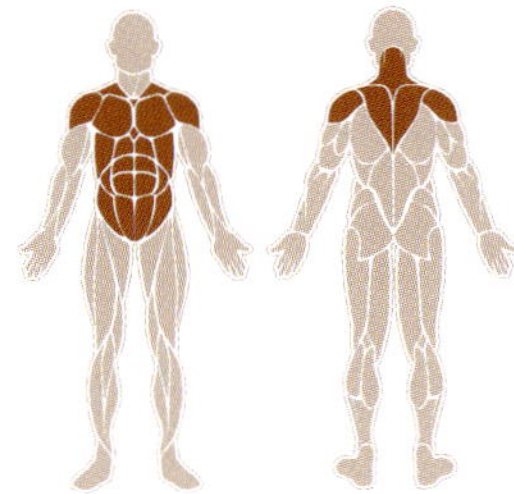

CET EXERCICE MOBILISE LES PECTORAUX ET LA CHAÎNE ABDO-LOMBAIRE.

- Allongé sur le ventre, se dresser sur les bras et sur la pointe des pieds, les mains au niveau des pectoraux, avec un écartement légèrement supérieur à la largeur des épaules.
- Bras tendus, cuisses dans le prolongement du buste et tête dans l'alignement des courbures vertébrales, garder abdominaux et fessiers contractés.
- Fléchir les bras en inspirant pour amener la poitrine au contact du sol, sans relâcher la contraction de vos abdominaux et de vos fessiers (gainage et stabilité) !
- Amener un genou au niveau du coude.
- Marquer une pause puis revenir à la position initiale, en expirant.
- Changer de côté.

RECOMMANDATIONS DU COACH

Cet exercice peut être contraignant pour la zone lombo-sacrée. Surtout, ne jamais cambrer le bas du dos !
Toujours maintenir un temps sous tension musculaire important.

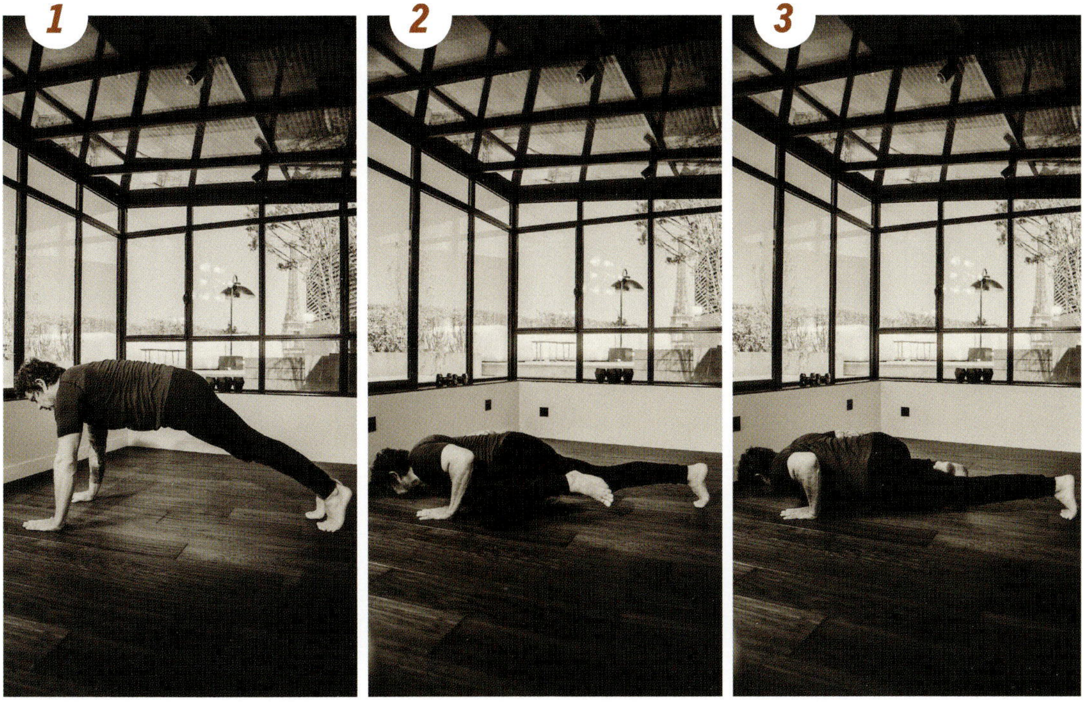
1
2
3

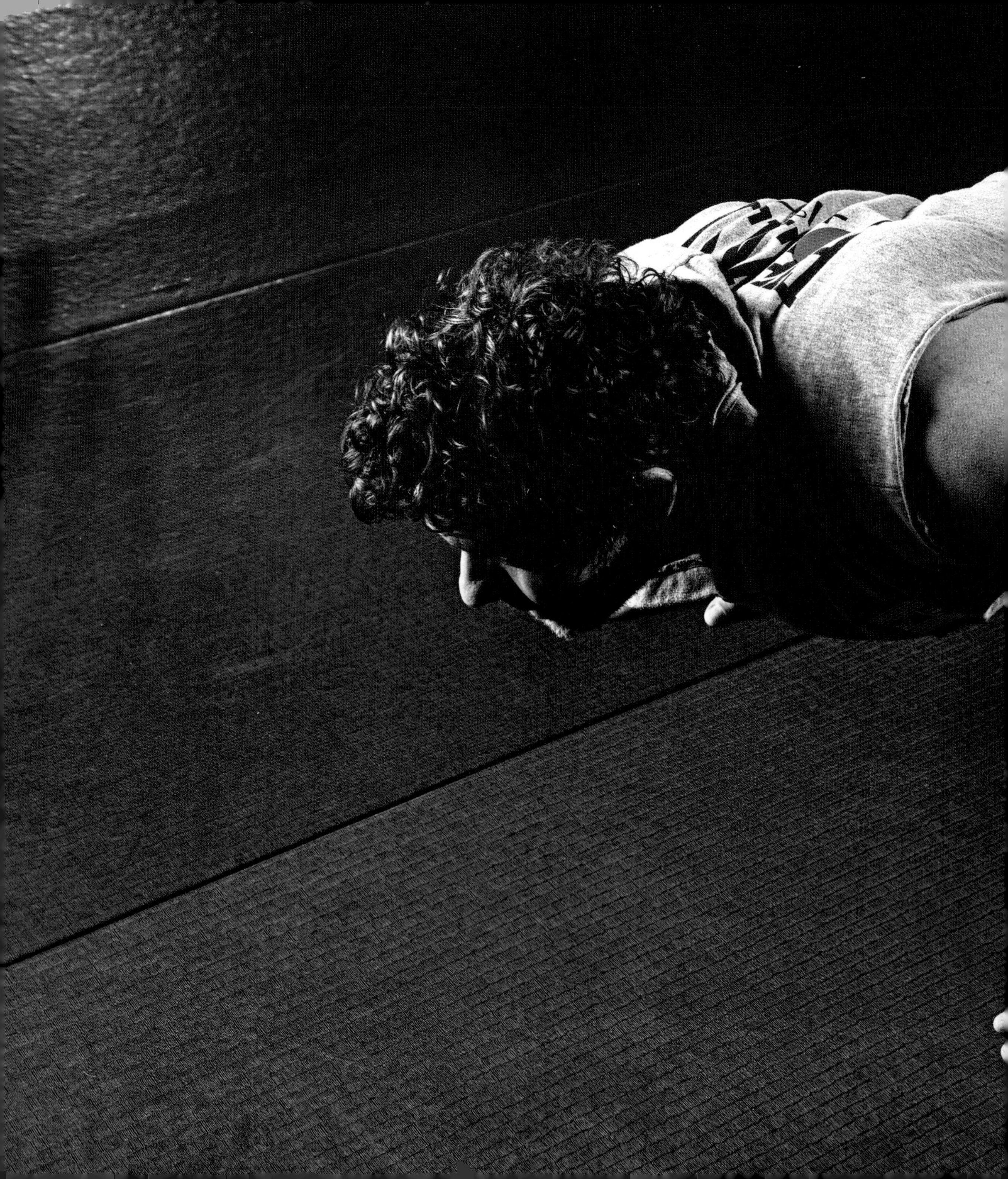

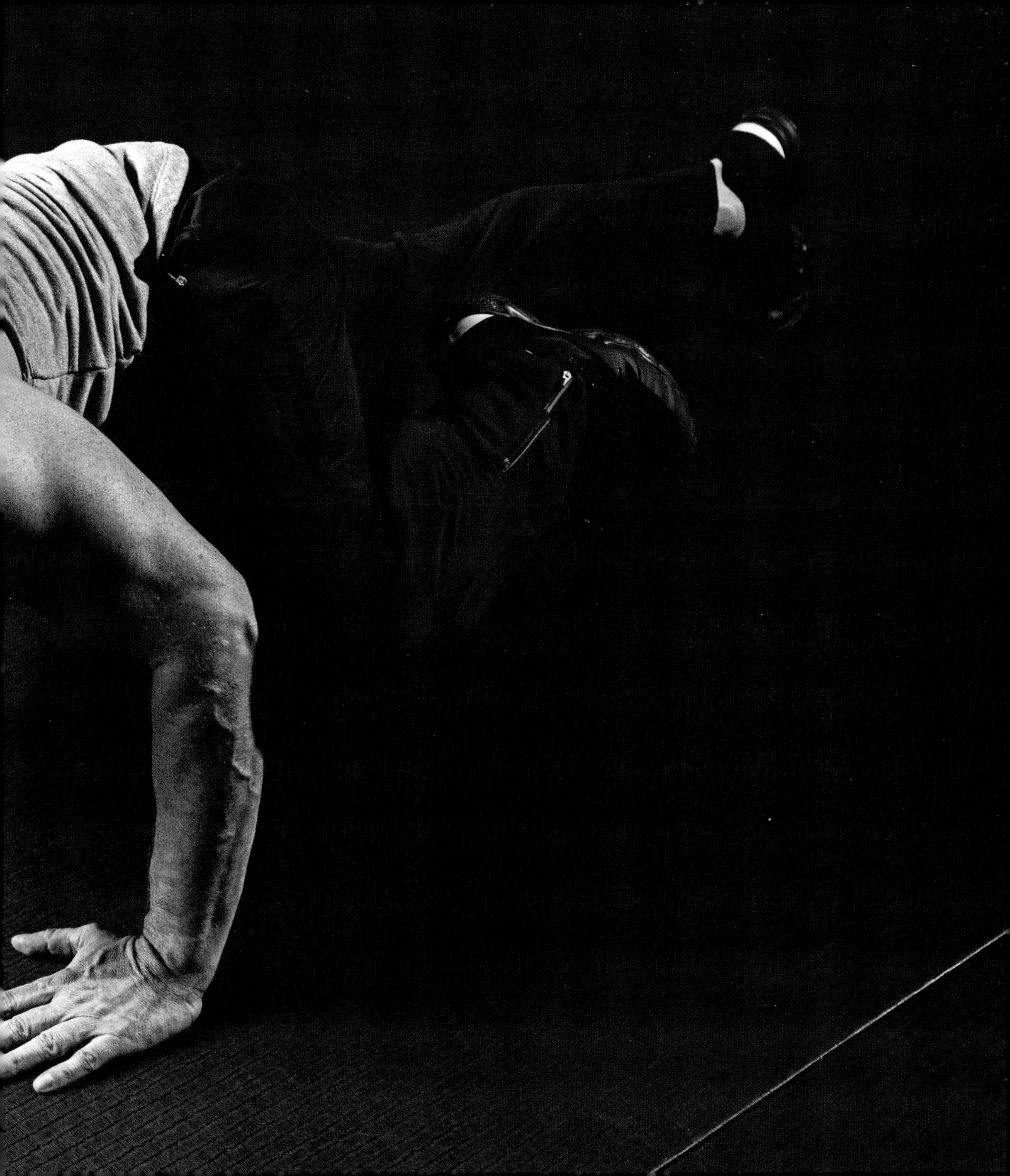

GAINAGE SUR LES MAINS

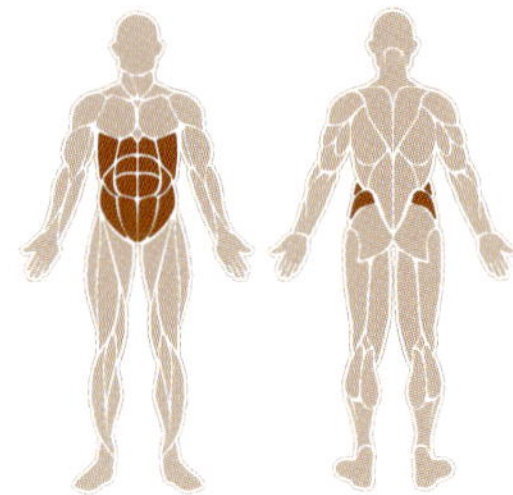

CET EXERCICE MOBILISE L'ENSEMBLE DE LA CHAÎNE MUSCULAIRE, ET PLUS PARTICULIÈREMENT LA CEINTURE ABDO-LOMBAIRE.

- Allongé sur le ventre, se dresser sur les bras et sur la pointe des pieds, les mains au niveau des pectoraux, avec un écartement supérieur à la largeur des épaules, comme pour faire des pompes.

- Contracter les abdominaux, en cherchant à les plaquer contre la colonne vertébrale. Rentrer le ventre en expirant fortement et contracter les fessiers.

- Maintenir la position en expirant fortement.

RECOMMANDATIONS DU COACH

Cet exercice peut provoquer une hyperlordose lombaire, c'est-à-dire augmenter la cambrure et éventuellement occasionner des douleurs. Pour prévenir cela, bien contracter les fessiers et « remonter » le pubis vers le nombril. « Rentrer » le ventre, pour solliciter le plan profond des abdominaux. Faire également attention à la position du cou : maintenir le regard vers le sol, le menton légèrement rentré. Essayer de ne pas trop écarter les coudes, les rapprocher légèrement du thorax.
Toujours maintenir un temps sous tension musculaire important.

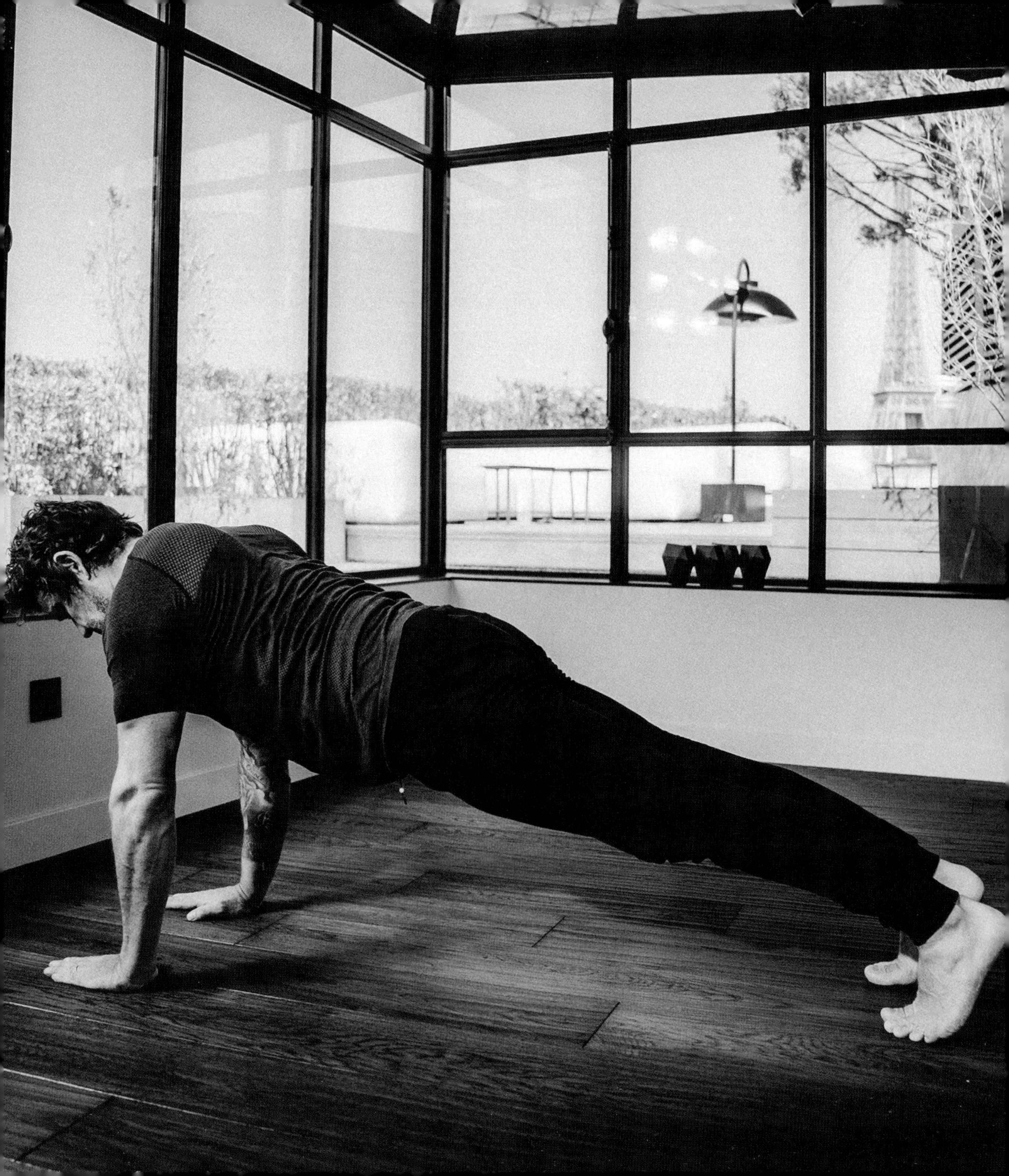

SQUATS

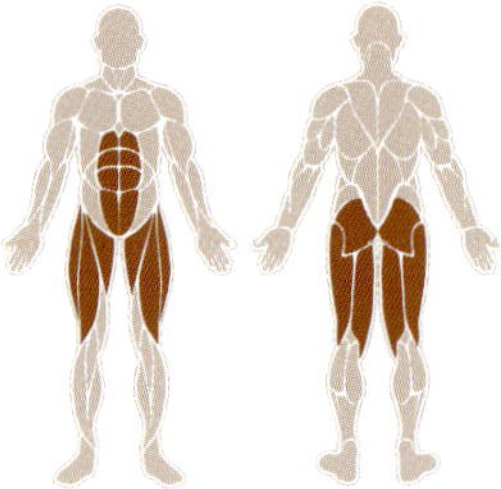

CET EXERCICE MOBILISE L'ENSEMBLE DES MEMBRES INFÉRIEURS : QUADRICEPS, ISCHIO-JAMBIERS, FESSIERS.

- Se tenir debout, avec un écartement de jambes correspondant à la largeur des épaules.
- Bras tendus devant, garder les coudes déverrouillés, le dos légèrement cambré et la poitrine sortie.
- En poussant les fessiers vers l'arrière, inspirer tout en fléchissant les genoux, jusqu'à ce que les cuisses se retrouvent parallèles au sol.
- Remonter en expirant et en relâchant les bras.

RECOMMANDATIONS DU COACH

Il est essentiel de maîtriser la descente en la ralentissant légèrement, et d'accélérer la remontée en prenant bien appui sur les talons. **Toujours maintenir un temps sous tension musculaire important.**
Pour la sécurité des lombaires, ne pas arrondir le bas du dos ; garder le dos naturellement cambré. À la flexion, veiller à ne pas se pencher en avant, essayer de sentir que le centre de gravité se situe bien entre les pieds et garder les talons en permanence collés au sol. Regarder toujours loin devant soi, à l'horizontale. Dans la phase de descente, éviter de relever le menton pour ne pas « casser » le cou, et contrôler les genoux, qui doivent rester à l'aplomb de la pointe des pieds.

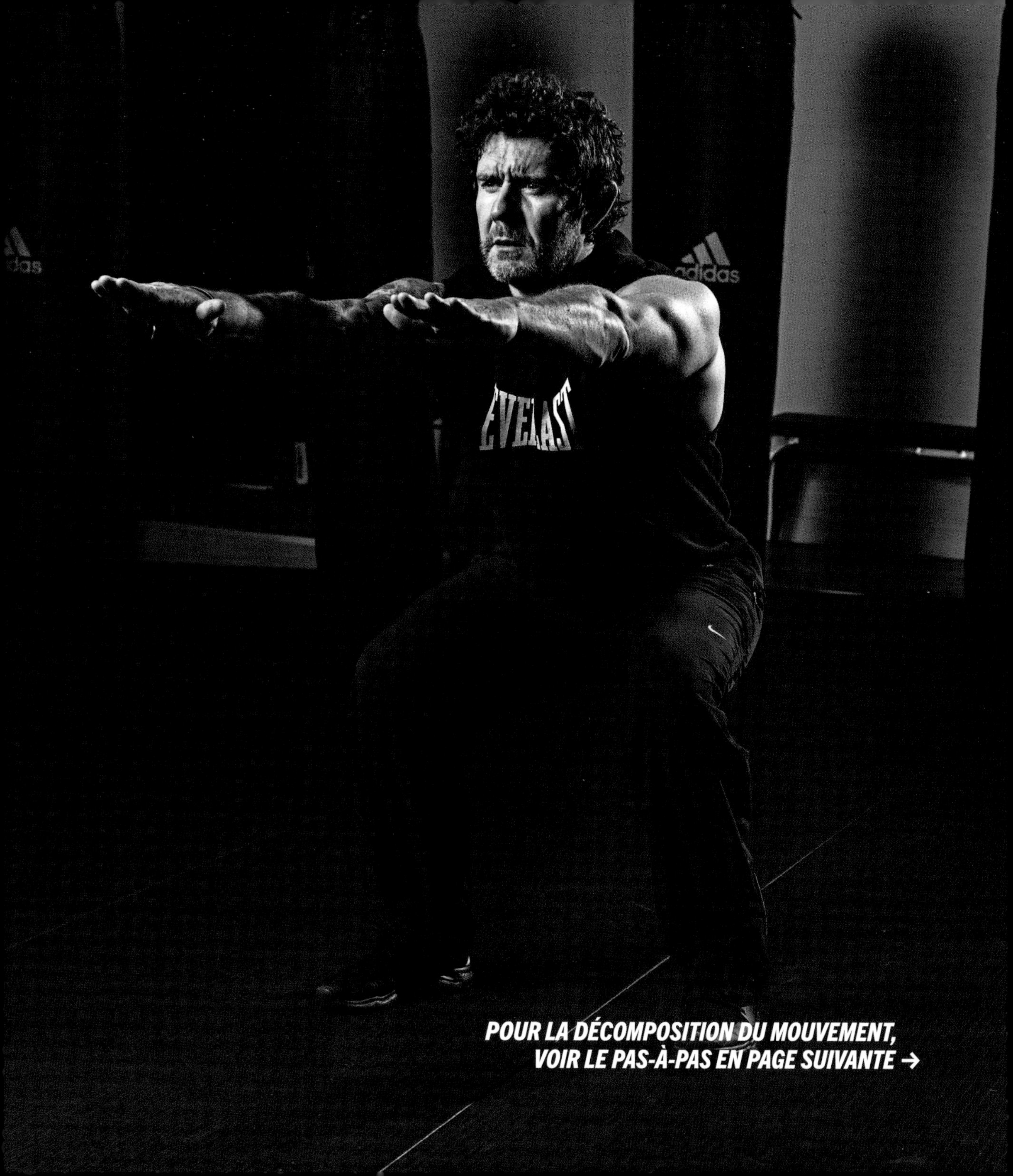

POUR LA DÉCOMPOSITION DU MOUVEMENT,
VOIR LE PAS-À-PAS EN PAGE SUIVANTE →

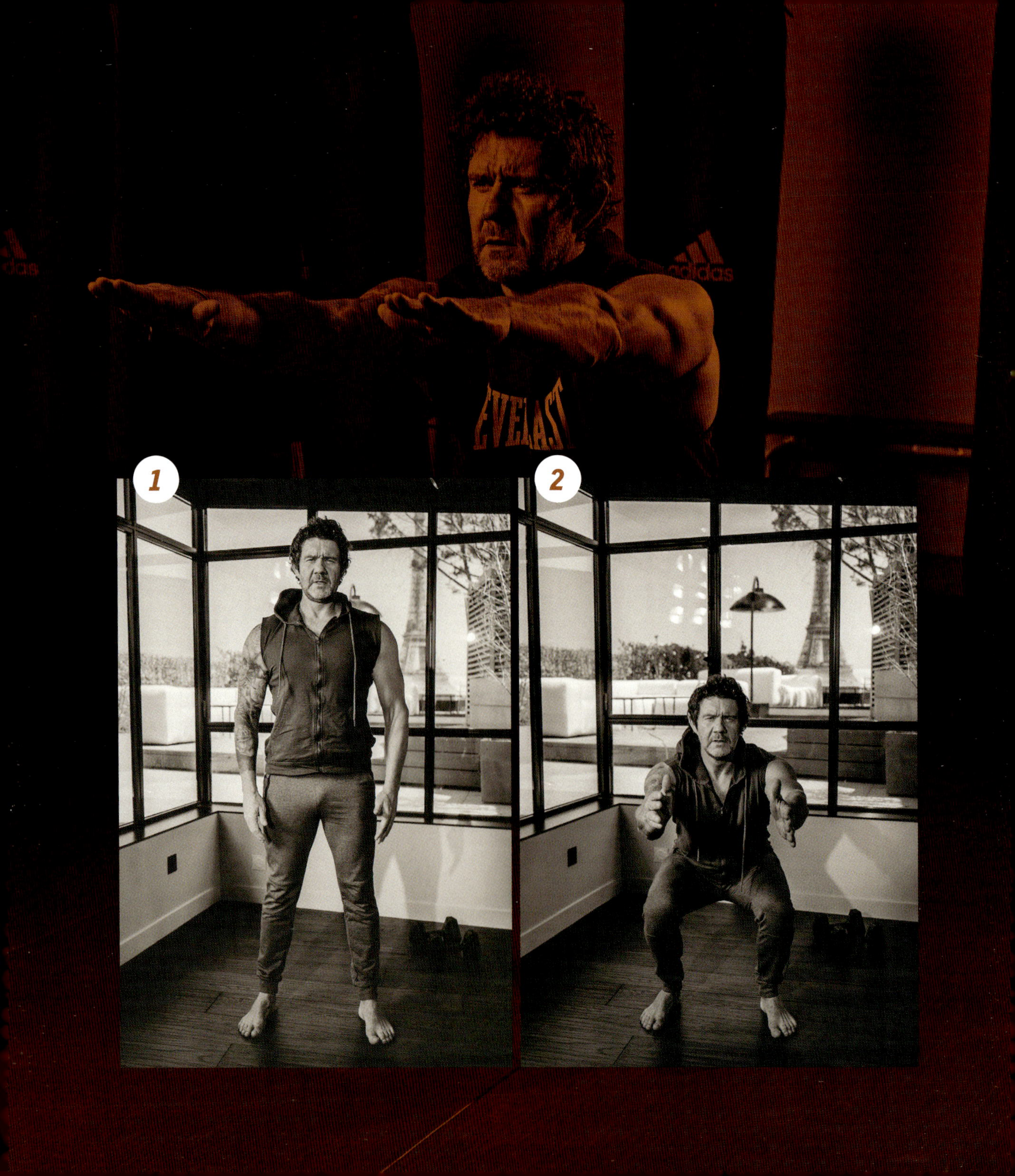
adidas
1
2

POUR LA SÉCURITÉ DES LOMBAIRES, NE PAS ARRONDIR LE BAS DU DOS ; GARDER LE DOS NATURELLEMENT CAMBRÉ.

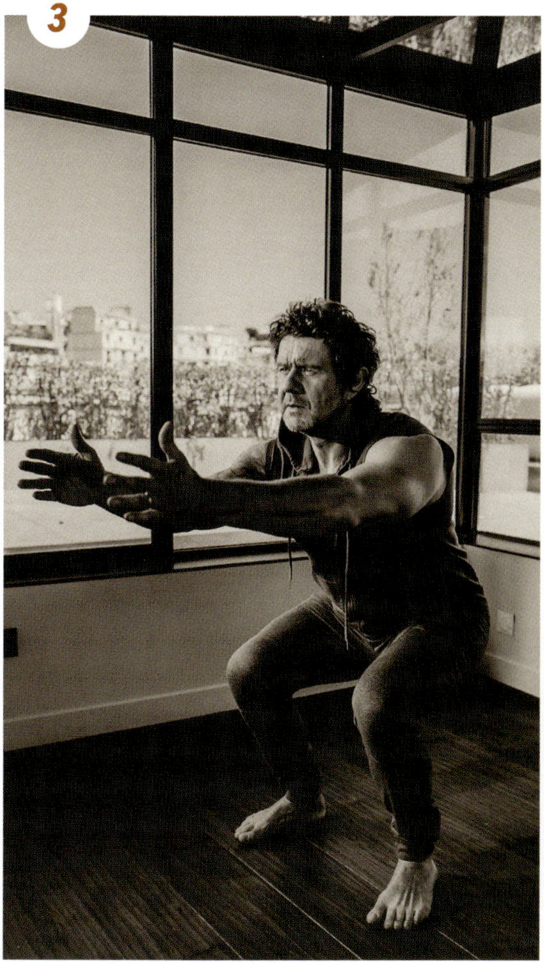

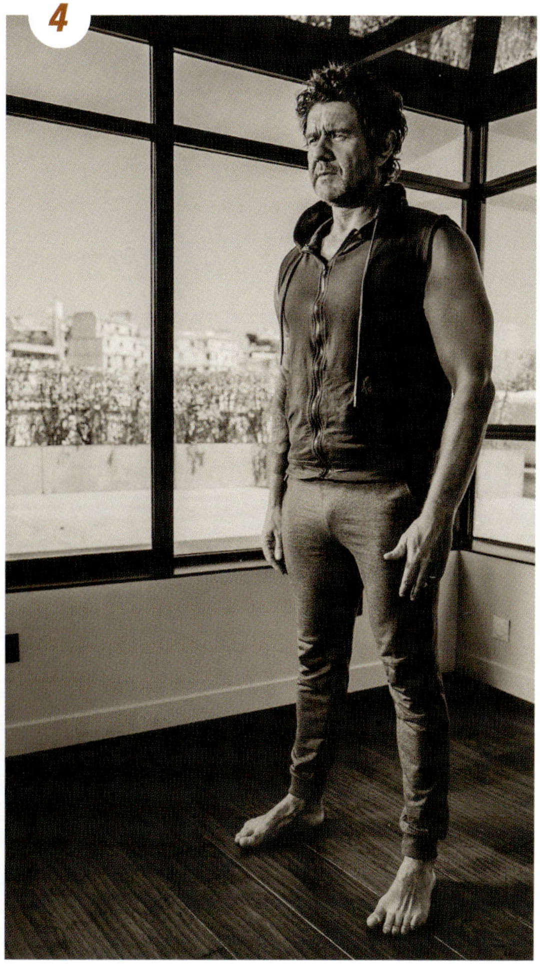

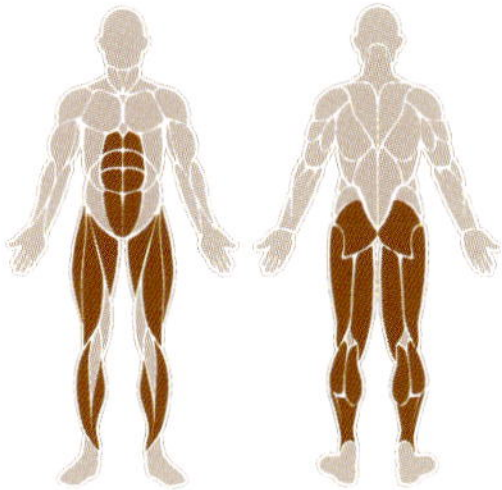

FENTES ISO

CET EXERCICE PLUTÔT SIMPLE EST
UN MOUVEMENT DE CONTRACTION DE TYPE
ISOMÉTRIQUE, C'EST-À-DIRE STATIQUE.
IL PERMET DE SE RENFORCER EN MINIMISANT
LE RISQUE DE BLESSURE.

- Se placer debout, jambes écartées de la largeur du bassin, dos droit, les bras le long du corps ou les mains posées sur la taille. Faire un grand pas vers l'avant, jusqu'à obtenir un angle droit au niveau du genou. Le talon avant est à l'aplomb du genou plié. La jambe arrière est elle aussi fléchie, en appui sur la pointe de pied, et le tibia est parallèle au sol.

- Maintenir la position, en prenant au maximum appui sur le talon de la jambe avant.

RECOMMANDATIONS DU COACH

Durant l'exécution du mouvement, penser à faire de longues expirations en rentrant le ventre. Conserver le dos droit, sans pencher les épaules vers l'avant, et regarder en face de soi. Inspirer à la descente, expirer à la remontée.

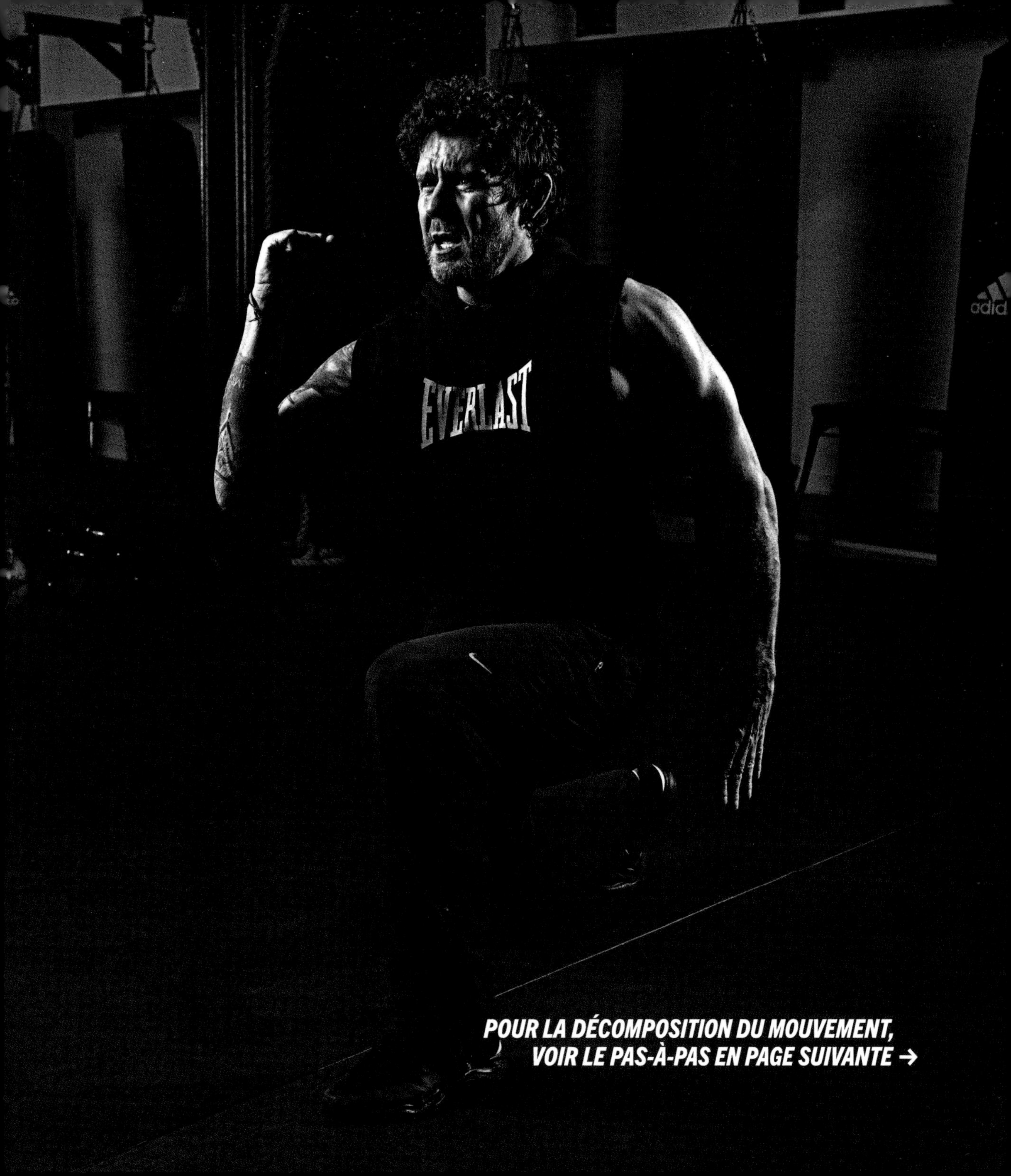

POUR LA DÉCOMPOSITION DU MOUVEMENT,
VOIR LE PAS-À-PAS EN PAGE SUIVANTE →

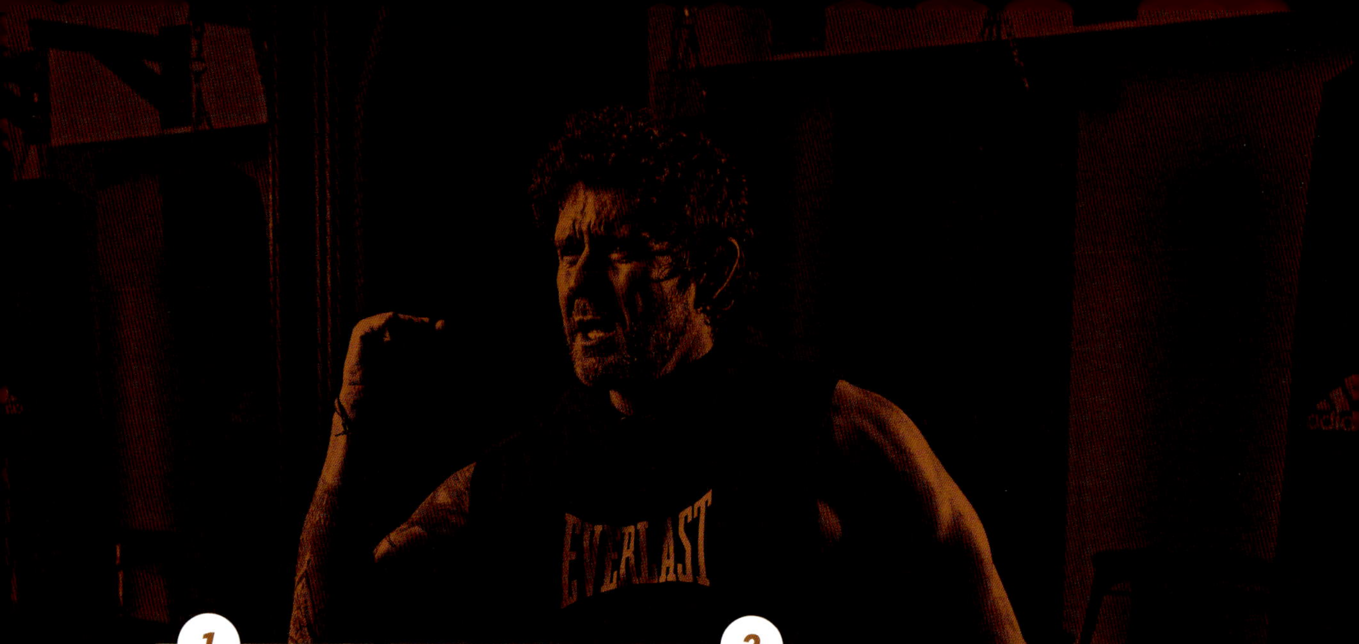

1

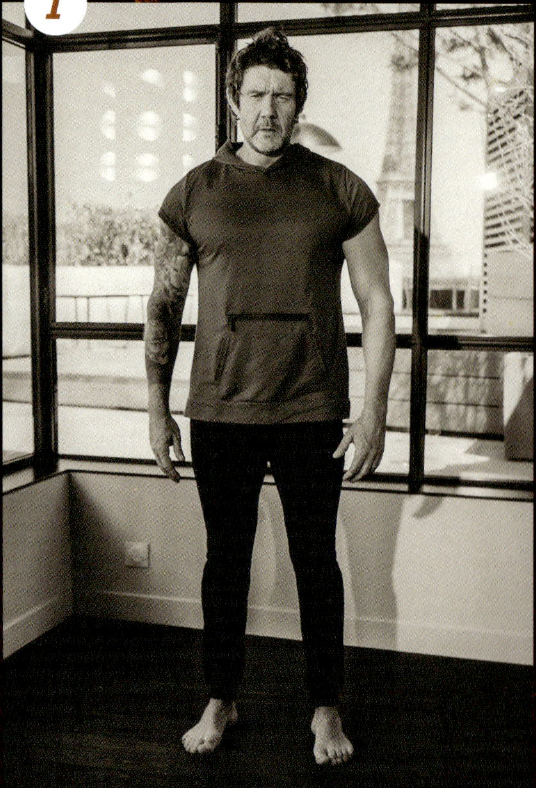

2

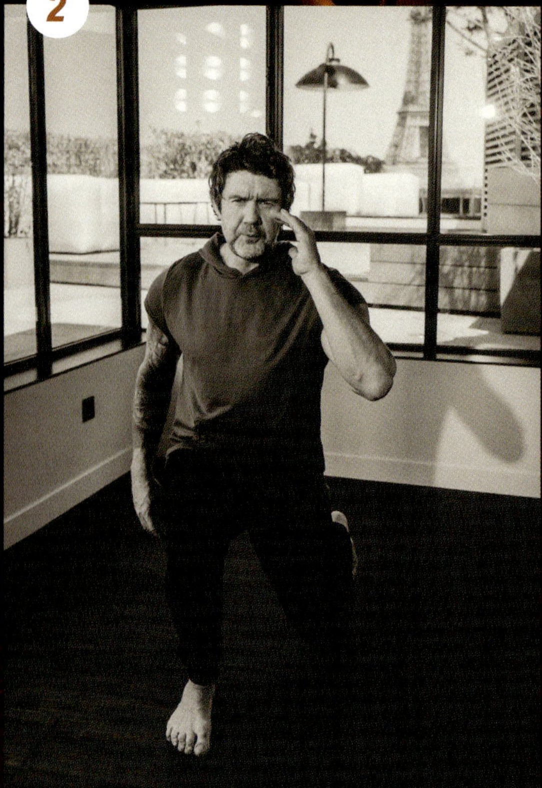

CONSERVER LE DOS DROIT, SANS PENCHER LES ÉPAULES VERS L'AVANT, ET REGARDER EN FACE DE SOI. INSPIRER À LA DESCENTE, EXPIRER À LA REMONTÉE.

3

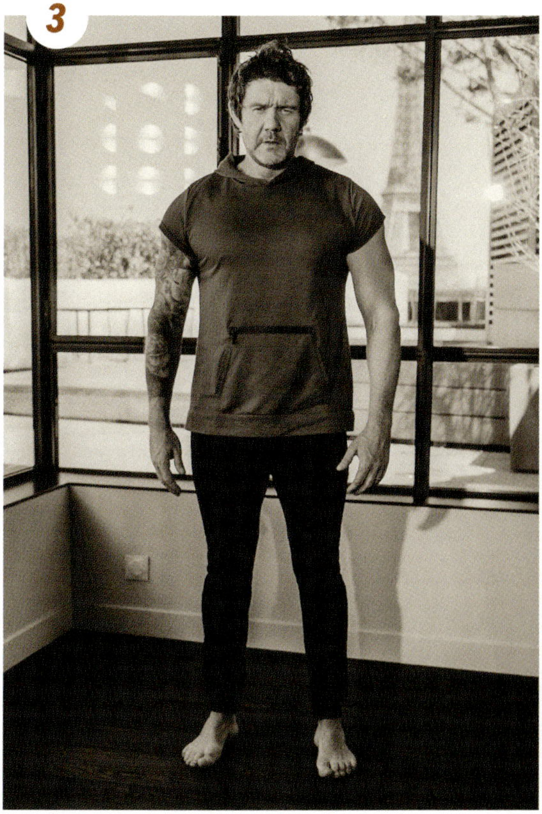

4

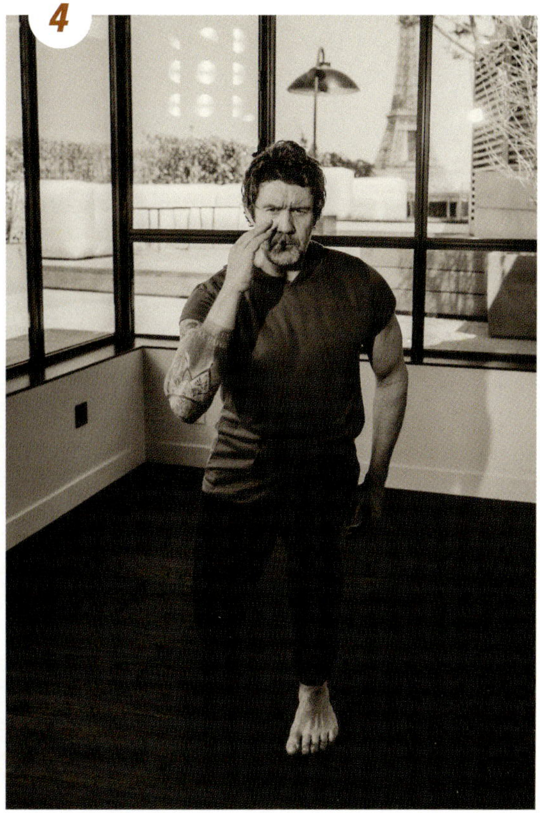

GAINAGE LATÉRAL

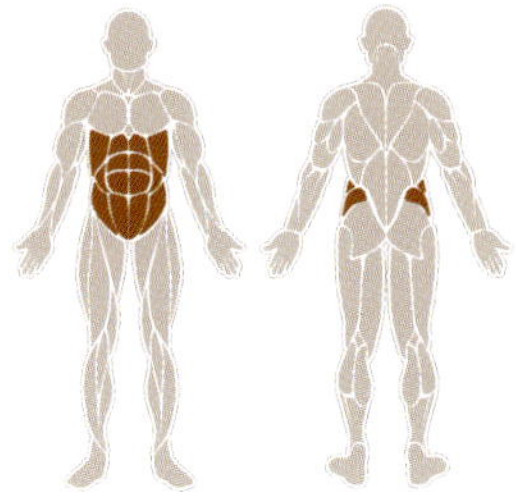

CET EXERCICE MOBILISE L'ENSEMBLE DE LA CHAÎNE MUSCULAIRE, ET PLUS PARTICULIÈREMENT LA CEINTURE ABDO-LOMBAIRE.

- Se placer en appui latéral sur un avant-bras.
- Aligner le buste et les jambes sur le même plan.
- Contracter les fessiers et les abdominaux en cherchant à les plaquer contre la colonne vertébrale. Maintenir la position en restant bien stable et gainé.
- Changer de côté.

RECOMMANDATIONS DU COACH

Conserver l'alignement des courbures vertébrales. Pour plus de stabilité, tendre le bras libre à la verticale.
Faire attention à rétroverser le bassin et à « rentrer » le ventre sur de longues phases expiratoires, pour solliciter les abdominaux profonds. Garder les épaules basses et la tête dans l'axe du tronc. Rechercher le relâchement du haut du corps.

1

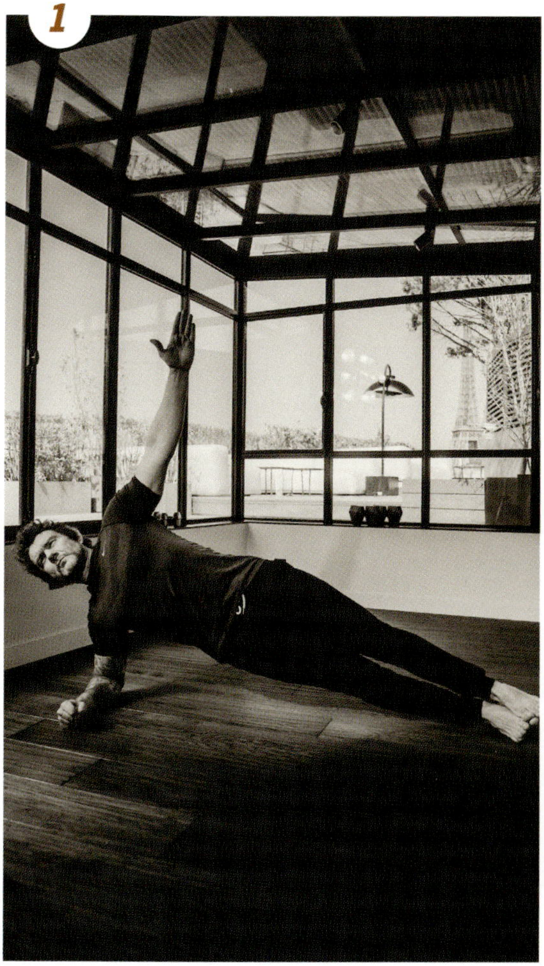

2

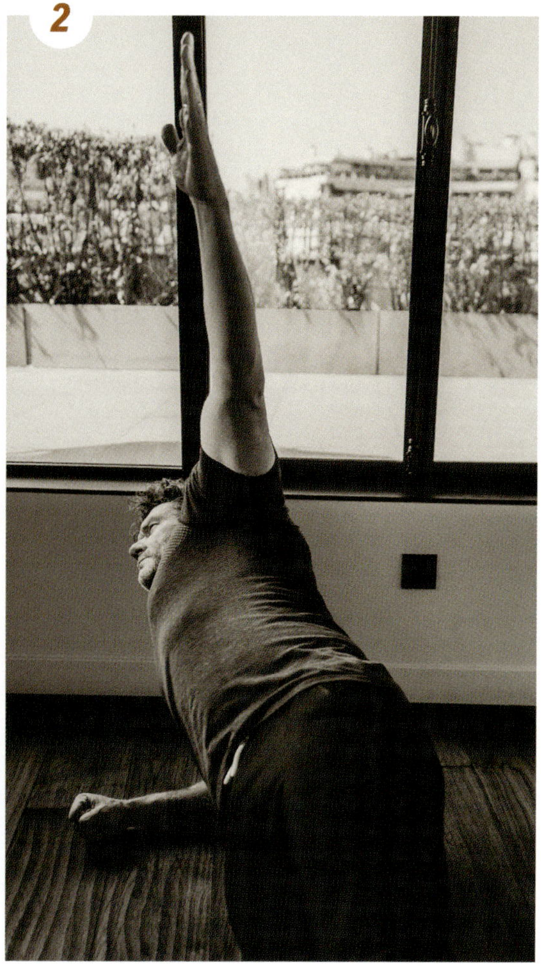

DEMI-BURPEES

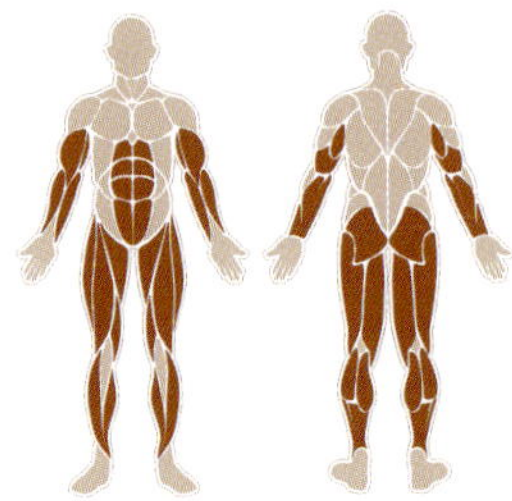

LES DEMI-BURPEES, COMMES LES BURPEES OLD SCHOOL (VOIR PAGES 140-143) SONT DES MOUVEMENTS EXPERTS QU'IL FAUT DÉCOMPOSER. ILS MOBILISENT TOUT PARTICULIÈREMENT LES ISCHIO-JAMBIERS.

- En position debout, descendre les mains pour les poser au sol, à quelques centimètres des pieds. Pour ceux qui sont « raides », ne pas hésiter à fléchir un peu les genoux pour ne pas contraindre les disques intervertébraux de la zone sacro-lombaire.

- En inspirant, « lancer » les pieds vers l'arrière, le plus loin possible, puis les ramener immédiatement près des mains, bien à plat. Retendre les jambes pour revenir à la position initiale, en expirant.

RECOMMANDATIONS DU COACH

Viser à faire trois expirations, une pour chaque phase du mouvement. Une fois à l'horizontale, veiller à bien gainer et à conserver une bonne rétroversion du bassin, le ventre « rentré » et le pubis « remonté ».
Lors de la phase retour à la position de départ, il faut très rapidement « verticaliser » le tronc et retrouver la cambrure naturelle au niveau lombaire. Pour ce faire, regarder droit devant et bomber le torse.
Travailler ce mouvement lentement au début, en le décomposant rigoureusement, pour bien l'« imprimer ».

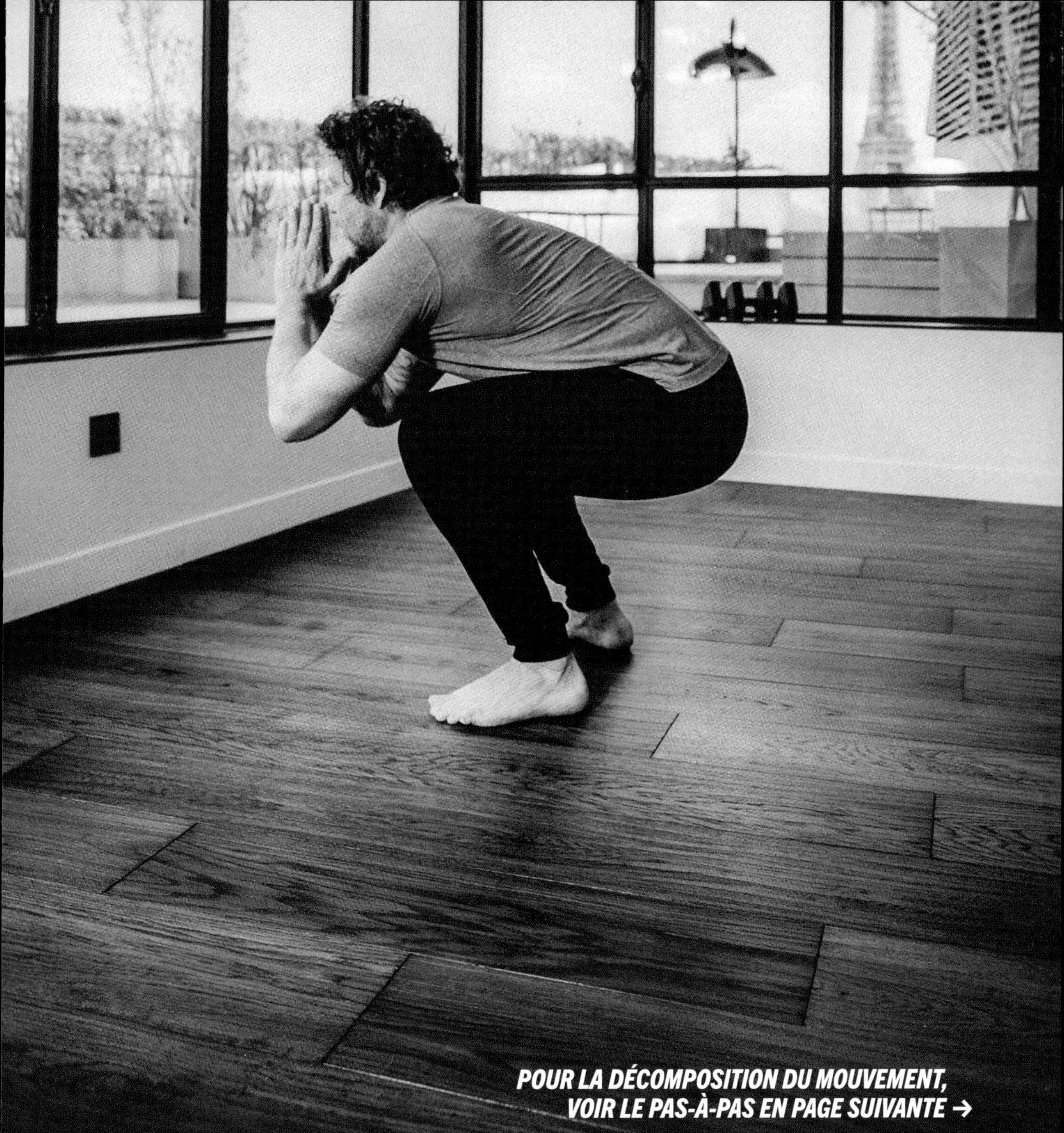

POUR LA DÉCOMPOSITION DU MOUVEMENT,
VOIR LE PAS-À-PAS EN PAGE SUIVANTE →

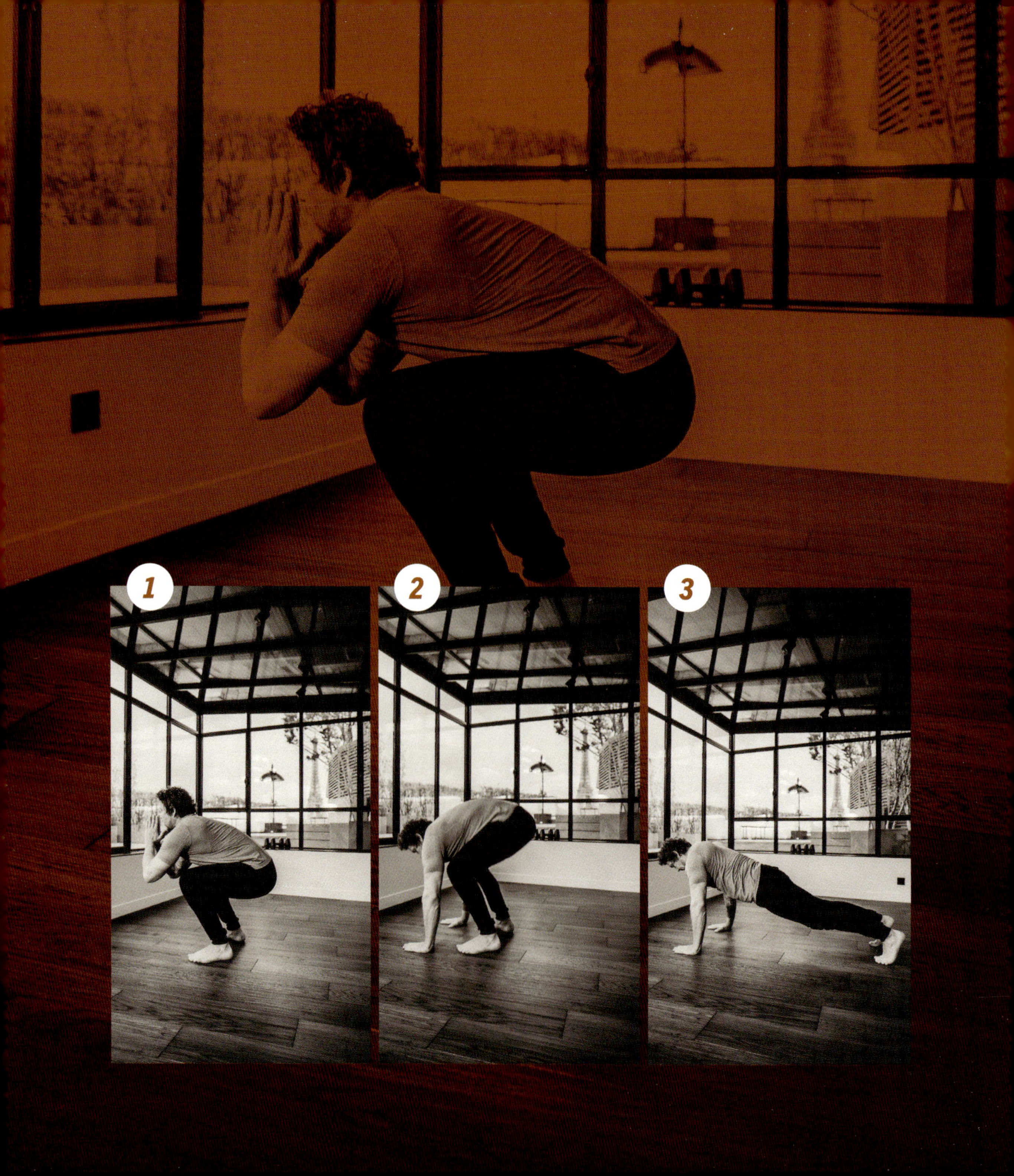
1
2
3

TRAVAILLER CE MOUVEMENT LENTEMENT AU DÉBUT, EN LE DÉCOMPOSANT RIGOUREUSEMENT, POUR BIEN L'« IMPRIMER ».

4

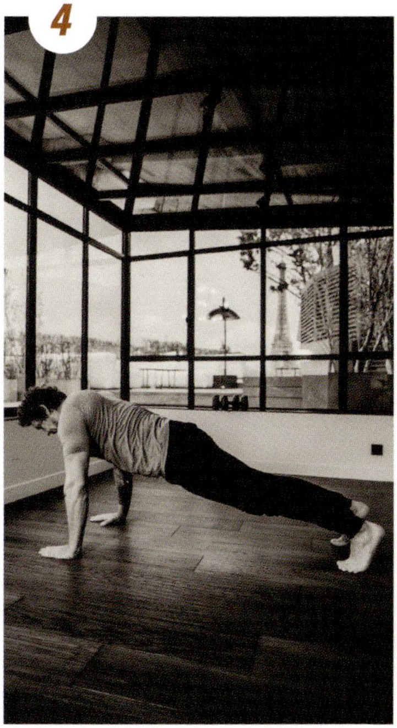

5

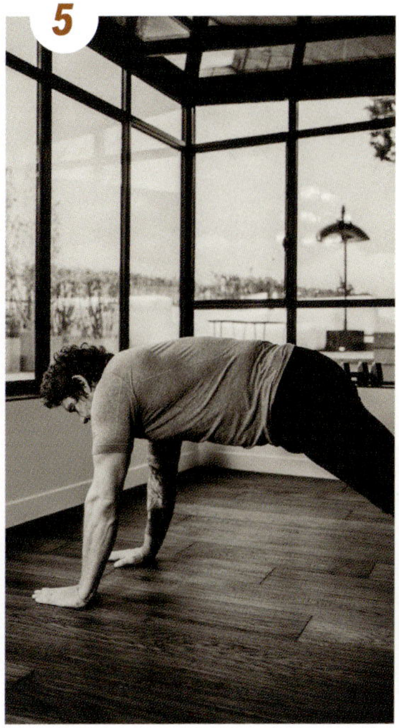

6

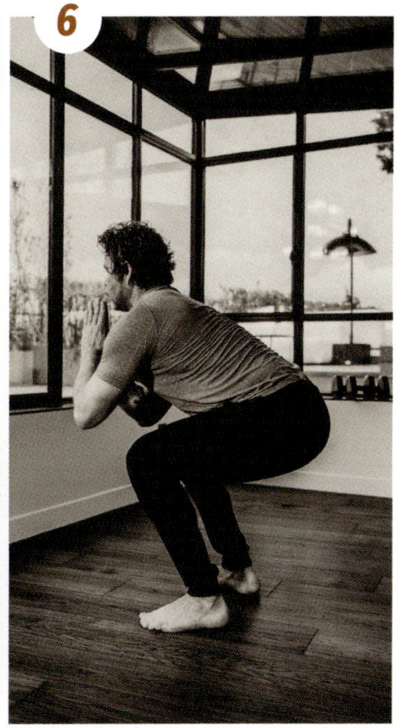

BREAKDANCE

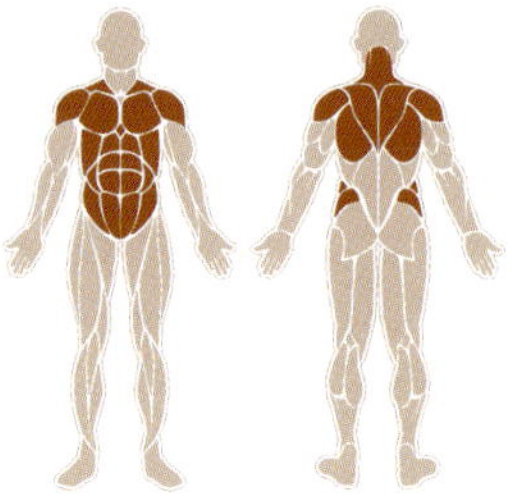

ÉGALEMENT APPELÉ « GAINAGE MILITAIRE », CET EXERCICE MOBILISE L'ENSEMBLE DE LA CHAÎNE MUSCULAIRE, ET PLUS PARTICULIÈREMENT LES DELTOÏDES, LES TRICEPS, LES GRANDS DORSAUX ET LES PECTORAUX.

- Allongé sur le ventre, se dresser sur la pointe des pieds, les avant-bras collés au sol, les coudes légèrement avancés par rapport à la ligne des épaules.

- En expirant, pousser sur le bras droit pour l'amener à l'extension.

- Revenir à la position initiale puis enchaîner le même mouvement avec le bras gauche.

- Revenir lentement à la position initiale, en inspirant.

- Répéter le mouvement le nombre de fois demandé avec une alternance bras droit, bras gauche.

RECOMMANDATIONS DU COACH

Contracter les fessiers et les abdominaux, en cherchant à les plaquer contre la colonne vertébrale. Veiller à conserver l'alignement du tronc et des membres inférieurs.

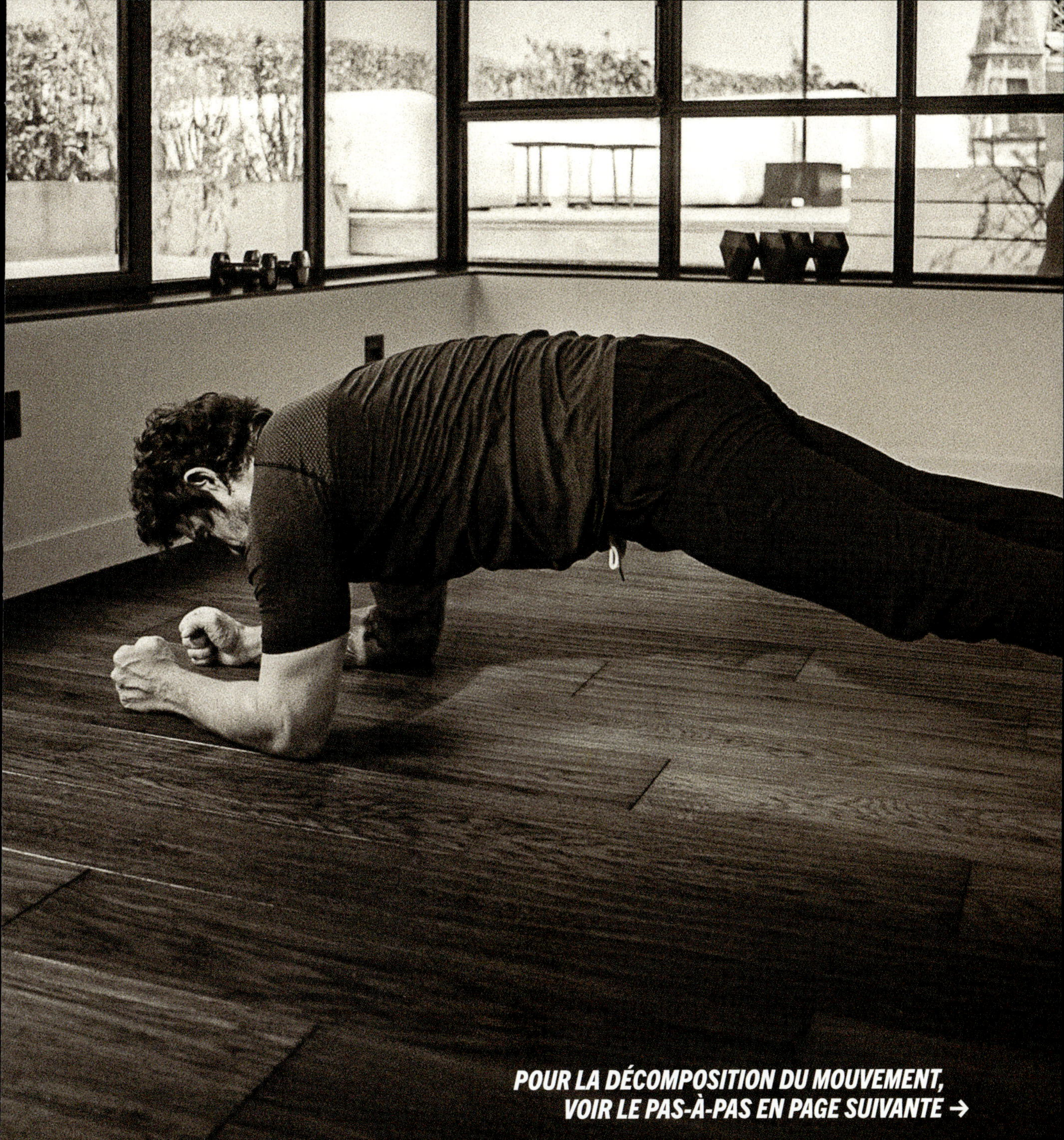

**POUR LA DÉCOMPOSITION DU MOUVEMENT,
VOIR LE PAS-À-PAS EN PAGE SUIVANTE →**

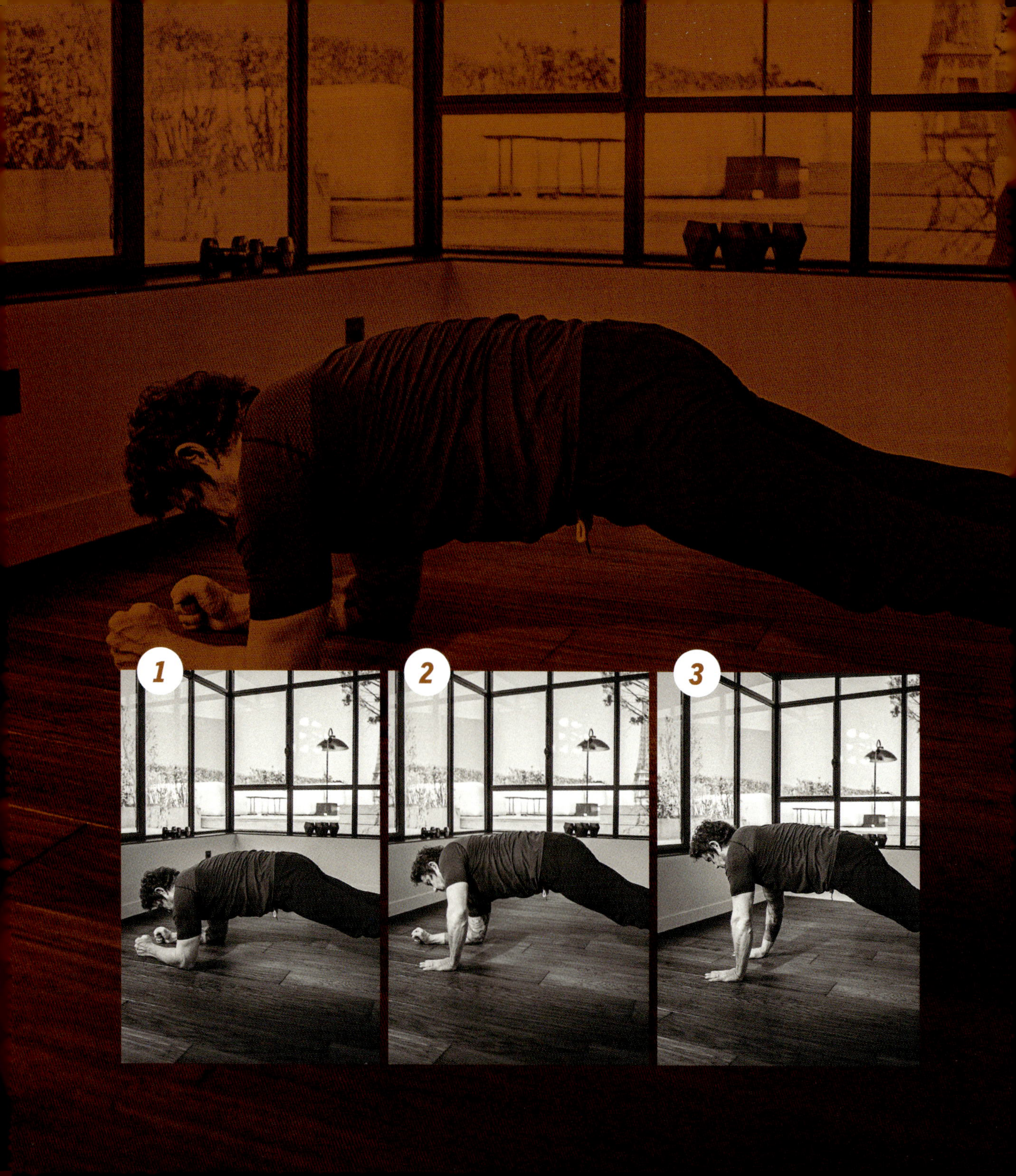
1
2
3

4
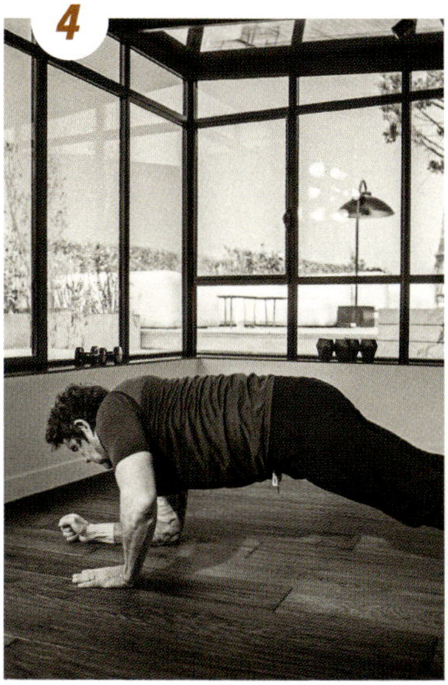

5
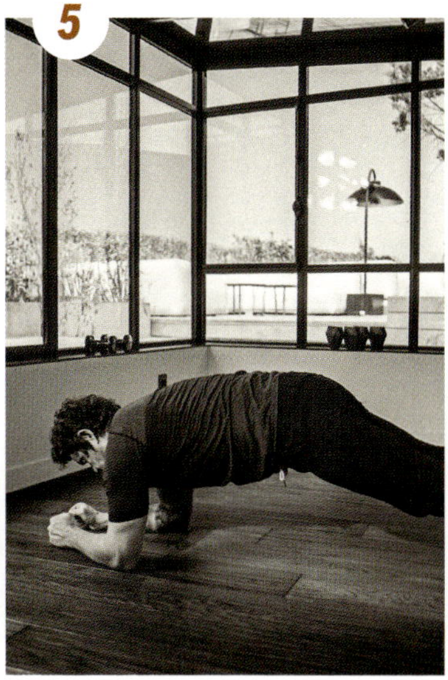

6
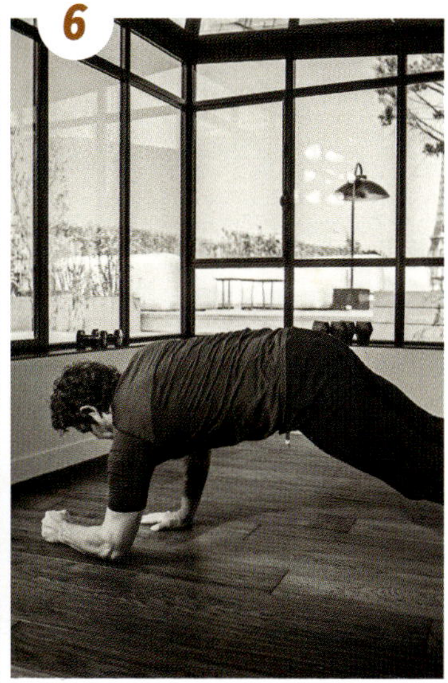

7
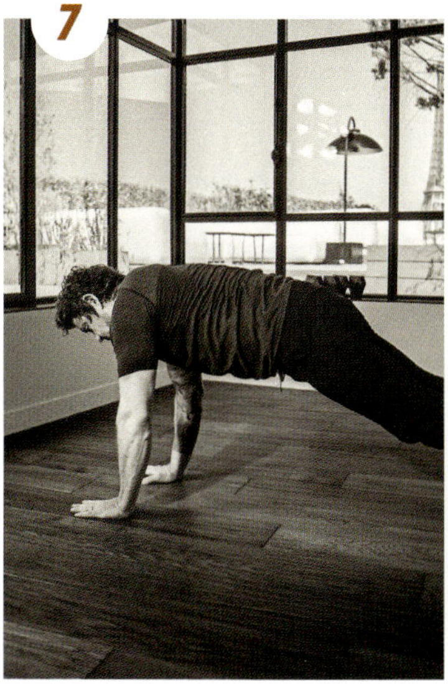

8
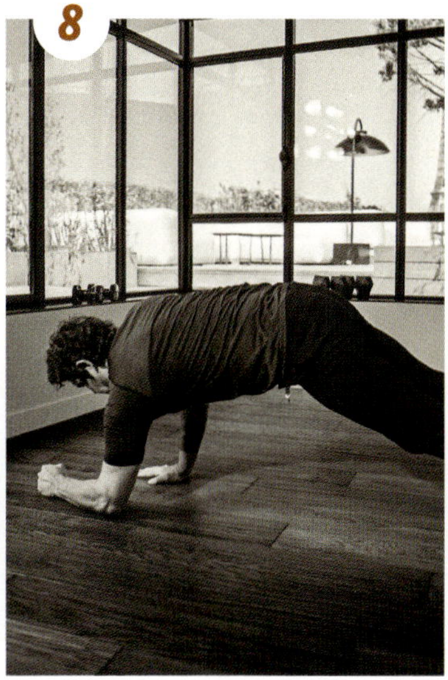

9
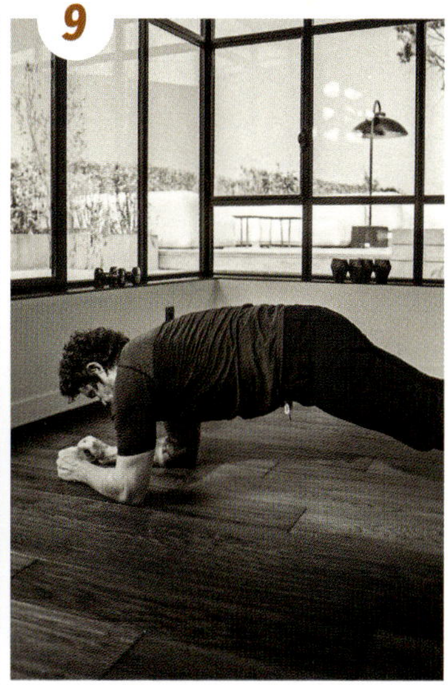

COMBINÉ BRAS-ÉPAULES

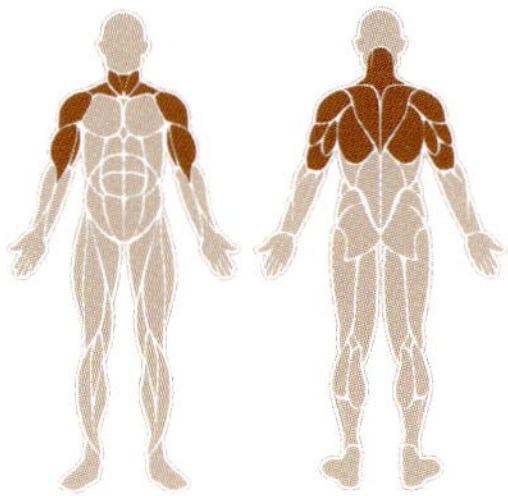

CET EXERCICE MOBILISE À LA FOIS
LES BICEPS, LES TRICEPS, LES DELTOÏDES
ET LES TRAPÈZES.

- Se placer debout, un pied légèrement en arrière sur la pointe afin de former un « trépied » stabilisant la structure et sécurisant la zone lombo-sacrée.
- Saisir les poids (bouteille d'eau, disque, haltère) avec les deux mains et le relever vers la poitrine en contractant les biceps.
- Développer les poids au-dessus de la tête en veillant à garder les bras tendus et les triceps contractés.
- « Basculer » les poids vers la nuque, en contractant encore les biceps.
- Faire le mouvement dans l'autre sens, jusqu'à revenir à la position initiale.

RECOMMANDATIONS DU COACH

Durant toute l'exécution du mouvement, conserver impérativement le même écartement au niveau des coudes et garder la ceinture abdo-lombaire contractée pour sécuriser la posture. Ne jamais cambrer, et ne jamais basculer le buste vers l'arrière !

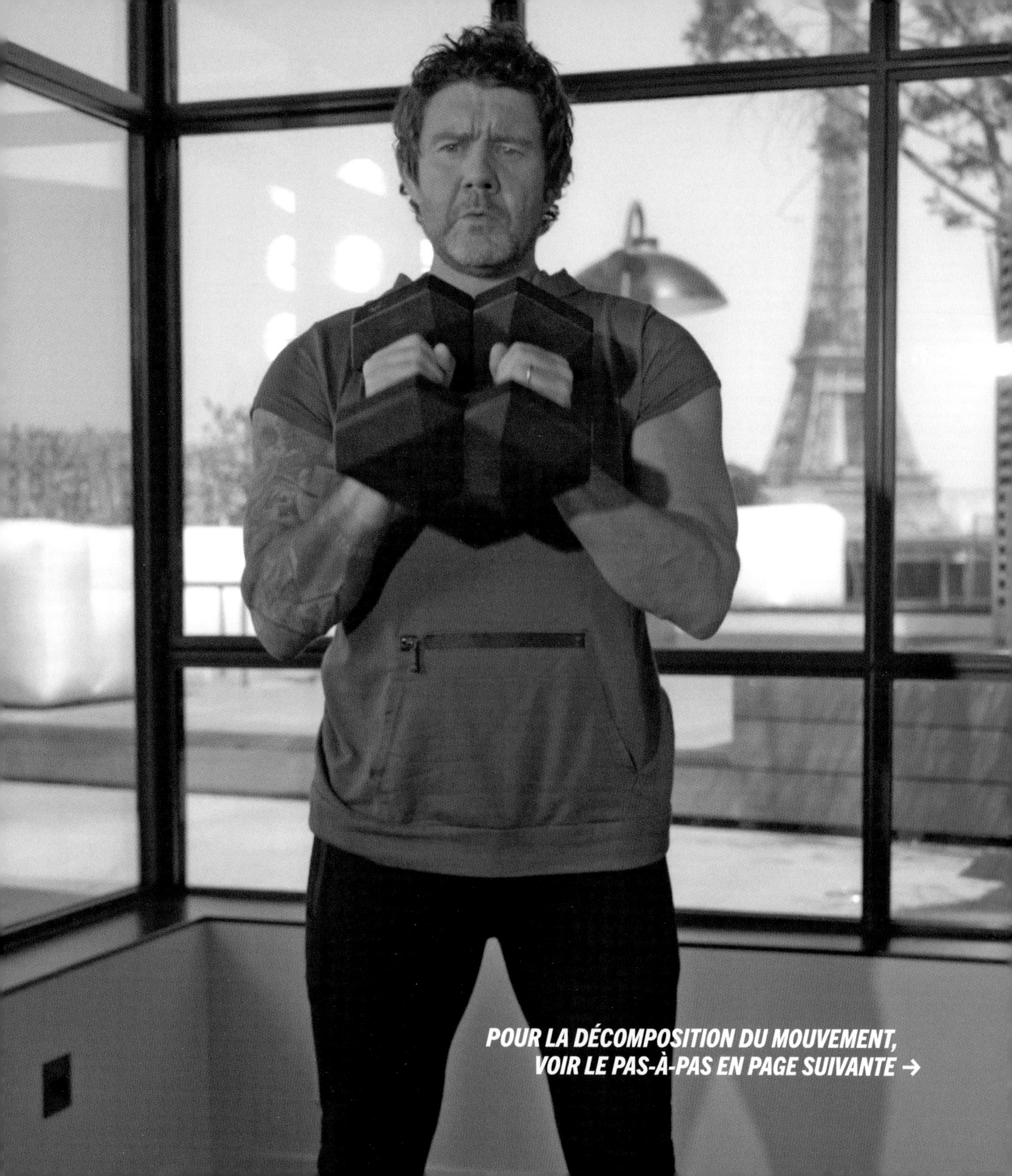

**POUR LA DÉCOMPOSITION DU MOUVEMENT,
VOIR LE PAS-À-PAS EN PAGE SUIVANTE →**

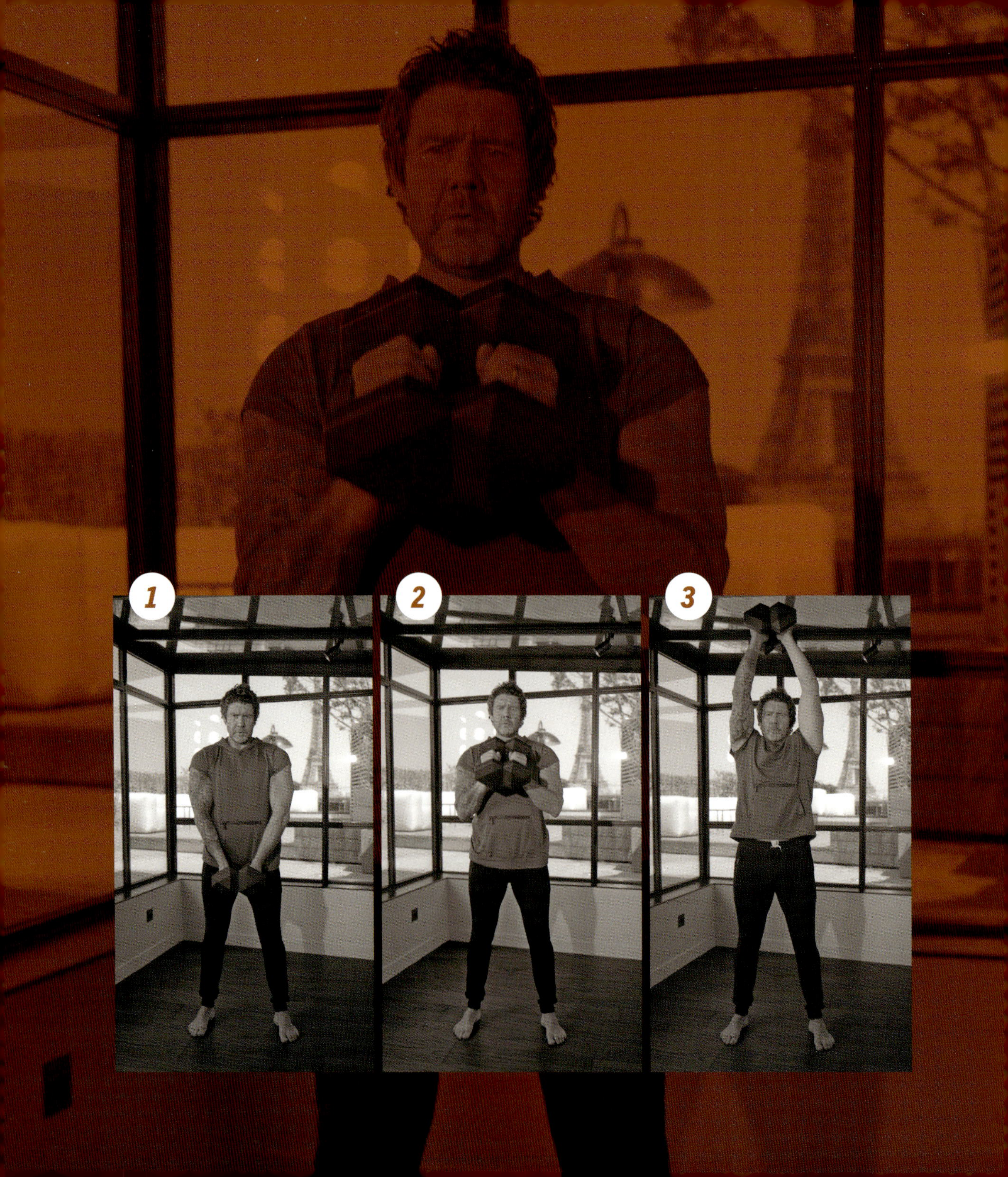
1
2
3

COMBINÉ BRAS-ÉPAULES

NE JAMAIS CAMBRER, ET NE JAMAIS BASCULER LE BUSTE VERS L'ARRIÈRE !

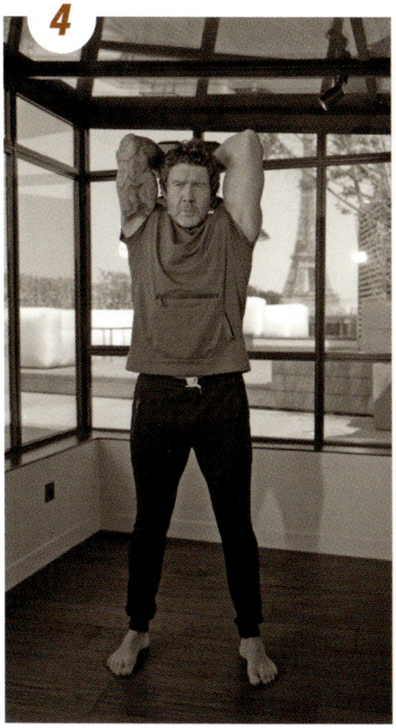

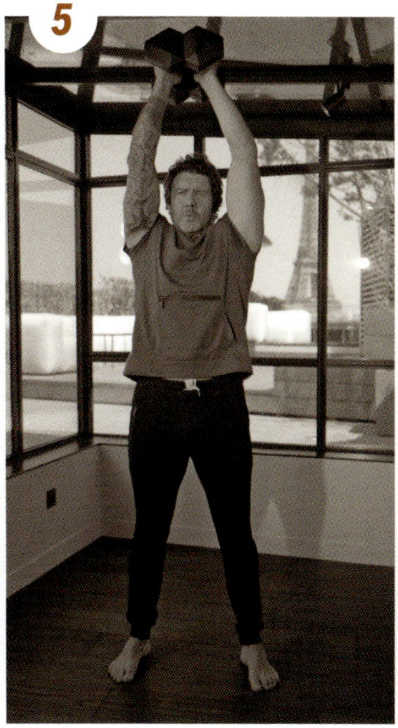

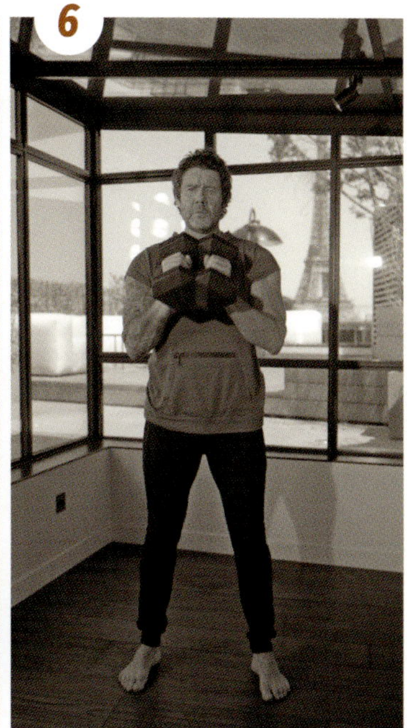

JUMPING JACK

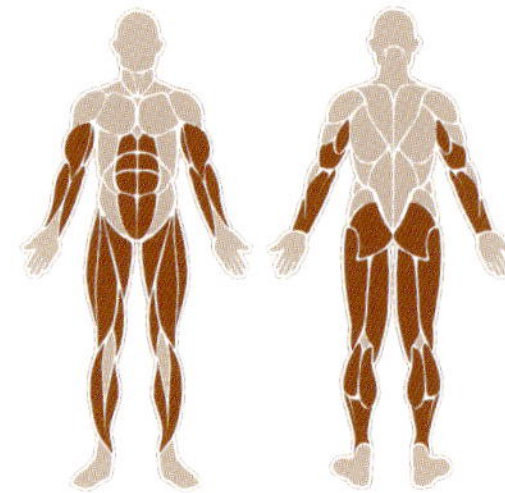

C'EST UN MOUVEMENT PLUTÔT SIMPLE QUI ALLIE RENFORCEMENT MUSCULAIRE ET CARDIO.

- En position debout, bras le long du corps, sauter en écartant à la fois les jambes et les bras. Les mains viennent se toucher au-dessus de la tête.

- Se réceptionner sans « s'écraser ». Le temps d'appui au sol doit être très bref.

- D'une impulsion rapide, rebondir en ramenant jambes et bras à la position de départ.

RECOMMANDATIONS DU COACH

On peut s'autoriser une légère flexion des genoux à chaque phase de réception. Les mouvements des bras se font avec les épaules basses et relâchées.

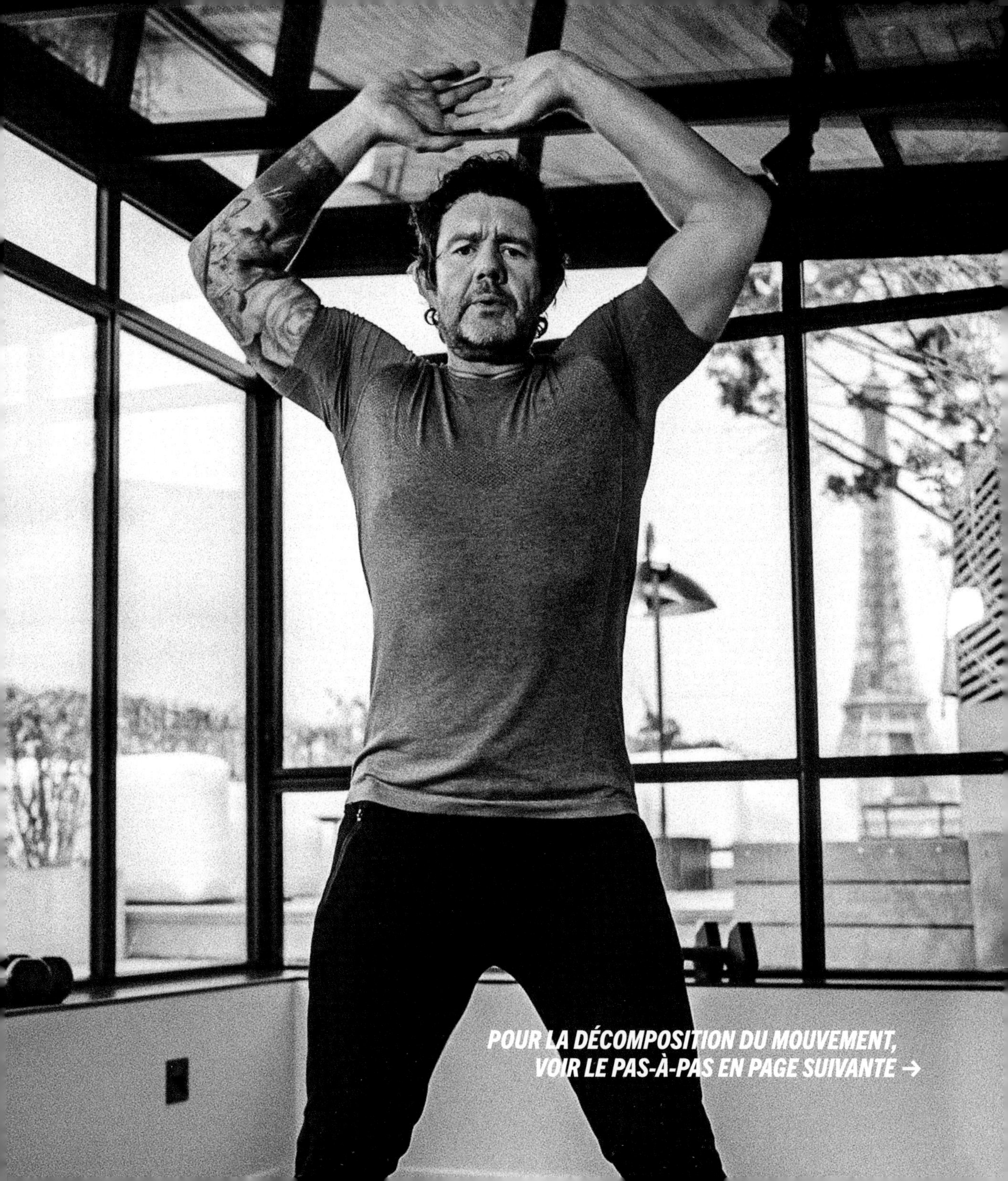

POUR LA DÉCOMPOSITION DU MOUVEMENT,
VOIR LE PAS-À-PAS EN PAGE SUIVANTE →

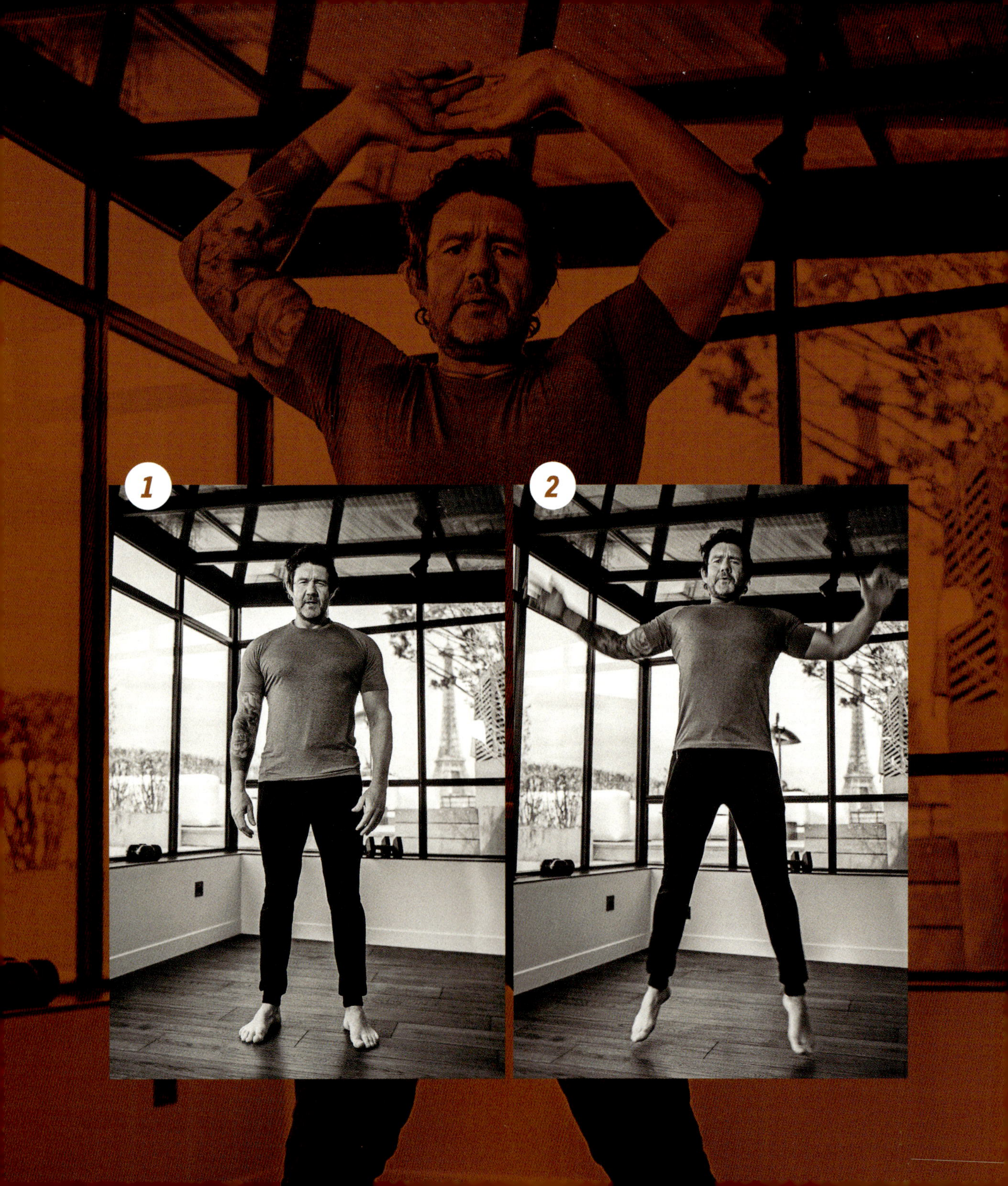
1
2

ON PEUT S'AUTORISER UNE LÉGÈRE FLEXION DES GENOUX À CHAQUE PHASE DE RÉCEPTION. LES MOUVEMENTS DES BRAS SE FONT AVEC LES ÉPAULES BASSES ET RELÂCHÉES.

3

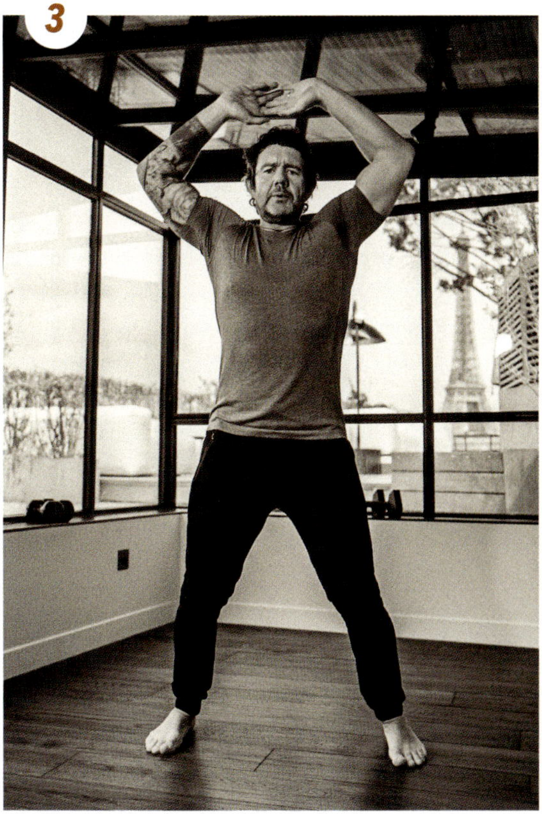

4

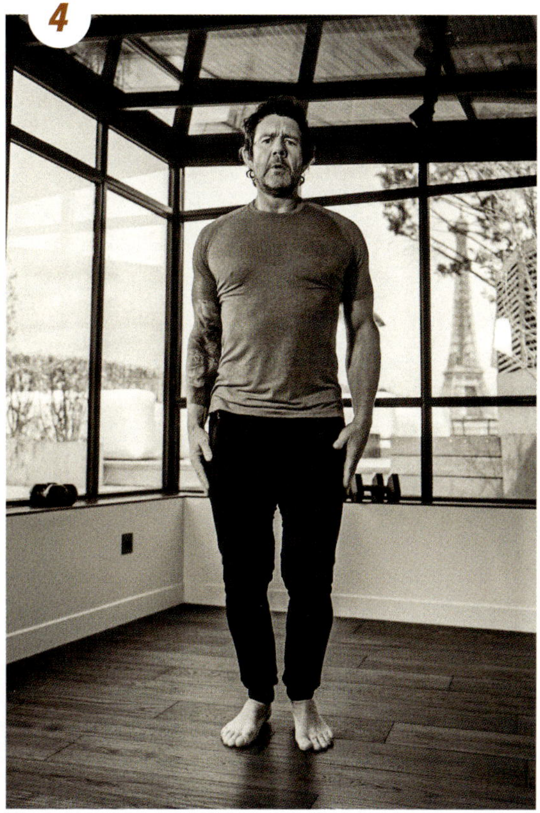

BURPEES OLD SCHOOL

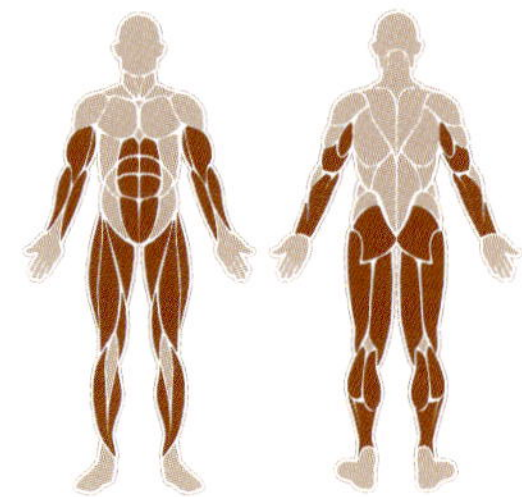

LES BURPEES SONT DES MOUVEMENTS EXPERTS QU'IL FAUT DÉCOMPOSER. ILS MOBILISENT TOUT PARTICULIÈREMENT LES ISCHIO-JAMBIERS.

- Commencer en position accroupie, les mains posées au sol, en face de soi.
- Abdominaux et fessiers contractés, « lancer » les jambes en arrière, comme pour se placer en position de pompes.
- Ramener immédiatement les pieds vers soi pour retrouver la position initiale.
- Pousser sur les cuisses pour sauter aussi haut que possible.
- Atterrir sans « s'écraser » en position accroupie.

RECOMMANDATIONS DU COACH

Comme pour les demi-burpees (pages 124-127), une fois à l'horizontale, veiller à bien gainer et à conserver une bonne rétroversion du bassin, le ventre « rentré » et le pubis « remonté ».
Lors de la phase retour à la position de départ, il faut très rapidement « verticaliser » le tronc et retrouver la cambrure naturelle au niveau lombaire. Pour ce faire, regarder droit devant et bomber le torse.
Travailler ce mouvement lentement au début, en le décomposant rigoureusement, pour bien l'« imprimer ».

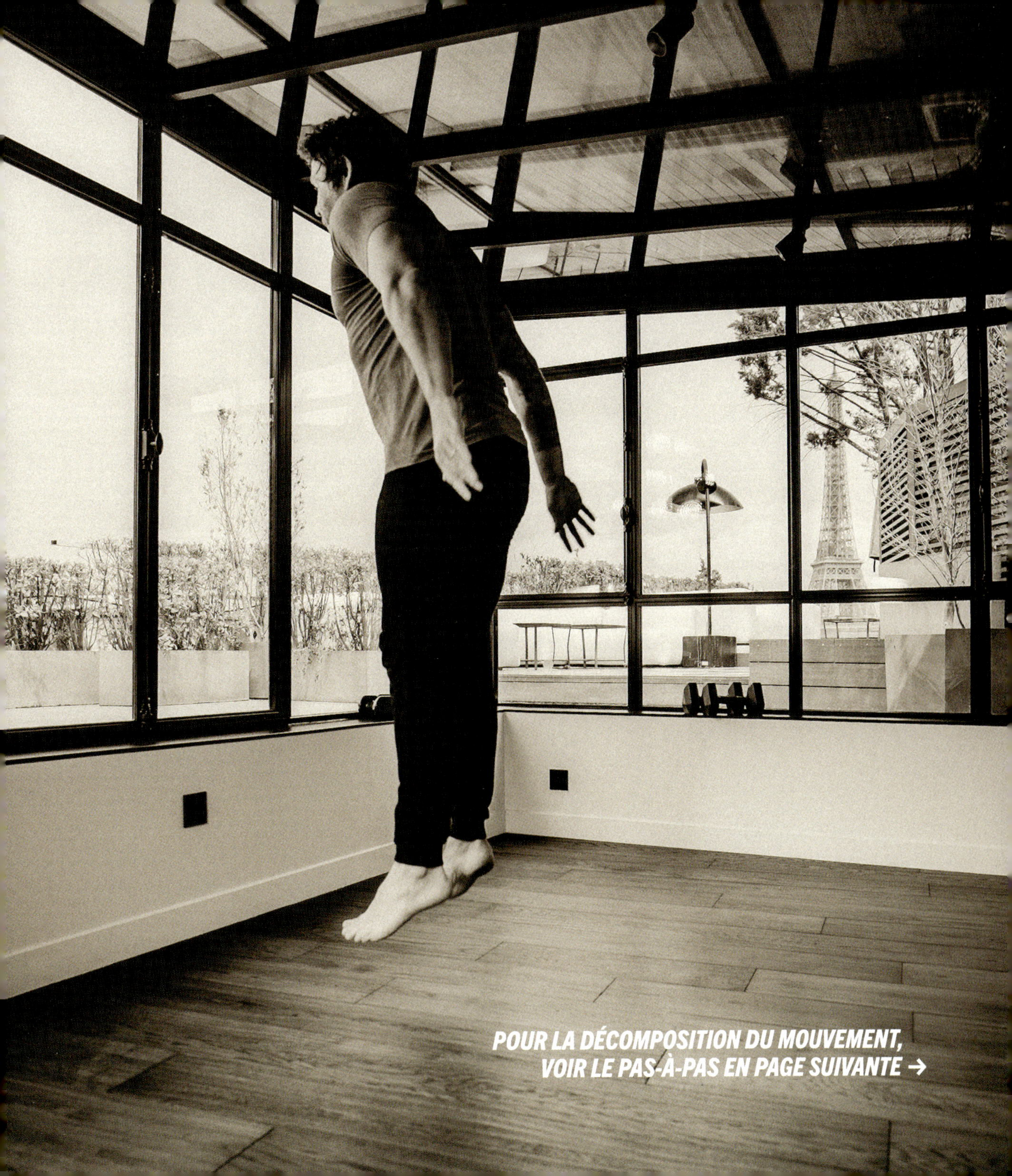

POUR LA DÉCOMPOSITION DU MOUVEMENT,
VOIR LE PAS-À-PAS EN PAGE SUIVANTE →

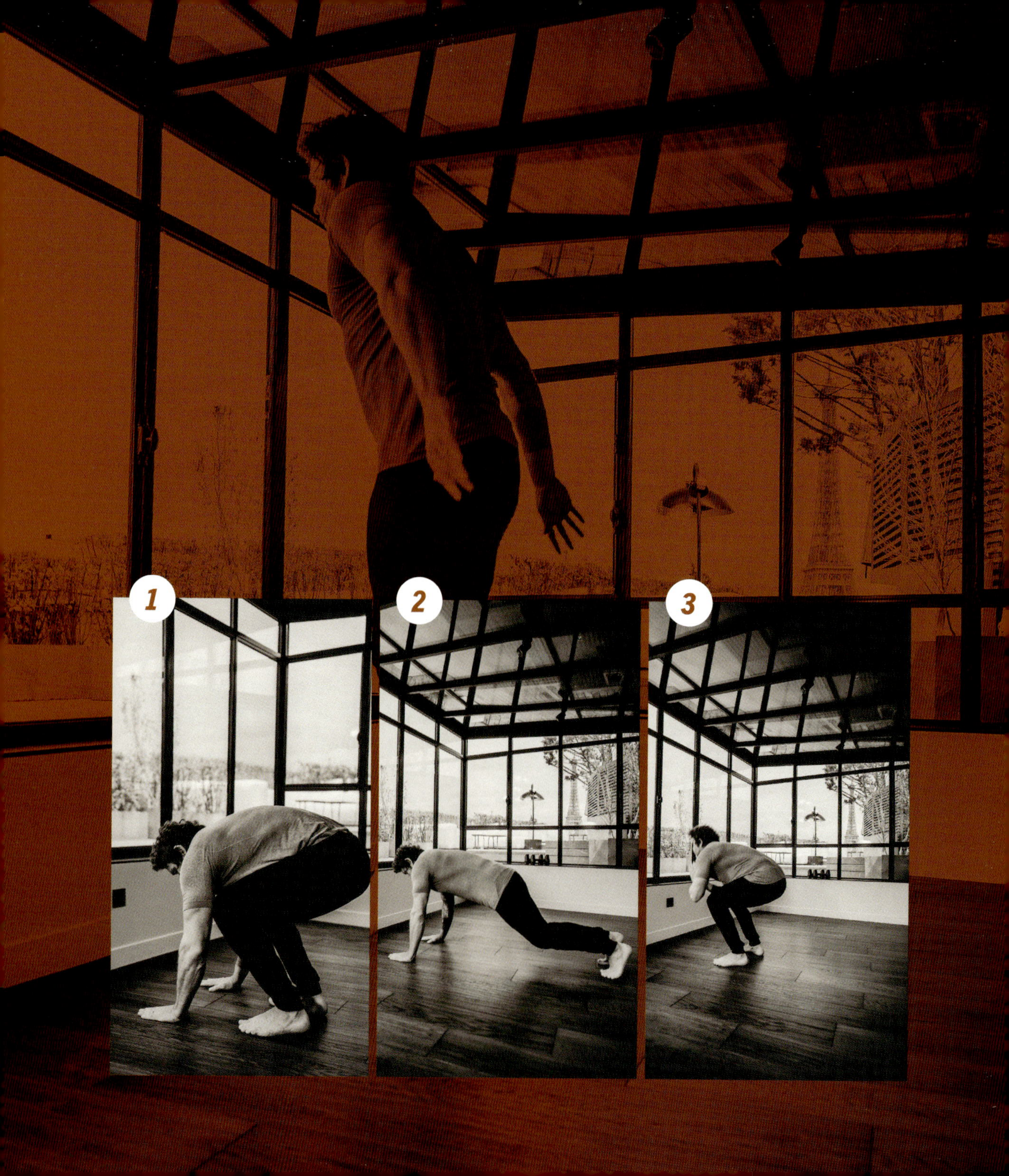
1
2
3

BURPEES OLD SCHOOL

DE MÊME QUE LES DEMI-BURPEES, TRAVAILLER CE MOUVEMENT LENTEMENT AU DÉBUT, EN LE DÉCOMPOSANT RIGOUREUSEMENT, POUR BIEN L'« IMPRIMER ».

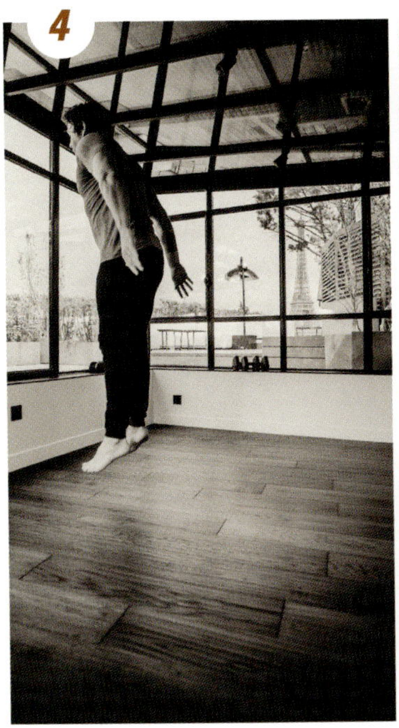

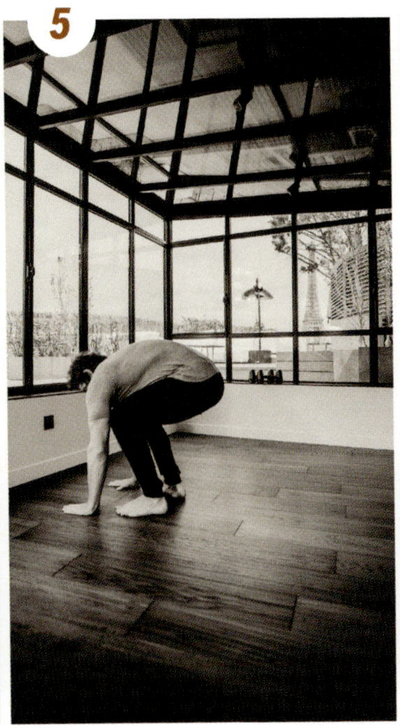

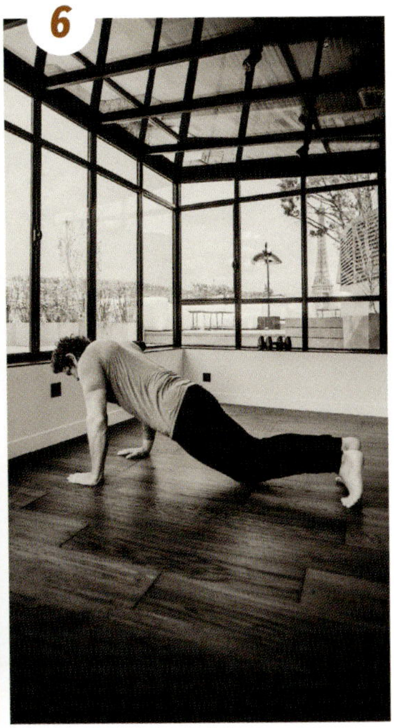

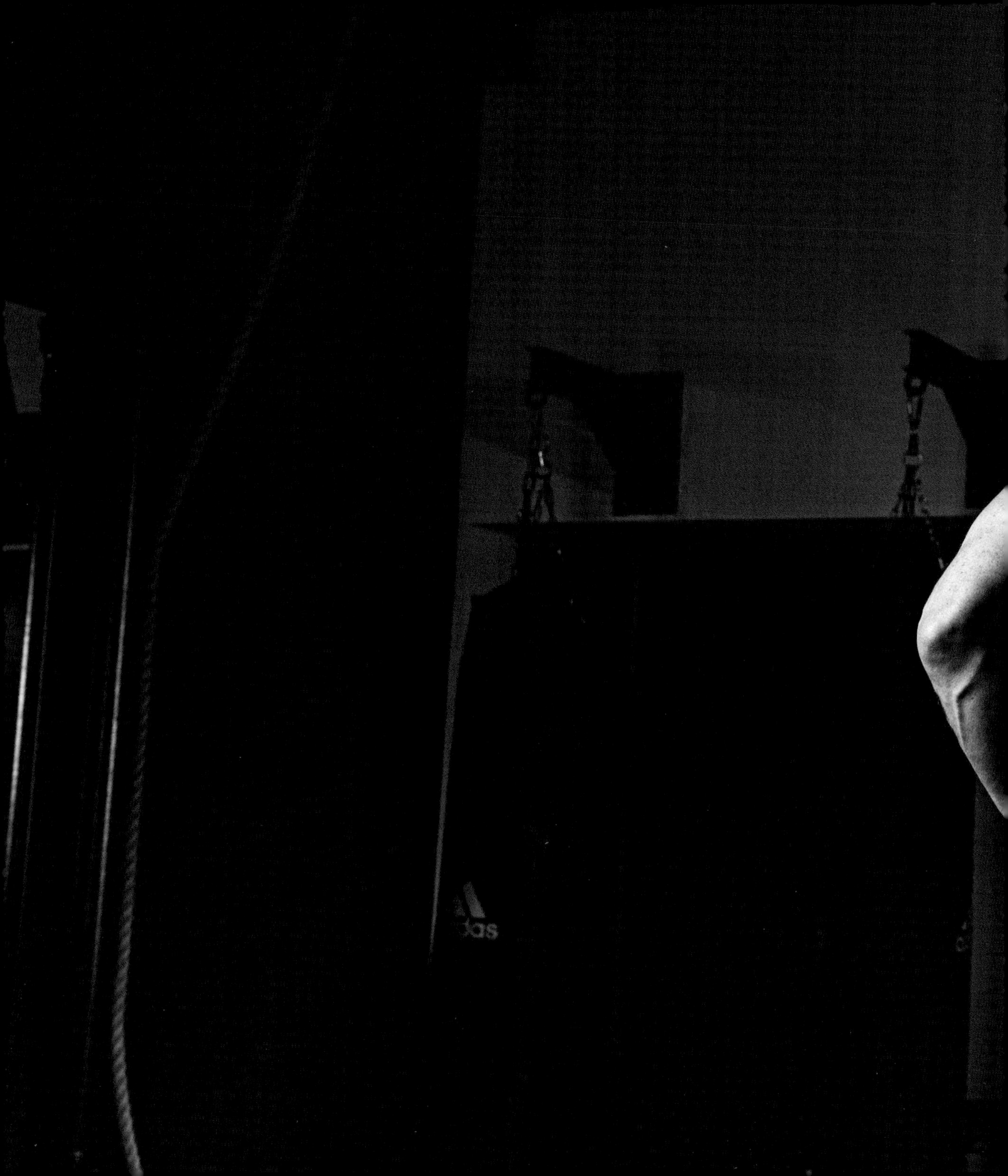

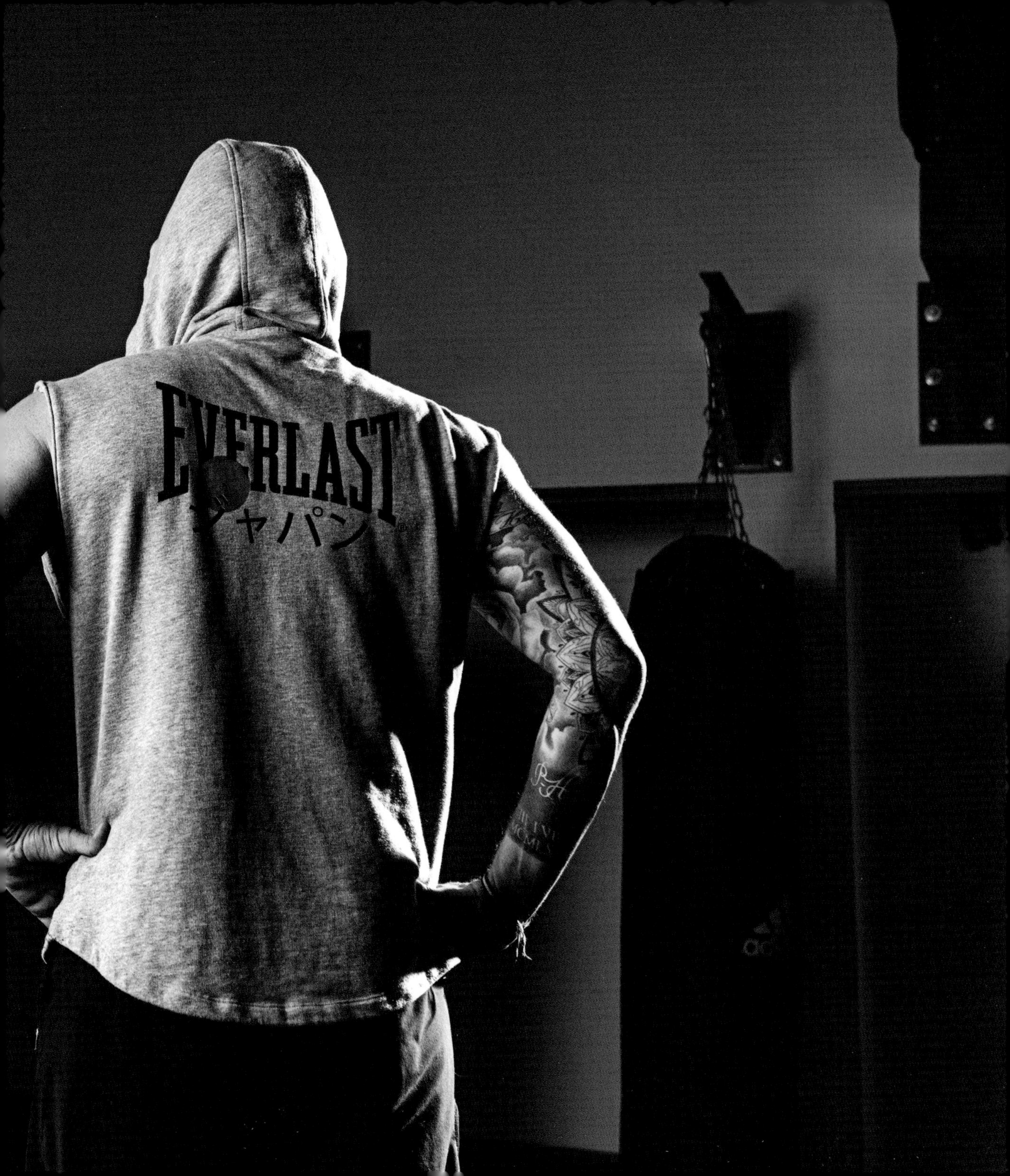
EVERLAST
ジャパン

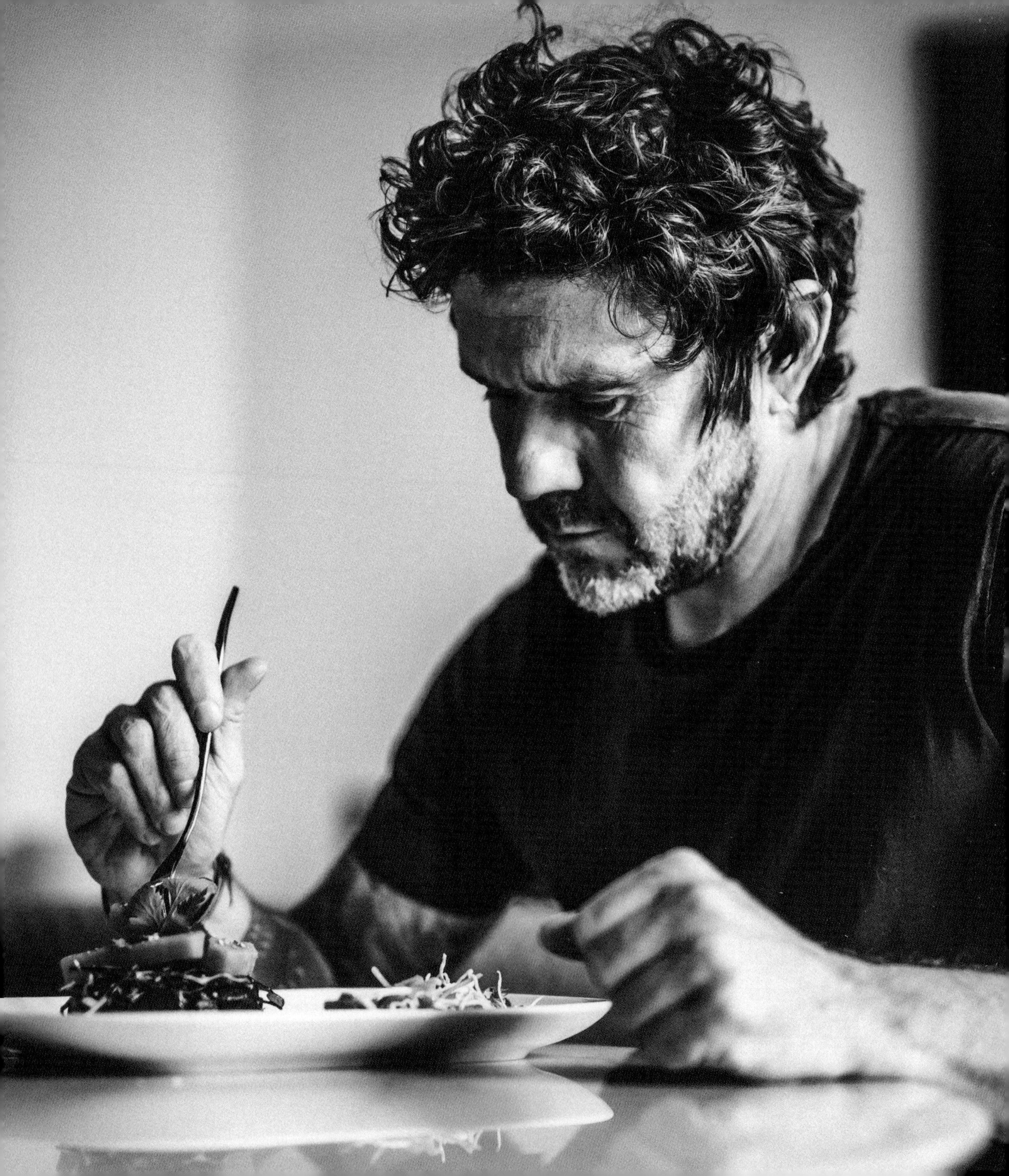

05
CAHIER DE RECETTES
par Christophe Berg

Nous vous proposons ici des recettes à 100 % végétales intégrant tous les aliments comestibles dans le règne végétal : fruits, légumes, légumes racines, céréales, noix, graines, légumes feuilles, pousses, fleurs, champignons, algues et épices.

C'est une cuisine économique faite de gestes simples, de préparations maison et de techniques culinaires classiques : faire tremper, faire fermenter, faire mariner, faire sauter, cuire au four ou à la vapeur... En végétalisant notre assiette, nous pouvons agir au quotidien, pour notre santé et pour la préservation de la planète et de ses occupants.
Plus qu'un régime alimentaire, c'est une invitation à explorer une nouvelle approche culinaire et un mode de vie dynamique, minimaliste et pacifique. Les recettes proposées sont simples et rapides à réaliser. Elles ne nécessitent pas d'équipement spécifique, mis à part un mini-blender (ou *personal blender*) puissant et un robot mixeur.

UNE CUISINE COLORÉE

Dans le monde végétal, la couleur est un indice de la présence de phytonutriments, de vitamines et de fibres bénéfiques pour notre

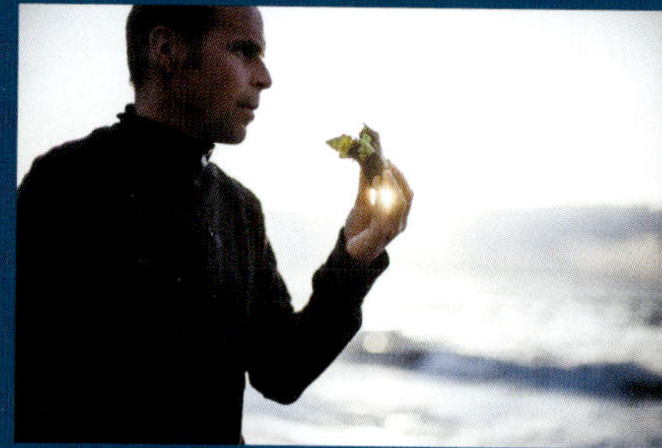

CHRISTOPHE BERG, UNE CUISINE 100 % VÉGÉTALE

C'est à la trentaine que Christophe Berg est peu à peu devenu végétarien et qu'il a repris la course à pied comme activité physique. En 2005, il a évolué vers une cuisine à 100 % végétale, la pratique du trail running et il a réalisé une transition professionnelle vers ses nouveaux centres d'intérêt. Il s'est formé et s'est consacré à la cuisine végétale pour aboutir au lancement en 2017 de Blue Lotus Hua Hin, la première école de cuisine 100 % végétale en Asie.

Une alimentation végétale et diversifiée est la clé pour nous sentir mieux. La méthode Because We Care, avec son approche holistique qui commence par l'assiette, est basée sur ce principe : aujourd'hui, nous avons le pouvoir, notamment par l'alimentation, de rendre la vie plus dynamique et plus saine, de respecter l'environnement et de réduire notre empreinte carbone individuelle.

microbiote. Ainsi, une patate douce à la chair orange ou violette comporte plus de phytonutriments qu'une pomme de terre Bintje (variété destinée aux frites). Plus intéressant à cuisiner, un riz noir ou rouge est aussi beaucoup plus riche nutritionnellement qu'un riz blanc raffiné. Afin de diversifier notre alimentation, il suffit de varier les plaisirs avec des aliments complets et colorés : plus votre éventail sera large, meilleurs seront vos apports nutritionnels.
En pratique, pour cuisinier maison avec des ingrédients bruts, de préférence locaux et de saison, il suffit de prendre un peu de temps pour se consacrer à la cuisine et pour découvrir de nouveaux ingrédients chez les primeurs, au marché ou chez les producteurs, voire pour cultiver un coin de potager, en commençant simplement par quelques herbes aromatiques.

POURQUOI VÉGÉTALISER SON ALIMENTATION ?

Une alimentation complète et à 100 % végétale est naturellement sans cholestérol, sans lactose, faible en acides gras saturés (en particulier si on évite les huiles raffinées de palme ou de coco), nutritive et riche en vitamines, en phytonutriments et en fibres (ou prébiotiques). Les préparations exclusivement à base d'ingrédients végétaux sont compatibles avec un grand nombre de régimes alimentaires, qu'ils soient flexitarien, végétarien, vegan, sans lactose, voire halal ou casher. Comme dans le cadre d'une alimentation conventionnelle, il est préférable de limiter au maximum les aliments raffinés - tel le sucre blanc - et d'éviter les aliments gras, sucrés et salés artificiellement ou transformés industriellement.

LES PRINCIPES DE BASE

L'alimentation seule n'est pas un remède miracle, mais elle joue un grand rôle dans le fait de vivre une vie en pleine santé. Il n'existe pas *une* alimentation à suivre à la lettre, plutôt une série de règles à respecter pour faire des choix éclairés. Une alimentation saine est aussi et surtout celle que nous parvenons à adopter de façon durable sans effort, une alimentation qui tient compte de notre environnement, de nos activités, de nos circonstances de vie... Une alimentation qui nous plaît et qui nous convient à tous points de vue, simplement.

QUELQUES RECOMMANDATIONS

- Adopter une alimentation centrée sur le végétal, colorée et diversifiée.
- Cuisiner maison en limitant l'utilisation d'ingrédients raffinés ou ultratransformés.
- Bien s'hydrater en fonction du degré d'activité physique et des conditions météorologiques.

ASTUCES PRATIQUES POUR SE SIMPLIFIER LA VIE EN CUISINE

- Planifier la semaine à venir durant le week-end, au calme.
- Réaliser les recettes deux jours à l'avance, pour celles intégrant des ingrédients qui se conservent facilement, comme les céréales, les légumineuses ou les sauces. Sinon, cuisiner la veille pour le lendemain.
- Choisir des produits peu transformés, sans additifs et bio. Pour gagner du temps, on peut les acheter surgelés ou en bocaux.
- Se constituer une épicerie de base avec les essentiels (voir encadré page ci-contre).
- Intégrer la saveur umami (une saveur essentielle pour la sensation de satiété) dans les préparations (sauce tamari, poudre de champignons, tomates séchées, levure diététique, miso, choucroute...).

CONSEILS POUR BIEN CHOISIR AVANT D'ACHETER

Purées ou beurres d'oléagineux ?
Les purées d'oléagineux sont très nutritives et naturellement sans cholestérol. Il est préférable d'éviter les beurres qui comportent de l'huile de palme et du sucre raffiné. Choisissez une purée (ou un beurre) avec un minimum d'ingrédients, comme la purée d'amandes (100 % amandes), le beurre de cacahuètes (100 % cacahuètes grillées) ou le tahin (purée de graines de sésame).

Quelles boissons végétales ?
Les « laits » végétaux sont désormais dénommés « boissons (végétales à base) de... » L'offre est aujourd'hui très diversifiée, avec des boissons à base de céréales (riz, avoine), d'oléagineux (amandes, noisettes) ou de légumineuses (soja). Là encore, il est préférable d'éviter les produits affichant une liste d'ingrédients à rallonge pour se limiter à de l'eau, une céréale ou une noix. Dans le commerce, la boisson aux amandes ne contient que 2 % d'amandes ; on peut lui substituer un « lait » d'amandes maison réalisé en quelques minutes (voir p. 154).

LA PETITE ÉPICERIE DE BASE

CONDIMENTS ET ÉPICES
Sel, poivre noir, cumin, curcuma, paprika, piment de Cayenne…

HERBES ET AROMATES
Herbes séchées (coriandre, origan, persil, thym, romarin, graines de fenouil…), oignon rouge, échalote, ail, gingembre.

HUILES ET VINAIGRES
Huile d'olive pression à froid pour l'assaisonnement, huile de tournesol pour la cuisson, vinaigre de cidre bio, vinaigre balsamique.

CONDIMENTS
Sauce soja ou tamari, levure diététique, miso blanc (shiro miso), tahin, beurre de cacahuètes, olives vertes et noires, câpres, cornichons.

FRUITS SECS
Tomates séchées, dattes séchées, raisins secs, figues séchées.

CÉRÉALES, NOUILLES, PÂTES
Riz complet, quinoa, sarrasin, flocons d'avoine, pâtes avec ou sans gluten (spirales, penne, coquillettes…), nouilles de riz, vermicelles, nouilles soba de sarrasin.

GRAINES
Moutarde, tournesol, courge, chia.

OLÉAGINEUX
Amandes, noix de cajou, cacahuètes grillées.

DIVERS
Boisson végétale d'avoine ou de riz, dessert végétal au soja nature, café, thé oolong, cacao en poudre, infusions (rooibos, menthe, camomille, hibiscus).

FRUITS ET LÉGUMES (FRAIS OU SURGELÉS)
Citron, orange, banane, pomme, fruits rouges (myrtille, framboise…), petits pois, edamames.

Les boissons à base de céréales sont énergétiques et économiques. De plus, elles sont parfaites pour les sportifs afin de préparer des smoothies ou pour adoucir le café ou le thé.
Deux exemples :

- boisson de riz : eau, riz (15 %), huile de tournesol, sel marin ;
- boisson d'avoine : eau de source, avoine (15 %).

Entremets végétaux ou desserts façon yaourts

On peut préparer des desserts au soja dans une yaourtière classique ou les acheter (bio et nature, de préférence) dans le commerce. La liste d'ingrédients, comme toujours, doit être compréhensible et courte, avec de l'eau, des graines de soja dépelliculées (9 %) et des ferments actifs, dont *Bifidobacterium* (bifidus) et *Lactobacillus acidophilus*.

Ingrédients locaux

La notion de « localité » des ingrédients dépend de l'endroit où l'on se trouve. Notre cahier de recettes se veut accessible au plus grand nombre et comprend des aliments qui peuvent être « non locaux » pour certains. Choisissons tant que possible des aliments produits localement ; pour les autres, privilégions des aliments issus de producteurs et d'agriculteurs écoresponsables et du commerce équitable.

PETITS DÉJEUNERS ET BOISSONS SPORTIVES

PRÉPARATIONS DE BASE

TRAIL MIX MAISON

Un trail mix est un mélange croquant de fruits secs et séchés. Il s'utilise en garniture sur les smoothies, le muesli ou les desserts végétaux.

Ingrédients pour 120 g : 40 g de noisettes ou d'amandes • 20 g de graines de courge ou de tournesol • 60 g de raisins secs ou de figues séchées • 1 c. à s. de cannelle en poudre

Préparation : concasser les noisettes ou les amandes grossièrement. Mélanger tous les ingrédients dans un bol puis transférer dans un bocal en verre.

Conservation : dans un bocal en verre hermétique à température ambiante.

GRANOLA MAISON

Un granola est un trail mix auquel on ajoute un sirop comme liant et que l'on passe au four. En guise de sirop, on peut utiliser du sirop d'érable, du miel bio ou de la pâte de dattes.

Ingrédients pour 400 g : 120 g de flocons d'avoine • 1 pomme ou 1 poire • 2 c. à s. de cannelle en poudre (ou de zeste d'orange ou de cardamome) • 40 g de noix (amandes, noix de pecan...) et/ou de graines (graines de courge ou de tournesol...) • 40 g de fruits séchés (figues, abricots, raisins) ou de pépites de chocolat noir • Liant : 1 banane (environ 120 g), le jus de 1 orange, 40 g de pâte de dattes

Préparation : préchauffer le four à 185 °C. Verser les flocons d'avoine dans un saladier. Râper la pomme puis l'ajouter dans le saladier avec les épices. Hacher les noix et/ou les graines et les fruits séchés. Les ajouter dans le saladier avec éventuellement les pépites de chocolat. Bien mélanger. Dans un bol, écraser la banane et la mélanger avec le jus d'orange et la pâte de dattes. Verser sur le sec ; bien mélanger (avec des gants). Disposer le mélange de façon uniforme sur une plaque tapissée de papier cuisson. Enfourner à 185 °C pour 20 min. Surveiller la cuisson pour éviter que le granola grille trop. Si le granola n'est pas encore doré, brasser puis faire cuire 10 min supplémentaires, en surveillant. Laisser reposer à température ambiante.

Conservation : dans un bocal en verre hermétique à température ambiante et à l'abri de la lumière.

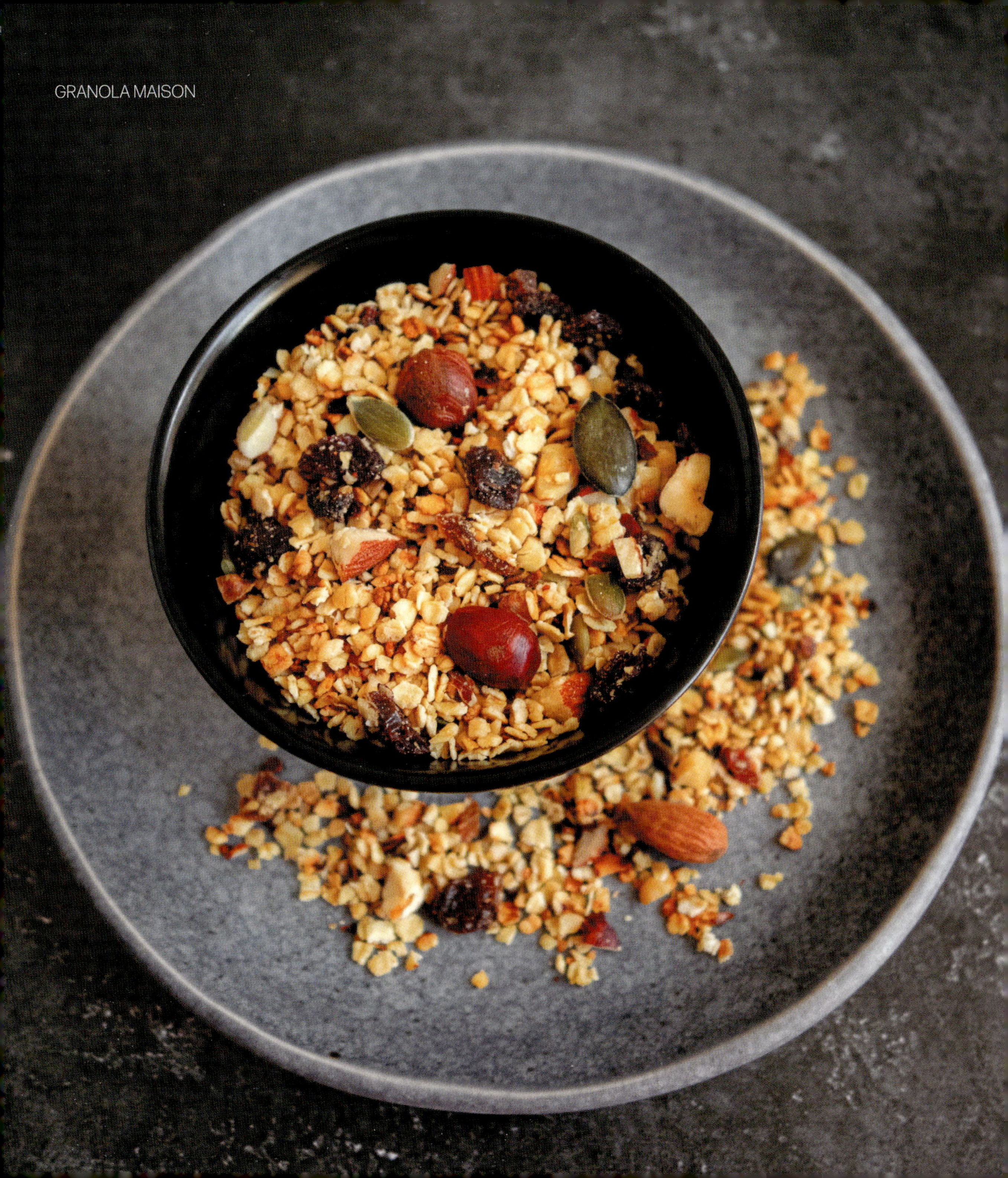
GRANOLA MAISON

GRANOLA SAUTÉ AU WOK

Ingrédients pour 220 g : 40 g d'un mélange de noix (amandes, noix de pecan ou noisettes) ▪ 1 c. à s. de graines de courge (ou de tournesol) ▪ 40 g d'un mélange de fruits séchés (raisins, figues ou abricots) ▪ 120 g de flocons d'avoine ▪ 3 c. à s. de sirop d'érable ▪ 2 c. à s. d'huile d'olive

Préparation : concasser les noix et les graines, et hacher les fruits séchés. Placer le tout dans un bol et mélanger avec les flocons d'avoine. Verser le sirop d'érable, bien brasser pour enrober les ingrédients secs. Ajouter l'huile d'olive et mélanger le tout. Faire chauffer une sauteuse ou un wok à feu moyen. Verser tous les ingrédients dans la sauteuse ou le wok et faire cuire en brassant régulièrement pendant 5 min à feu doux. Laisser refroidir.

Conservation : dans un bocal en verre hermétique, à température ambiante et à l'abri de la lumière.

BOISSON À L'AVOINE

Ingrédients pour 2 verres (500 ml) : 500 ml d'eau filtrée ▪ 60 g de flocons d'avoine

Préparation : porter l'eau à ébullition. Tremper les flocons dans l'eau chaude. Couvrir et laisser tremper pendant une dizaine de minutes. Mixer le mélange afin d'obtenir une texture lisse. Bien agiter avant dégustation.

Conservation : en bouteille, au réfrigérateur, jusqu'à 4 jours.

BOISSON INSTANTANÉE AUX AMANDES

Afin de préparer cette recette de façon simple et rapide, j'utilise de la purée d'amandes non grillées et non salées. Il n'est pas nécessaire de filtrer cette boisson pour un smoothie ou un muesli. Idéalement, il faut la préparer minute.

Ingrédients pour 1 verre (250 ml) : 1 c. à s. de purée d'amandes bio ▪ 250 ml d'eau fraîche

Préparation : dans un blender puissant, mixer les ingrédients jusqu'à obtenir une boisson lisse et homogène. Bien agiter avant dégustation.

Conservation : en bouteille au réfrigérateur, jusqu'à 3 jours.

PÂTE DE DATTES

Les dattes séchées, Deglet nour ou Medjool, sont naturellement sucrées. On obtient une pâte sucrante complète avec des fibres, des vitamines et des phytonutriments, sans additifs ni conservateurs.

Ingrédients pour 200 g : une dizaine de dattes dénoyautées • 50 ml d'eau fraîche

Préparation : faire tremper les dattes en les couvrant d'eau fraîche pendant 2 h. Mixer les dattes avec l'eau de trempage.

Conservation : dans un bocal en verre au réfrigérateur, pendant plusieurs semaines.

BOISSONS DU MATIN

CAFÉ INFUSÉ À FROID

Le cold brew coffee *est un mode de préparation du café qui connaît un regain d'intérêt. Cette infusion à froid donne un café non acide, idéal pour les smoothies et la pâtisserie. Sa préparation est d'une simplicité enfantine. Il suffit de laisser infuser pendant 1 nuit des grains fraîchement moulus dans un grand volume d'eau. Il faut utiliser des grains de café bio, à 100 % arabica, légèrement torréfiés et grossièrement moulus.*

Ingrédients pour ½ l : 30 g de grains de café grossièrement moulus • 500 ml d'eau fraîche

Préparation : placer le café dans une presse à la française (ou cafetière à piston). Verser l'eau puis laisser infuser pendant 1 nuit au réfrigérateur. Presser pour séparer les grains moulus du café. Verser le café infusé à froid dans une carafe ou une bouteille en verre.

Conservation : au frais, jusqu'à 2 semaines.

Note : le café infusé à froid est fort en caféine, il s'utilise par petites touches (1 tasse à expresso) mélangées avec de la boisson végétale ou un smoothie.

CAFÉ *LATTE* À FROID

Ingrédients pour 300 ml : 225 ml de boisson de riz ou d'avoine fraîche • 1 tasse à expresso (60-70 ml) de café infusé à froid (p. 155) • 1 datte dénoyautée • 1 c. à c. de cannelle en poudre

Préparation : verser la boisson végétale dans le bol du blender puis ajouter le café et la datte. Mixer jusqu'à obtenir une texture bien lisse. Verser dans un mug. Saupoudrer de cannelle. Déguster.

Variante : pour un café moka, ajouter 1 c. à s. de cacao en poudre.

CACAO INTENSE

Ingrédients pour 350 ml : 225 ml de boisson de riz ou d'avoine fraîche • 100 g de bananes surgelées • 1 datte dénoyautée • 1 c. à s. de cacao en poudre

Préparation : verser la boisson dans le blender puis ajouter les autres ingrédients. Mixer jusqu'à obtenir une texture bien lisse. Verser dans un mug. Déguster.

OOLONG INFUSÉ À FROID

Le thé oolong est un thé léger, qui se situe entre le thé vert et le thé noir. Il est idéal pour se préparer un chai ***(mot hindi pour « thé » qui désigne un thé aux épices sucré) ou pour une utilisation culinaire.***

Ingrédients pour 1 l : 20 g de thé oolong • 1 l d'eau

Préparation : laisser infuser le thé dans l'eau 1 nuit au frais dans une bouteille en verre. Jeter le sachet ou les feuilles.

Conservation : en bouteille au réfrigérateur, jusqu'à 2 semaines.

OOLONG CHAI

Ingrédients pour 1 mug (250 ml) : 225 ml de thé oolong frais • Le jus de ½ citron • 1 datte dénoyautée • 1 c. à c. de cannelle en poudre • 1 cm de gingembre frais • ½ c. à c. de cardamome réduite en poudre • 2 tours de moulin de poivre noir

Préparation : mixer tous les ingrédients dans un blender puis verser dans un mug. Santé !

OOLONG CHAI LATTE

Ingrédients pour 1 mug (250 ml) : 125 ml de boisson d'avoine fraîche • 125 ml de thé oolong frais • 1 datte dénoyautée • 1 c. à c. de cannelle en poudre • 1 cm de gingembre frais • ½ c. à c. de cardamome réduite en poudre • 2 tours de moulin de poivre noir

Préparation : mixer tous les ingrédients dans un blender puis verser dans un mug. Déguster.

GINGER ROOIBOS

Le rooibos (mot afrikaans), « buisson rouge » en français, est une infusion tonifiante de couleur rouge, riche en substances antioxydantes et naturellement sans théine ni caféine. Il se marie très bien avec le gingembre et le citron et s'infuse comme le thé, à froid ou en 4 min dans une eau portée à ébullition.

Ingrédients pour 1 mug (250 ml) : 225 ml d'infusion de rooibos • Le jus de ½ citron • 1 datte Medjool dénoyautée • 1 cm de gingembre frais

Préparation : mixer tous les ingrédients dans un blender puis verser dans un mug. Déguster.

PETITS DÉJEUNERS

BIRCHER MUESLI

Maximilian Oskar Bircher-Benner est un médecin suisse et un nutritionniste visionnaire qui a popularisé une approche de la santé par l'exercice et une alimentation végétale crue dans les années 1900, avant la découverte des vitamines. Voici une recette de muesli fidèle à l'esprit de Bircher, son auteur.

Ingrédients pour 1 portion : 1 pomme rouge bio • Le jus de ½ citron • 250 ml de boisson végétale • 80 g de flocons d'avoine • 25 g de raisins secs (ou de figues séchées) • 25 g d'amandes ou de noisettes concassées (ou tranchées en lamelles)

Préparation : râper la pomme avec sa peau dans un bol puis verser le jus de citron dessus afin d'éviter son oxydation. Ajouter la boisson végétale puis les flocons d'avoine, les raisins secs et les éclats d'amandes ou de noisettes. Mélanger puis laisser reposer pendant 1 nuit au frais. Servir éventuellement garni de trail mix (p. 152), de fruits frais ou de coulis de fruits rouges.

Conservation : au réfrigérateur jusqu'à 3 jours.

SMOOTHIE *BOWL*
D'ÉNERGIE AUX MYRTILLES

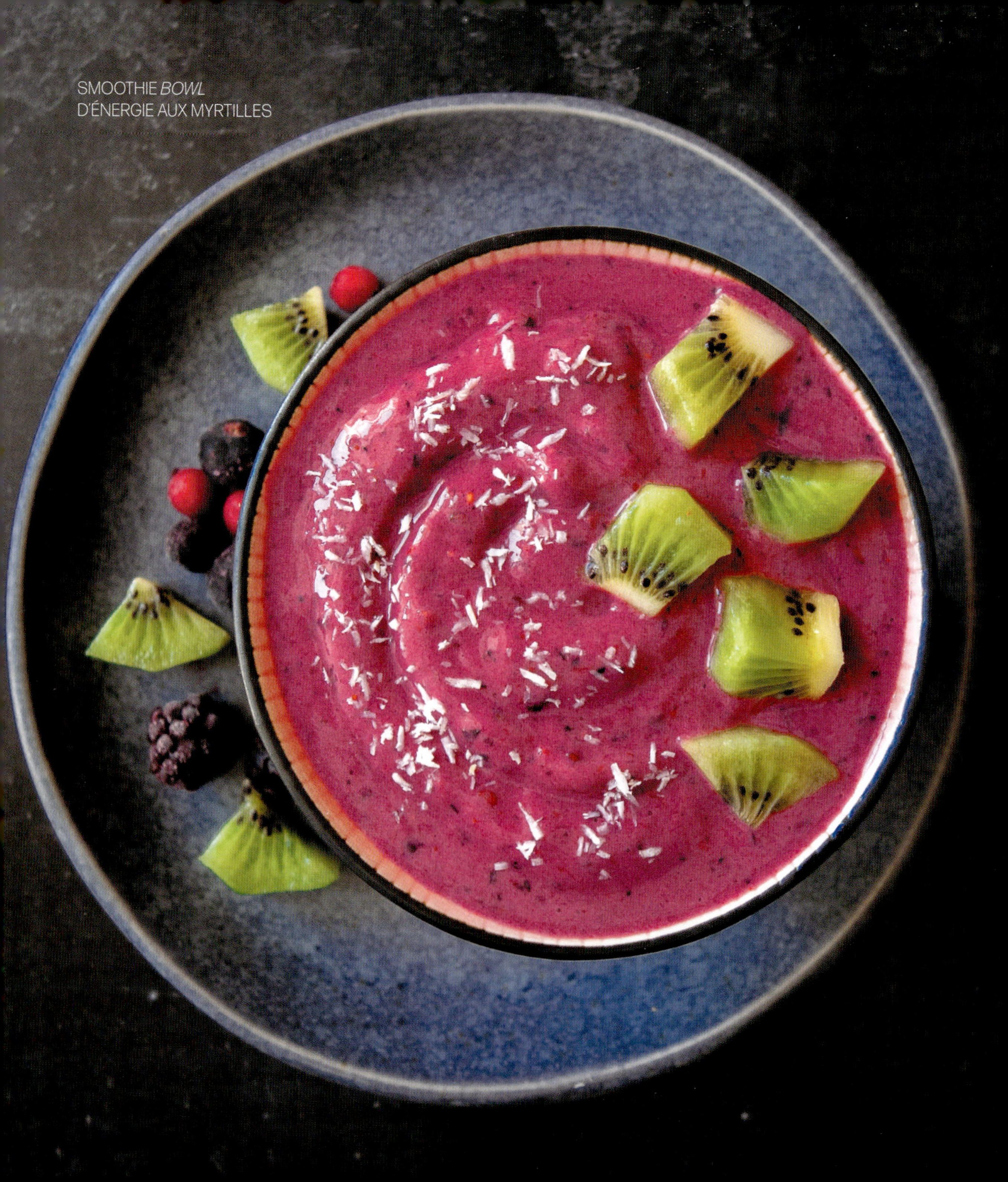

DESSERT CAJOU NATURE FAÇON YAOURT À LA GRECQUE

La noix de cajou crue et non salée peut être réduite en poudre par un rapide mixage à sec (mode pulsé). Mélangée à de l'eau fraîche, cette poudre donne une boisson végétale instantanée sans nécessiter de filtration.

Ingrédients pour 350 ml (3 portions) : 25 ml de jus de citron ▪ 50 ml de jus d'orange ▪ 150 ml d'eau fraîche ▪ 110 g de noix de cajou réduite en poudre ▪ 25 g de graines de chia

Préparation : verser les liquides dans un blender puis ajouter la poudre de cajou. Mixer pour obtenir une texture homogène et lisse. Verser dans un grand bol. Ajouter les graines de chia en mélangeant à l'aide d'un fouet afin d'éviter la formation de grumeaux. Réserver au réfrigérateur pendant 1 nuit. Déguster.

SMOOTHIE *BOWL* D'ÉNERGIE AUX MYRTILLES

Un smoothie bowl *est un smoothie épais qui se déguste à la cuillère. Il est composé d'une base liquide (boisson végétale ou jus de fruits frais), de fruits surgelés (banane pour la texture, fruits rouges pour le goût et la couleur) et enfin d'une garniture colorée et croquante, type granola.*

Ingrédients pour 350 g (2 portions) : 150 ml de boisson de riz ou d'avoine ▪ 100 g de myrtilles surgelées ou d'un mélange de fruits rouges surgelés ▪ 100 g de bananes surgelées ▪ 1 datte dénoyautée ▪ Pour la garniture : noix de coco râpée, copeaux d'amandes ou de noisettes, morceaux de kiwi, trail mix maison (p. 152)...

Préparation : verser la boisson de riz, les fruits surgelés et la datte dans le blender. Mixer jusqu'à obtenir une crème bien lisse. Selon la texture désirée, ou pour faciliter le mixage, on peut ajouter un peu de boisson de riz. Servir dans un bol. Ajouter la garniture de son choix. Déguster.

CRÈME CAJOU-MYRTILLES

Ingrédients pour 350 ml (3 portions) : 75 ml de jus d'orange ▪ 50 g de myrtilles surgelées ▪ 125 ml d'eau fraîche ▪ 110 g de noix de cajou réduites en poudre ▪ 25 g de graines de chia

Préparation : mixer le jus d'orange, les myrtilles, l'eau et la poudre de cajou afin d'obtenir une texture homogène et lisse. Transférer dans un bol puis incorporer les graines de chia au fouet. Laisser reposer 1 nuit au réfrigérateur puis déguster.

PORRIDGE D'AVOINE MINUTE

Ingrédients pour 350 g (1 ou 2 portions) : 200 ml d'eau • 80 g de petits flocons d'avoine • 1 banane • 25 g de fruits rouges • Pour la garniture : trail mix maison (p. 152) ou granola maison (p. 152)

Préparation : porter l'eau à ébullition. Faire tremper les flocons à couvert dans l'eau chaude pendant 10 min. Couper la banane en rondelles et ajouter les fruits rouges et la banane dans le porridge. Ajouter la garniture de son choix. Déguster.

TOFU BROUILLÉ

Ingrédients pour 2 personnes (ou 1 gourmand) : 200 g (1 bloc) de tofu ferme • 1 c. à s. de moutarde bio • ½ oignon rouge • 2 tomates séchées • 2 tomates • Origan séché ou herbes de Provence • 1 c. à s. d'huile d'olive • 1 c. à s. de sauce soja • Poivre noir

Préparation : presser le bloc de tofu dans un linge propre ou entre 2 feuilles de papier absorbant pour éliminer l'excès d'humidité. Découper le tofu en cubes puis les transférer dans un saladier. Écraser le tofu à la fourchette. Ajouter la moutarde et bien mélanger. Réserver. Hacher l'oignon rouge. Couper les tomates séchées et les tomates en cubes. Faire chauffer un fond d'eau dans une poêle. Ajouter l'oignon rouge haché dans la poêle et le faire sauter à la vapeur rapidement. Ajouter les tomates en cubes et les herbes. Verser l'huile d'olive puis la sauce soja. Faire sauter quelques minutes. Ajouter le tofu, faire sauter 2 min. Poivrer et servir.

PUDDING DE CHIA

Les graines de chia sont de petites bombes nutritionnelles et une bonne source d'oméga 3. Quand elles sont trempées, elles produisent un mucilage, un gel qui gonfle au contact du liquide et qui enrobe les graines. Ce gel épaissit la boisson à froid et lui donne une texture qui rappelle celle d'un pudding.

Ingrédients pour 200 g (2 portions) : 150 ml de boisson de riz • 25 g de graines de chia

Préparation : verser la boisson dans un bol. Ajouter les graines de chia progressivement en les mélangeant à l'aide d'un fouet afin d'éviter la formation de grumeaux. Réserver au réfrigérateur pendant 2 h. Déguster bien frais avec un coulis de fruits rouges (p. 161).

Conservation : au réfrigérateur, jusqu'à 3 jours.

COULIS DE FRUITS ROUGES

Ingrédients pour 120 g : 100 g de fruits rouges surgelés ▪ Le jus de ½ citron ▪ 1 c. à s. de sirop d'érable ou de sirop d'agave

Préparation : mixer tous les ingrédients et réserver au réfrigérateur.

Conservation : au réfrigérateur jusqu'à 24 h.

PANCAKE AVOINE-BANANE

Ingrédients pour 4 pancakes : 60 g de banane ▪ 60 ml de boisson de riz ▪ 60 g de flocons d'avoine ▪ Optionnel : 1 pincée de bicarbonate de soude alimentaire

Préparation : écraser la banane à la fourchette dans un bol et l'incorporer à la boisson de riz. Réduire 50 g de flocons d'avoine en poudre à l'aide d'un mixeur. Ajouter la poudre d'avoine et les flocons restants dans le bol, et éventuellment le bicarbonate de soude alimentaire. Mélanger le tout au fouet. Préchauffer une poêle antiadhésive à feu moyen. Si nécessaire, huiler très légèrement la poêle. Déposer 1 cuillerée de pâte au centre pour former un pancake rond. Faire cuire chaque face pendant 3 min à feu moyen.

TARTINES GOURMANDES

Ingrédients pour 2 tartines : 1 c. à s. de beurre de cacahuètes ▪ 2 tartines de pain complet au levain

Préparation : tartiner le pain complet au levain de beurre de cacahuètes, déguster.

BALLES ÉNERGÉTIQUES AMANDE-CACAO

Ces balles sont une alternative toute simple aux barres énergétiques du commerce, avec un mélange à 40 % d'amandes et 60 % de dattes ainsi qu'une touche de cacao.

Ingrédients pour 12 balles énergétiques : 100 g d'amandes ou de noisettes • 1 c. à s. de cacao en poudre • Une dizaine de dattes Medjool dénoyautées coupées en morceaux

Préparation : mixer les amandes avec le cacao en poudre dans un robot. Ajouter les dattes en morceaux. Mixer jusqu'à ce que la pâte devienne noir chocolat puis transférer dans un bol. Réserver la pâte au réfrigérateur pendant quelques heures pour qu'elle se raffermisse et que les saveurs se développent. Former les balles en les roulant entre les paumes des mains. Une balle énergétique pèse entre 15 et 20 g.

Conservation : dans une boîte hermétique au réfrigérateur pendant plusieurs semaines, et plusieurs mois au congélateur.

Variante : pour une touche caféinée, ajouter 1 c. à c. de café soluble bio. Pour ajouter de la texture, rouler les balles dans de la noix de coco râpée, des graines de sésame...

BALLES ÉNERGÉTIQUES FIGUE-AMANDE

Le mélange figue-amande est un classique, connu en Espagne sous la dénomination pan de higo *(« pain de figue »). Il suffit d'ouvrir une figue et d'y glisser une amande pour goûter à ce duo doux et croquant.*

Ingrédients pour 10 balles énergétiques : 40 g d'amandes • 1 c. à s. de cannelle en poudre • 80 g de figues séchées hachées

Préparation : mixer les amandes avec la cannelle dans un robot. Ajouter progressivement les figues hachées. Mixer jusqu'à obtenir une pâte compacte. Transférer la pâte dans un contenant rectangulaire, presser et couvrir. Laisser la pâte reposer au réfrigérateur pendant quelques heures. Sortir la pâte et former de petites balles d'environ 12 g, en les roulant entre les paumes des mains.

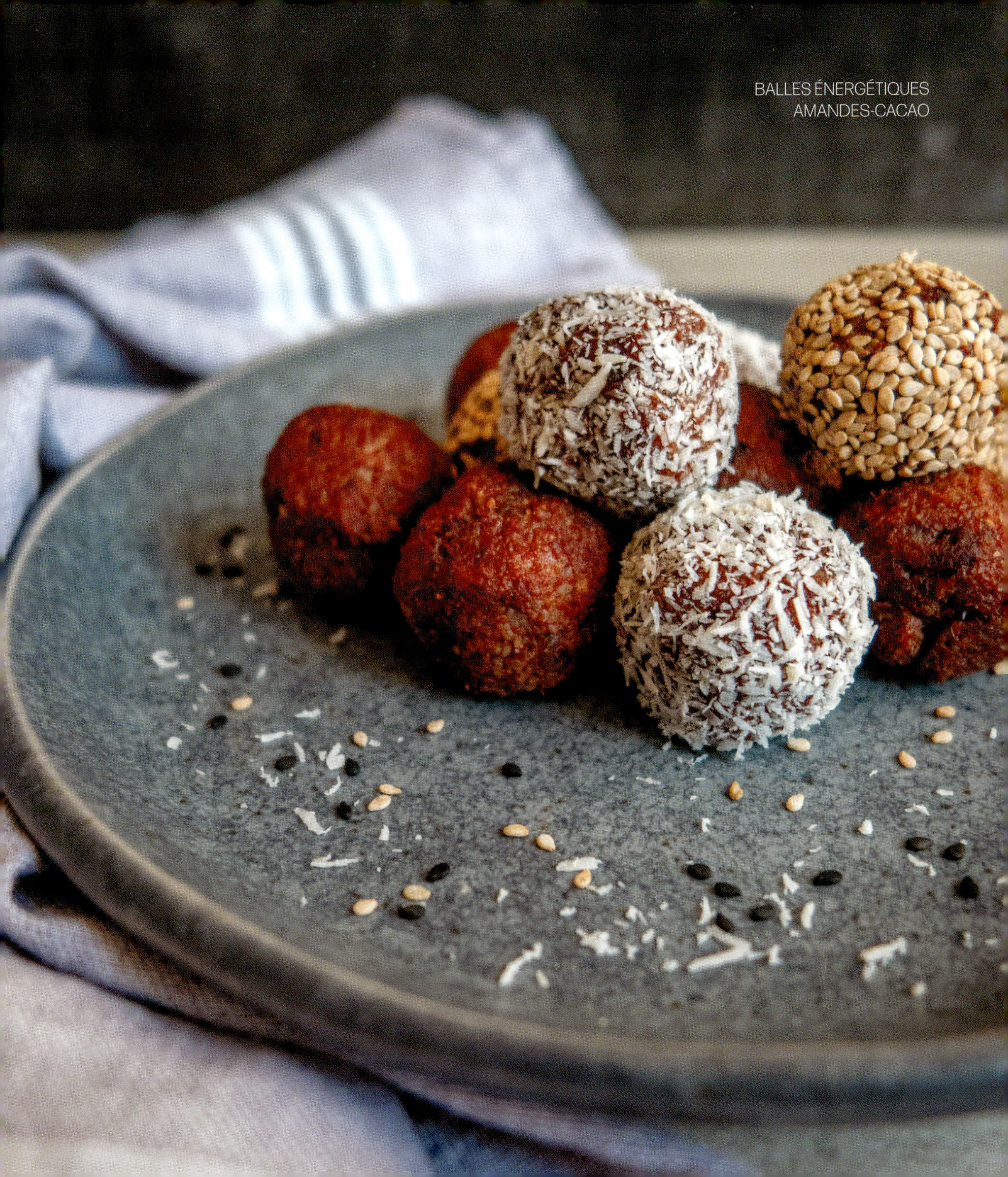

BALLES ÉNERGÉTIQUES
AMANDES-CACAO

JUS SPORTIFS (AVANT L'EFFORT)

Les jus frais s'oxydant très rapidement, ils se préparent minute et se consomment immédiatement.

JUS ÉCOVERT

Ingrédients pour 1 verre (250 ml) : 1 pomme juteuse ▪ Le jus de ½ citron pressé ▪ ½ concombre ▪ 1 poignée de pousses d'épinard ▪ 2 cm de gingembre frais

Préparation : passer tous les ingrédients à l'extracteur de jus ou les mixer dans un blender, puis filtrer avec un chinois.

Variante : ce jus peut être réalisé avec les légumes dont vous disposez : concombre, pousses d'épinard, feuilles de menthe, fenouil, tiges de céleri branche...

SHOT IMMUNITÉ

Cette préparation donne un coup de fouet à votre jus d'orange matinal. Il est préférable de conserver la pulpe pour un jus plus sain.

Ingrédients pour 1 verre (250 ml) : 1 orange épépinée ou 1 pamplemousse ▪ 2 cm de gingembre ▪ ¼ de c. à c. de curcuma ▪ ¼ de c. à c. de poivre noir ▪ 1 pincée de piment d'Espelette

Préparation : mixer l'orange ou le pamplemousse avec le gingembre. Verser dans un shaker, ajouter les épices et bien secouer.

JUS POMME-COCO

Ingrédients pour 1 verre (250 ml) : 1 pomme verte épépinée ▪ 150 ml d'eau de coco fraîche ▪ 100 ml d'eau fraîche ▪ Le jus de ½ citron vert ▪ 1 cm de gingembre frais

Préparation : mixer la pomme avec l'eau de coco, l'eau, le jus de citron vert et le gingembre.

BOISSONS TONIFIANTES ET GELS SPORTIFS (PENDANT L'EFFORT)

INFUSION DE MENTHE À FROID

Il existe une grande variété de plantes à infuser : ne pas hésiter à varier les plaisirs, avec des infusions de tilleul, de rooibos ou encore d'hibiscus…

Ingrédients pour 1 l : 2 sachets de menthe poivrée • 1 l d'eau fraîche

Préparation : laisser infuser la menthe dans l'eau au réfrigérateur pendant 1 nuit. Jeter les sachets ensuite.

Conservation : dans une bouteille en verre au réfrigérateur pendant 1 semaine.

BOISSON TONIFIANTE MENTHE, GINGEMBRE ET CITRON

Ingrédients pour 1 l : 2 sachets de menthe poivrée • 2 cm de gingembre frais râpé • 800 ml d'eau • 2 c. à s. de pâte de dattes ou de miel bio • 1 gros citron • Sel marin

Préparation : faire infuser la menthe avec le gingembre râpé dans l'eau portée à ébullition pendant 4 min. Jeter les sachets. Ajouter la pâte de dattes ou le miel, le jus de citron et le sel à l'infusion de menthe. Mixer et verser dans une bouteille.

Conservation : au réfrigérateur de 3 à 4 jours.

GEL SPORTIF À L'EAU DE COCO

Ingrédients pour 250 ml : 1 c. à s. de graines de chia • 100 ml d'eau fraîche • 150 ml d'eau de coco fraîche

Préparation : la veille, faire tremper les graines de chia dans l'eau puis réserver au réfrigérateur. Le jour même, diluer le gel avec l'eau de coco fraîche. Bien secouer avant de boire. Déguster.

GEL PARFUM CITRON

Ingrédients pour 200 ml : 2 c. à s. de pâte de dattes ou de sirop d'érable • Le jus et le zeste de ½ citron • 125 ml d'eau fraîche • 1 pincée de sel marin • 1 c. à s. de graines de chia

Préparation : mixer les ingrédients. Laisser au réfrigérateur au minimum 20 min avant de déguster.

GEL ROOIBOS

Ingrédients : 1 sachet de rooibos ▪ 150 ml d'eau bouillante ▪ 1 c. à s. de sirop d'érable ou de miel ▪ 1 cm de gingembre frais ▪ 1 c. à s. de graines de chia

Préparation : faire infuser le rooibos dans une eau portée à ébullition. Jeter le sachet puis verser l'infusion dans le blender. Ajouter le sirop et le gingembre haché. Mixer. Ajouter les graines de chia. Réserver au frais au minimum 20 min.

SMOOTHIES HYDRATANTS (APRÈS L'EFFORT)

Les fruits et légumes frais contiennent jusqu'à 90 % d'eau naturellement filtrée : ils sont parfaits pour vous hydrater après l'effort. Les smoothies se préparent minute et se consomment immédiatement. Ils préservent la grande majorité des micronutriments essentiels, dont des fibres, des phytonutriments, des minéraux et des vitamines.
Mieux que des glaçons, qui pourraient diluer le goût de vos smoothies, les fruits surgelés vont apporter une belle texture et un supplément de goût à vos smoothies. Vous pouvez facilement congeler des morceaux de banane ou bien utiliser des fruits rouges surgelés.

PREMIER RAYON DE SOLEIL

Ingrédients pour 1 grand verre (250 ml) : 2 oranges pelées et épépinées ▪ 100 g de morceaux de bananes surgelés ▪ 2 cm de gingembre frais

Préparation : verser les fruits dans un blender puissant puis ajouter le reste des ingrédients. Mixer à vitesse progressive pendant 20 sec. Servir aussitôt.

Variante : en *booster* optionnel, ajouter 50 g de fruits rouges surgelés (myrtilles ou mélange de fruits rouges).

À savoir : pour faire un smoothie, une base liquide, des fruits et légumes frais ou surgelés et quelques épices suffisent. Pour épaissir la préparation, on peut ajouter 1 c. à c. de graines de chia.

SALUTATION AU SOLEIL

Ingrédients pour 1 grand verre (250 ml) : 150 ml de boisson de riz fraîche • 100 g de rondelles de bananes surgelées • 1 datte dénoyautée • 1 cm de gingembre frais

Préparation : verser le liquide dans un blender puissant puis ajouter le reste des ingrédients. Mixer à vitesse progressive pendant 20 sec. Servir aussitôt.

Variante : en *booster* optionnel, ajouter 1 c. à s. de beurre de cacahuètes.

VERT TROPIQUE

Ingrédients pour 1 grand verre (250 ml) : 100 ml de boisson de riz • Le jus de ½ citron • 1 orange épépinée • 100 g de morceaux de bananes surgelés • 1 poignée de feuilles de menthe fraîche ou de pousses d'épinard • 2 cm de gingembre frais

Préparation : verser le liquide dans un blender puissant puis ajouter le reste des ingrédients. Mixer à vitesse progressive pendant 20 sec. Servir aussitôt.

Variante : en *booster* optionnel, ajouter 1 c. à c. de spiruline ou de chlorelle.

VERT D'AUTOMNE

Ingrédients pour 1 grand verre (250 ml) : 100 ml de boisson de riz • 1 orange épépinée • 1 poire juteuse épépinée • 50 g de petits pois surgelés • ½ fenouil • Une dizaine de feuilles de menthe

Préparation : verser le liquide dans un blender puissant puis ajouter le reste des ingrédients. Mixer à vitesse progressive pendant 20 sec. Servir aussitôt.

DOUCEUR AUX FRUITS ROUGES

Ingrédients pour 1 grand verre (250 ml) : 150 ml de boisson de riz fraîche • 1 poire Conférence juteuse épépinée • 50 g de fruits rouges surgelés

Préparation : verser le liquide dans un blender puissant puis ajouter le reste des ingrédients. Mixer à vitesse progressive pendant 20 sec. Servir aussitôt.

PETITES BOUCHÉES ET SALADES

PETITES BOUCHÉES

Les petites bouchées sont des préparations rapides à manger en apéro ou en entrée. Elles peuvent aussi agrémenter une salade ou un bol énergétique.

POIS CHICHES DORÉS À L'HUILE D'OLIVE

Ingrédients pour 180 g : 200 g de pois chiches précuits ou de haricots blancs précuits • 1 c. à s. d'huile d'olive • 1 c. à c. de curcuma en poudre • 2 c. à c. de paprika en poudre • 1 c. à c. de piment en poudre • ½ c. à c. de poivre noir

Préparation : préchauffer le four à 185 °C. Égoutter les pois chiches ou les haricots blancs. Verser un fond d'eau (1 cm) dans la plaque du four puis y placer les pois chiches. Enfourner pour 15 min. Rester vigilant : il faut faire dorer les pois chiches sans les carboniser. Mélanger les épices avec l'huile d'olive dans un bol. Y ajouter les pois chiches dorés et mélanger.

HOUMOUS ENSOLEILLÉ

Ingrédients pour 300 g : 100 ml d'eau de cuisson des pois chiches • Le jus de ½ citron • 200 g de pois chiches précuits • 1 c. à s. de tahin • ½ c. à c. de cumin en poudre • ¼ de c. à c. de curcuma en poudre • 2 tours de moulin de poivre noir • Pour la garniture : huile d'olive, paprika en poudre

Préparation : verser le liquide puis les autres ingrédients dans le bol d'un robot. Mixer. Vous pouvez verser un peu d'huile d'olive en surface pour une meilleure conservation. Garnir d'un peu de paprika avant dégustation.

Conservation : dans un bocal en verre au réfrigérateur jusqu'à 3 ou 4 jours.

HOUMOUS FORCE ROUGE

Ingrédients pour 300 g : 50 ml d'eau de cuisson des pois chiches • Le jus de ½ citron • 200 g de pois chiches précuits • ½ poivron rouge (grillé ou non) • 1 c. à s. de tahin • 1 c. à c. de paprika en poudre • ¼ de c. à c. de piment de Cayenne • 2 tours de moulin de poivre noir • Pour la garniture : huile d'olive

Préparation : verser le liquide puis les autres ingrédients dans le bol d'un robot. Mixer. Vous pouvez verser un peu d'huile d'olive en surface pour une meilleure conservation.

Conservation : dans un bocal en verre au réfrigérateur jusqu'à 3 ou 4 jours.

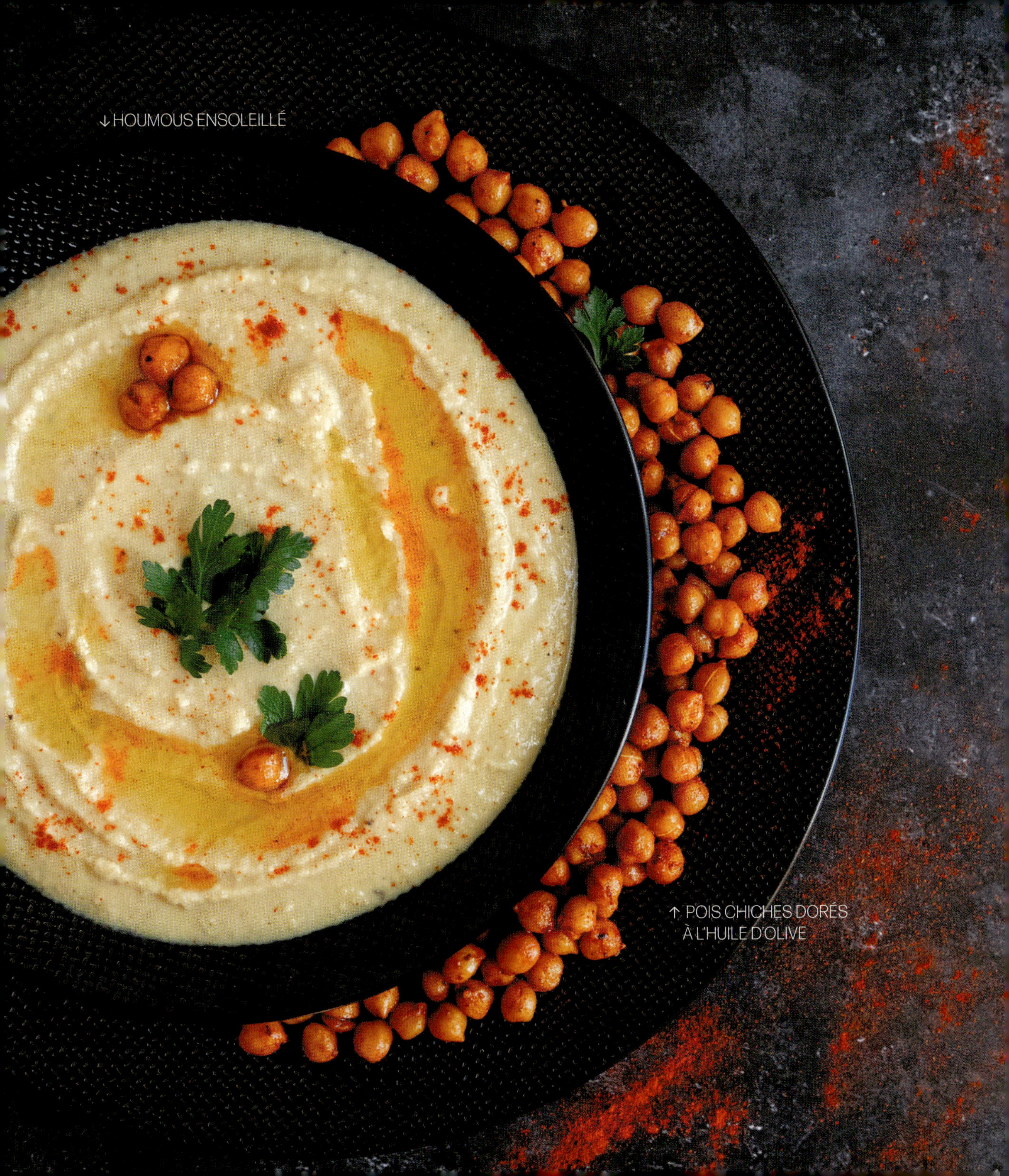

↓ HOUMOUS ENSOLEILLÉ

↑ POIS CHICHES DORÉS
À L'HUILE D'OLIVE

HOUMOUS VIOLET

Ingrédients pour 300 g : le jus et le zeste de ½ citron ▪ 1 c. à s. d'huile d'olive ▪ 1 c. à s. de tahin ▪ 200 g de pois chiches précuits ▪ 1 petite betterave grillée coupée en cubes ▪ Poivre noir ▪ Pour la garniture : huile d'olive

Préparation : verser le liquide puis les autres ingrédients dans le bol d'un robot. Mixer. Vous pouvez verser un peu d'huile d'olive en surface pour une meilleure conservation.

Conservation : dans un bocal en verre au réfrigérateur jusqu'à 3 ou 4 jours.

TAPENADE SUR LE POUCE

Ingrédients pour 200 g : 1 boîte d'olives noires dénoyautées ▪ 1 c. à s. de câpres ▪ ½ gousse d'ail épluchée et écrasée ▪ 1 c. à s. d'huile d'olive

Préparation : mixer tous les ingrédients sauf l'huile d'olive. Verser l'huile d'olive puis mixer.

Conservation : dans un bocal en verre au réfrigérateur jusqu'à 3 ou 4 jours.

BABA GANOUSH

Ingrédients pour 300 g : 2 aubergines ▪ 1 c. à s. d'huile d'olive + un peu si nécessaire ▪ 1 c. à s. de gros sel ▪ 1 gousse d'ail hachée ▪ Le jus et le zeste de ½ citron ▪ 2 c. à s. de tahin ou 1 c. à s. de graines de tournesol réduites en poudre

Préparation : préchauffer le four à 185 °C. Couper les aubergines en tranches de 5 mm d'épaisseur. Couvrir les tranches d'aubergines d'une fine couche d'huile d'olive et saupoudrer de gros sel. Placer les tranches sur une plaque de four avec un fond d'eau et l'ail. Enfourner pour 20 min. Laisser refroidir puis ôter la peau. Mixer la chair des aubergines au robot avec l'ail, le jus et le zeste de citron et le tahin ou les graines de tournesol. Ajouter un peu d'huile d'olive selon la texture souhaitée. Déguster.

GUACAMOLE DE PETITS POIS

Ingrédients pour 150 g : 100 g de petits pois surgelés ▪ 50 ml de boisson de riz ▪ 1 c. à s. de jus de citron ▪ 1 c. à s. d'oignon rouge haché ▪ 1 c. à s. de persil haché finement ▪ 1 c. à s. de poivron rouge haché finement ▪ Sel, piment en poudre

Préparation : faire cuire les petits pois dans de l'eau bouillante salée. Mixer les petits pois, la boisson de riz et le jus de citron au robot. Mélanger avec l'oignon, le persil et le poivron rouge. Ajuster les saveurs avec 1 pincée de sel et de piment. Déguster.

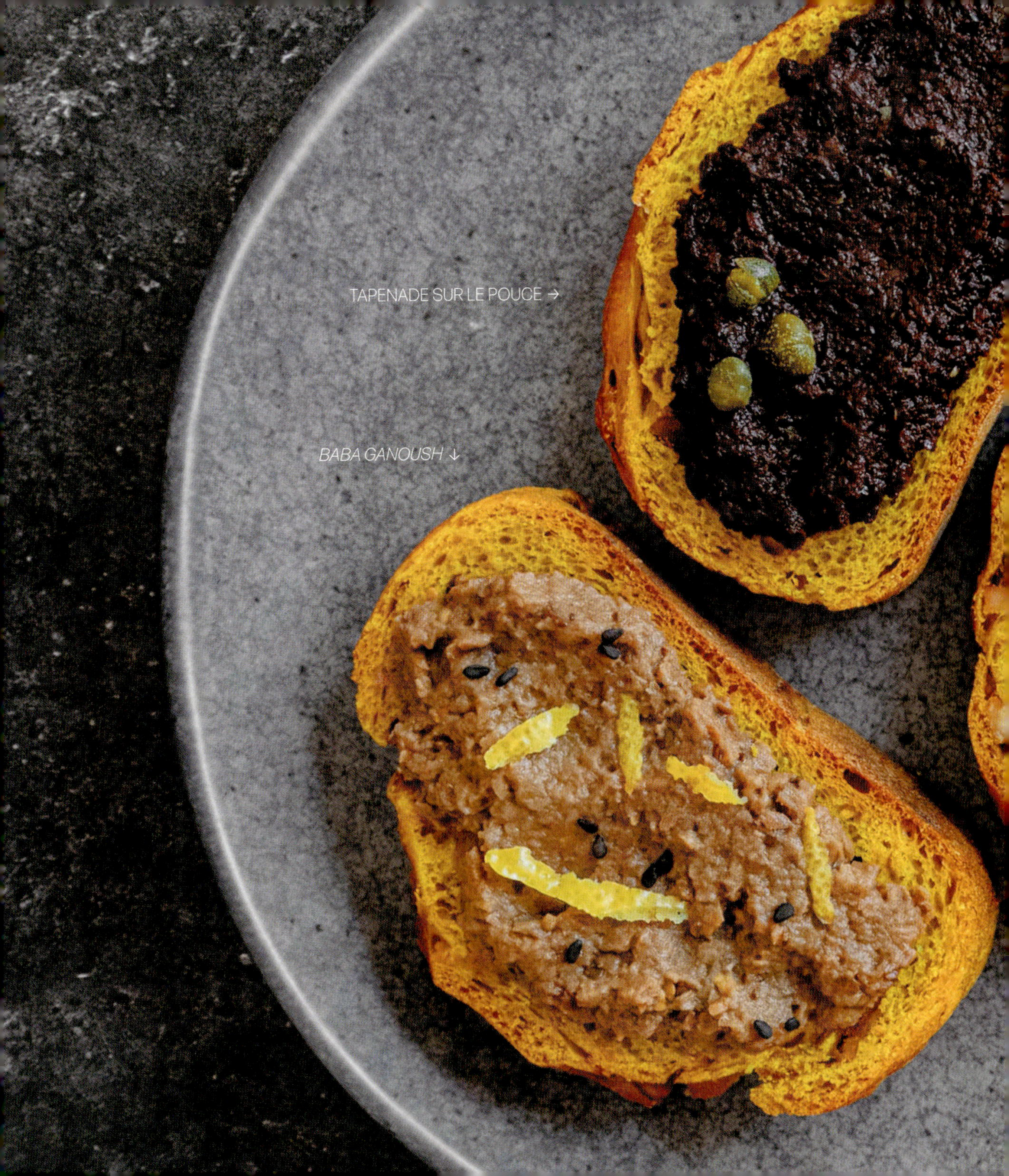
TAPENADE SUR LE POUCE →
BABA GANOUSH ↓

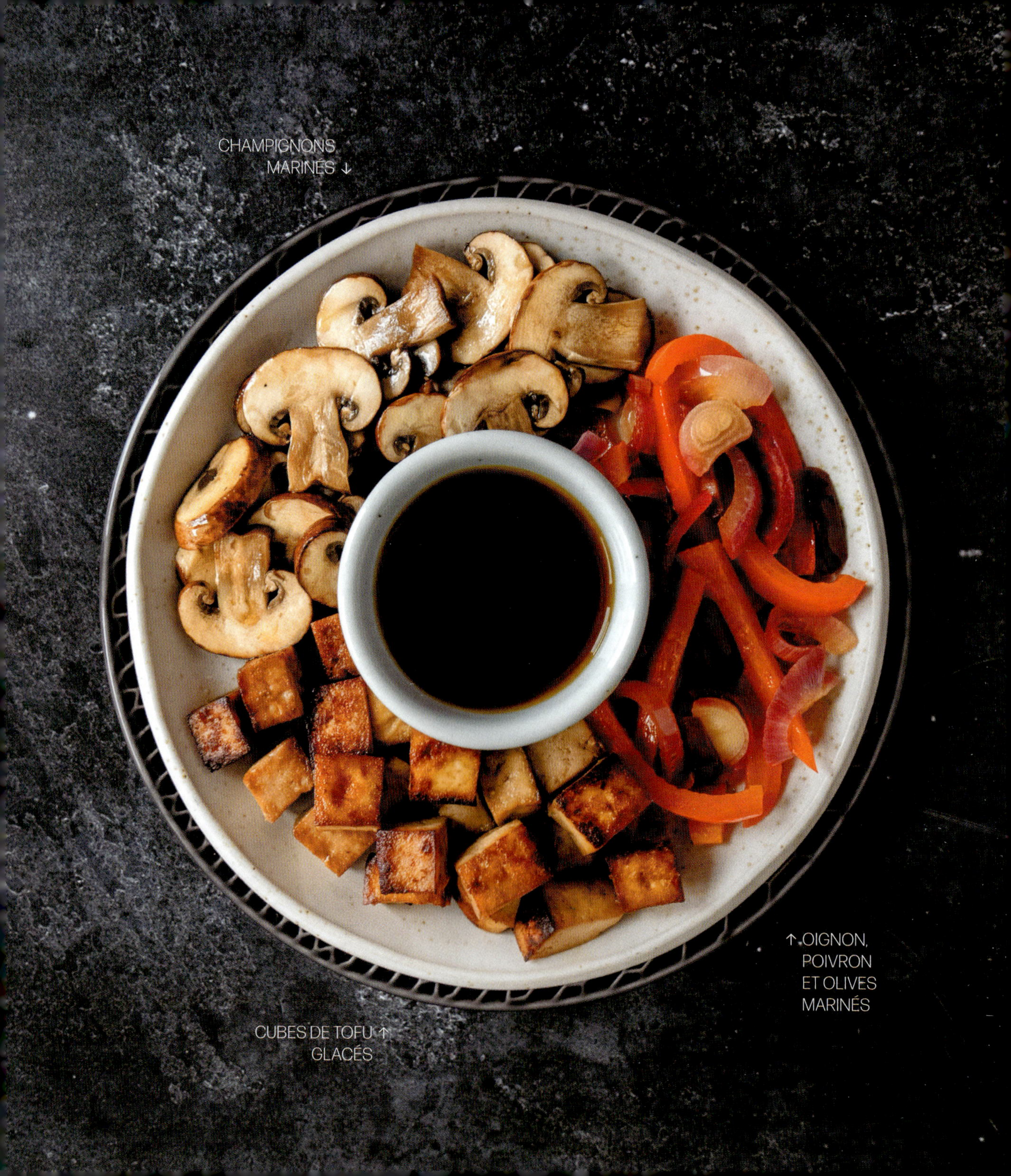
CHAMPIGNONS MARINÉS ↓
↑ OIGNON, POIVRON ET OLIVES MARINÉS
CUBES DE TOFU ↑ GLACÉS

CUBES DE TOFU GLACÉS

Ingrédients pour 200 g : 200 g (1 bloc) de tofu ferme • Pour la sauce : 2 c. à s. de sauce soja, 2 c. à s. de sirop d'érable, 2 c. à s. d'huile d'olive

Préparation : couper le tofu en cubes. Presser les cubes dans un torchon propre et sec pour enlever l'excès d'humidité. Mélanger les ingrédients de la sauce dans un bol. Ajouter le tofu puis brasser pour enrober les cubes de sauce. Faire sauter à la poêle 4 ou 5 min. Réserver.

Astuce : les cubes de tofu glacés peuvent être ajoutés en garniture sur les salades pour les rendre plus croquantes et nutritives.

OIGNON, POIVRON ET OLIVES MARINÉS

Si les oignons rouges sont plus riches en phytonutriments, vous pouvez également choisir des échalotes roses. Faire mariner les oignons crus (dans du citron ou du vinaigre de cidre) les rend plus digestes tout en préservant la vitamine C.

Ingrédients pour 250 g : 1 oignon rouge • 1 poivron rouge • 4 olives noires type Kalamata dénoyautées • Pour la marinade : 1 c. à s. d'huile d'olive, ½ c. à s. de vinaigre de cidre ou de jus de citron, 1 c. à c. de sauce soja

Préparation : couper l'oignon, le poivron rouge et les olives en fines lamelles. Mélanger les ingrédients de la marinade. Ajouter le tout dans un bol et bien mélanger.

Conservation : dans un bocal en verre au réfrigérateur pendant 4 ou 5 jours.

CHAMPIGNONS MARINÉS

Ingrédients pour 120 g : 3-4 champignons blancs • Pour la marinade : 1 c. à c. de sauce soja ou de tamari, 1 c. à c. de sirop d'érable, 1 c. à c. d'huile d'olive

Préparation : mélanger les ingrédients de la marinade dans un grand bol. Émincer les champignons et les mélanger avec la marinade. Réserver au réfrigérateur.

Conservation : dans un bocal en verre au réfrigérateur jusqu'à 4 ou 5 jours.

GRAINES DE TOURNESOL TOASTÉES

Ingrédients pour 100 g : 100 g de graines de tournesol ou de courge

Préparation : dans une poêle, faire dorer les graines à sec pendant quelques minutes.

Astuce : ces graines toastées peuvent être ajoutées en garniture sur les salades pour les rendre plus croquantes et nutritives.

CHOUX MASSÉS ET MARINÉS

Ingrédients pour 350 g : ½ chou rouge • ½ chou vert • 1 ou 2 carottes (optionnel) • Pour la marinade : 1 c. à s. d'huile d'olive, 1 c. à s. de vinaigre de cidre ou de jus de citron, 1 c. à c. de sel marin

Préparation : couper les ½ choux en fine julienne et les carottes en rubans à l'aide d'un économe. Mélanger les ingrédients de la marinade et masser le chou avec.

Conservation : dans un bocal en verre au réfrigérateur, pas plus de 5 jours.

Recommandation : retirer l'excès de liquide avant de servir ou d'incorporer dans une salade.

ROULEAUX ENSOLEILLÉS

Les feuilles de riz permettent de faire de beaux rouleaux colorés et gourmands. Préférer des feuilles de riz utilisables sans cuisson.

Ingrédients pour 1 rouleau : 1 feuille de riz pour rouleau de printemps • Vermicelles de riz • 1 c. à s. de carotte en julienne • 1 c. à s. de concombre en julienne • 1 c. à s. de poivron rouge en julienne • Feuilles de basilic ou de menthe • Pour la garniture (optionnel) : fleurs comestibles, pousses d'alfalfa, sauce cacahuète et gingembre (p. 207)

Préparation : faire cuire les vermicelles de riz selon les instructions du paquet puis les rincer à l'eau froide et les réserver. Humidifier chaque face de la feuille de riz. Étaler la feuille sur une planche à découper. Disposer les ingrédients en une bande au bas de la feuille. Rouler un peu puis rabattre les extrémités gauche et droite vers le centre avant de rouler à nouveau pour fermer le rouleau.

NORI MAKIS

L'algue nori est disponible sous la forme de feuilles grillées.* Maki *est le mot japonais pour « rouleaux ». Pour cette version sans cuisson, on remplace le riz japonais par une base de choux-fleurs marinés.

Ingrédients pour 1 rouleau

Pour 600 g de « riz-trop-chou » : 500 g de chou-fleur, 100 g de carottes, 25 ml de jus de citron, 2 c. à s. de gingembre râpé • Pour assembler le rouleau de nori : 1 feuille d'algue nori, 1 c. à s. de concombre en julienne, 1 c. à s. de poivron rouge en julienne, 4-5 lamelles de champignons marinés (p. 173), 1 poignée de pousses d'épinard émincées finement, 1 c. à s. de sauce « mayo » orange (p. 207) • Pour servir (optionnel) : 1 petit pot de tamari, de sauce soja ou de sauce cacahuète et gingembre (p. 207), 1 pointe de wasabi, graines de sésame noir

Préparation : préparer le « riz-trop-chou ». Découper le chou-fleur en cubes. Mixer le chou-fleur en semoule au robot par une série d'impulsions (sans le réduire en purée). Réserver dans un bol. Découper les carottes en cubes. Les mixer en semoule au robot par une série d'impulsions. Mélanger les deux semoules de légumes dans un saladier. Ajouter le jus de citron et le gingembre. Réserver au réfrigérateur. Transférer dans une mousseline. Presser le mélange pour l'égoutter et en ôter le jus résiduel. Après avoir été égoutté, le « riz-trop-chou » sera moins lourd.

Assembler les rouleaux de nori. Placer sur le plan de travail ou devant une planche à découper 1 bol d'eau chaude, 1 serviette propre et sèche, 1 couteau affûté et une natte de bambou (*bamboo mat*). Placer la feuille de nori sur la natte, côté non brillant contre la natte. Étaler 1 à 2 c. à s. de « riz-trop-chou » aux ¾ de la feuille de nori en une couche d'épaisseur constante et en allant jusqu'aux extrémités. Former une ligne avec les légumes et les champignons au milieu du « riz-trop-chou ». Répartir une fine couche de sauce « mayo » orange sur la ligne de garniture. Rouler la feuille progressivement. Former un cube en serrant la garniture, puis rouler doucement pour lui donner la forme désirée. Placer un peu d'eau chaude à l'extrémité supérieure de la feuille. Fermer le rouleau. Couper le rouleau en tranches de tailles similaires. Servir éventuellement avec un petit pot de tamari, de sauce soja, ou de sauce cacahuète et gingembre, du wasabi et des graines de sésame noir.

Conservation : s'il vous en reste, le « riz-trop-chou » se conserve au réfrigérateur 3 ou 4 jours.

NORI MAKIS

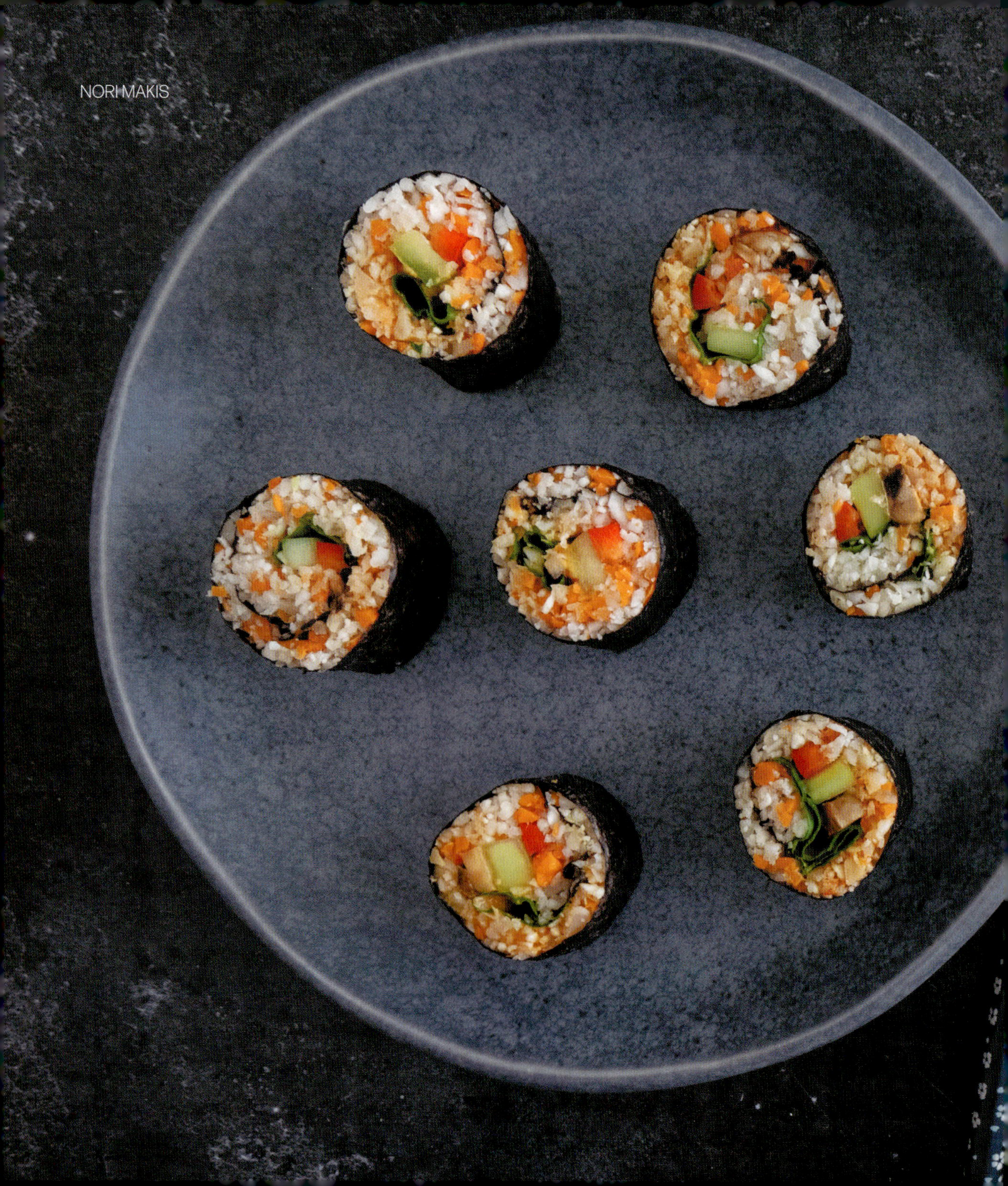

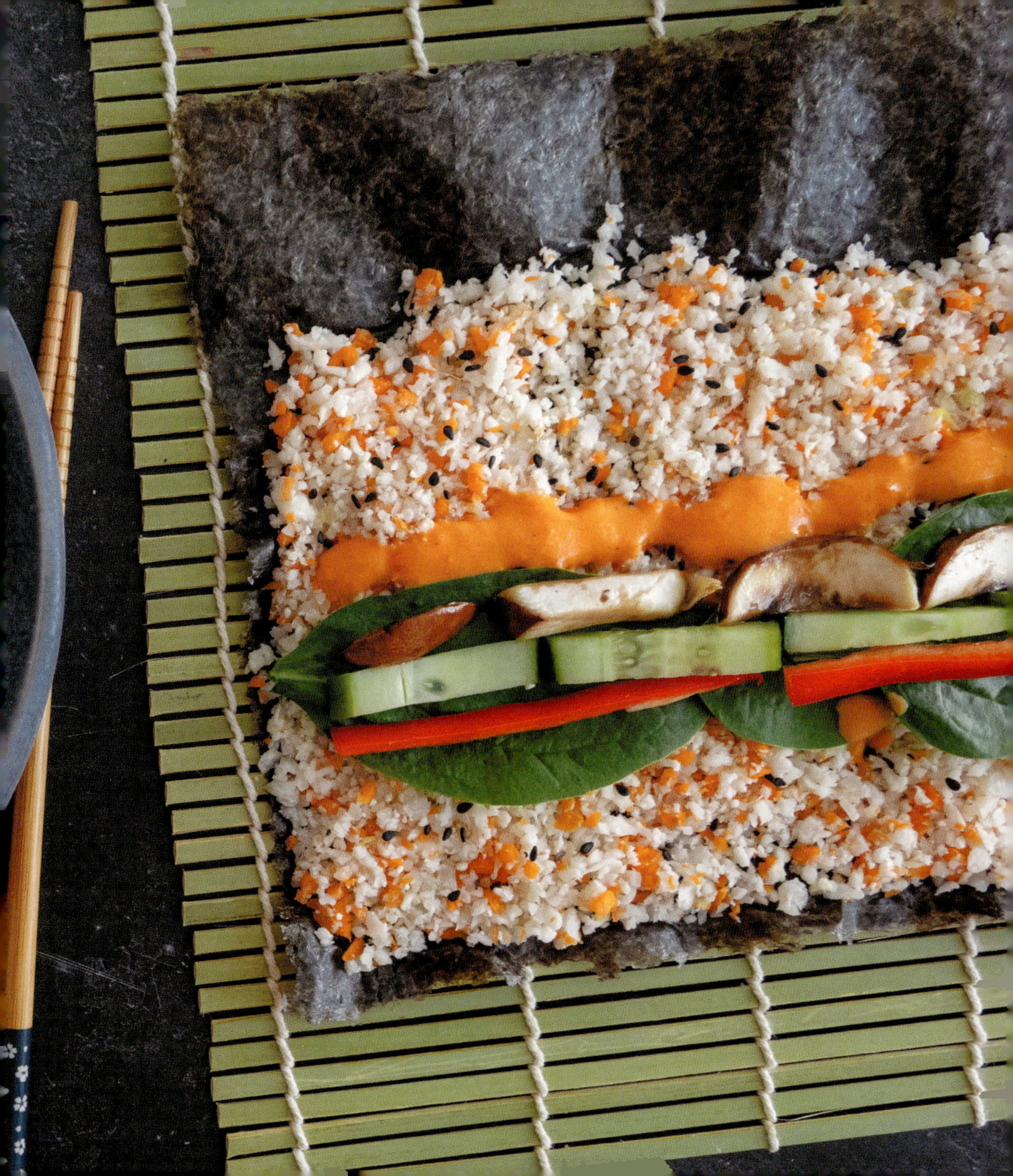

SALADES

Incontournables en cuisine végétale, les salades sont préparées comme un plat complet, coloré et rafraîchissant. Pour un maximum de nutriments, il est préférable de les déguster peu après la préparation.

SALADE *COLESLAW*

Ingrédients pour 1 à 2 personnes : 1 poignée de choux massés et marinés (p. 174) ▪ 1 pomme ▪ 1 c. à s. de raisins secs ▪ 1 c. à s. de graines de courge ▪ 1 c. à s. de sauce citronnée au tahin (p. 206)

Préparation : presser le chou pour en retirer le jus. Placer le chou dans un saladier. Couper la pomme en lamelles, les ajouter dans le bol avec les raisins secs et les graines de courge. Verser la sauce citronnée au tahin. Mélanger le tout.

SALADE SUR LE POUCE

Ingrédients pour 1 à 2 personnes : ½ concombre ▪ 3 tomates cerise ▪ 1 poignée de laitue, de feuille de chêne ou de mesclun ▪ 1 c. à s. d'oignon, poivron et olives marinés (p. 173) ▪ 1 c. à s. de champignons marinés (p. 173) ▪ 1 c. à s. de sauce orange et amande (p. 206) ou moutarde et amande (p. 206) ▪ Pour la garniture (optionnel) : ½ pomme rouge, graines de tournesol grillées

Préparation : découper le concombre en dés et les tomates cerise en 2. Mélanger tous les ingrédients dans un saladier. Assaisonner avec la sauce orange ou moutarde amande. Garnir éventuellement avec ½ pomme coupée en lamelles et des graines de tournesol.

SALADE DE POMMES DE TERRE

Ingrédients pour 1 à 2 personnes : 1 échalote ▪ 1 c. à s. de vinaigre de cidre ▪ 1 c. à s. d'huile d'olive ▪ Poivre ▪ 50 g de petits pois crus ou surgelés ▪ 1 salade feuille de chêne ▪ 7 brins de ciboulette ▪ 3-4 petites pommes de terre cuites à la vapeur ▪ 2 c. à s. de sauce « yaourt » et tahin (p. 206) ou une autre sauce blanche ▪ Pour la garniture (optionnel) : herbes de Provence ou herbes fraîches au choix

Préparation : hacher l'échalote dans un saladier. Verser le vinaigre et l'huile d'olive dessus. Poivrer. Blanchir les petits pois à la vapeur pendant 2 min puis les ajouter dans le saladier. Couper les feuilles de salade en lanières et hacher la ciboulette, les ajouter. Couper les pommes de terre en 4 puis les mélanger avec la sauce « yaourt » et tahin. Les ajouter dans le saladier et mélanger.

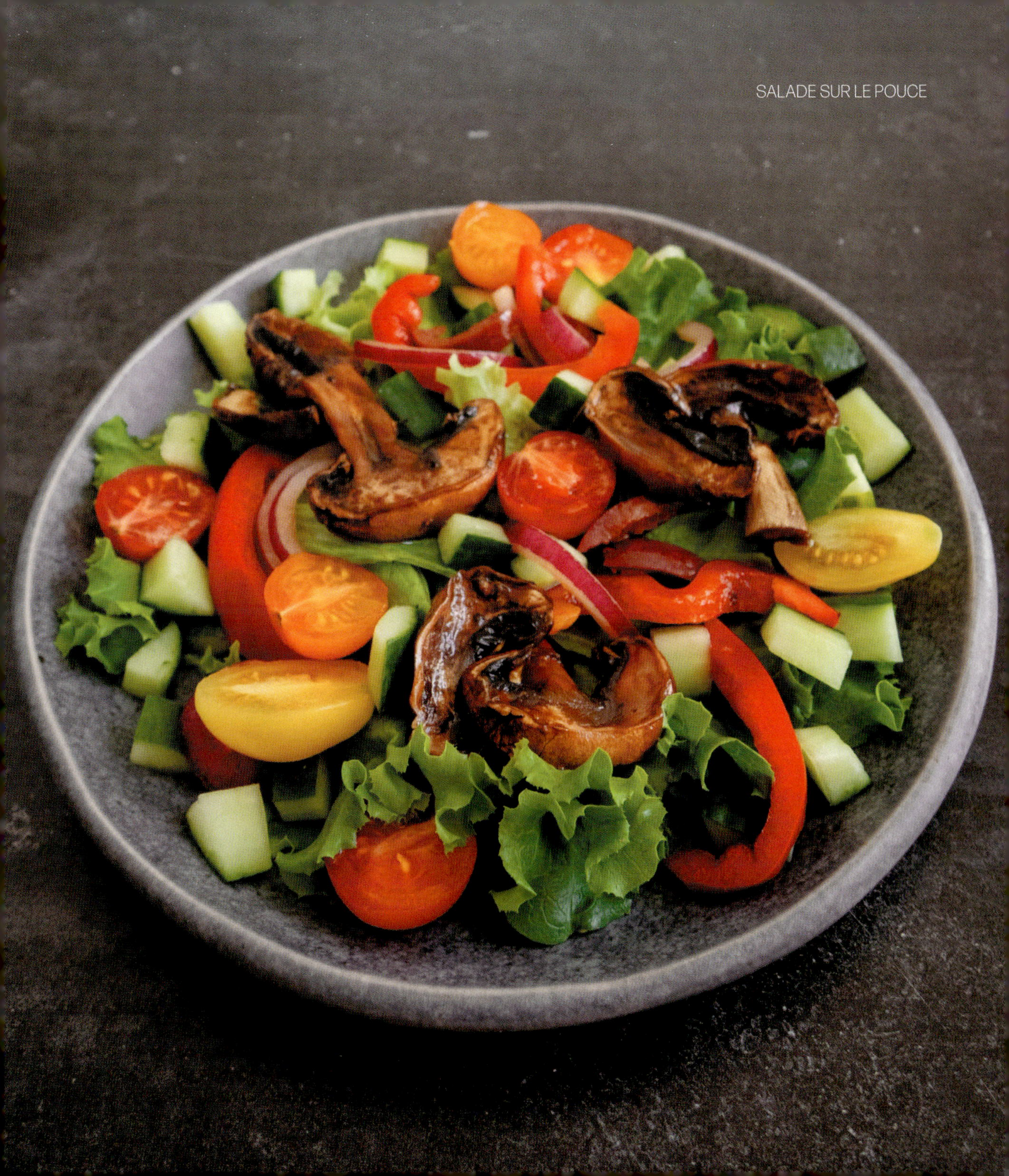
SALADE SUR LE POUCE

TABOULÉ DE QUINOA

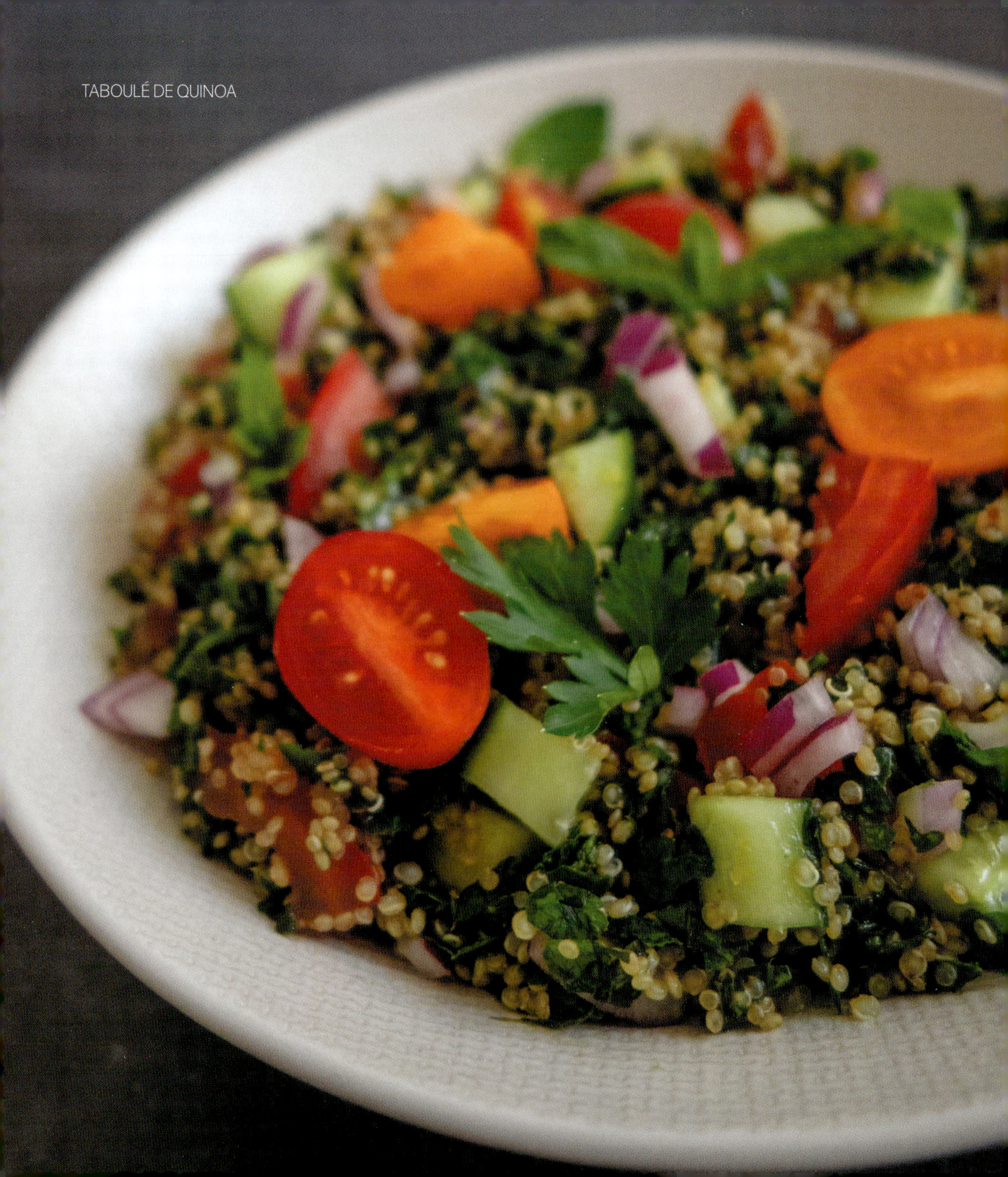

SALADE DE CONCOMBRE AU « YAOURT »

Ingrédients pour 1 à 2 personnes : 1 concombre • 1 c. à c. de câpres • 2 c. à s. de sauce au « yaourt » citronnée (p. 206) • Pour la garniture (optionnel) : 1 carotte en rubans

Préparation : épépiner le concombre puis le couper en rubans à l'aide d'un économe. Mélanger tous les ingrédients avec la sauce au « yaourt » citronnée. Garnir éventuellement de rubans de carotte.

SALADE CÉSAR

Ingrédients pour 1 à 2 personnes : 6 feuilles de laitue romaine • 5 pousses d'épinard • 1 c. à s. de champignons marinés (p. 173) • ½ pomme ou poire • Le jus de ½ citron • 2 c. à s. de sauce « mayo » orange • Pour la garniture (optionnel) : 3-4 croûtons légèrement grillés

Préparation : découper les feuilles de laitue et les pousses d'épinard en lanières, et les placer dans un saladier. Ajouter les champignons marinés coupés en fines lamelles. Couper la pomme ou la poire en fine julienne et réserver. Verser du jus de citron sur la pomme ou la poire pour éviter son oxydation. Verser la sauce « mayo » orange sur la salade, mélanger. Servir décoré de julienne de tomate de croûtons (optionnel).

TABOULÉ DE QUINOA

Ingrédients pour 1 à 2 personnes : 1 c. à c. de jus de citron ou de vinaigre de cidre • 1 c. à s. d'oignon rouge émincé • 5 g de menthe fraîche • 20 g de persil frais • 125 g de quinoa cuit • 2 c. à s. de tomate coupée en dés • 2 c. à s. de concombre coupé en dés • Pour l'assaisonnement : 2 c. à s. d'huile d'olive, 1 c. à s. de jus de citron • Pour la garniture (optionnel) : 2 tomates cerise, 1 c. à c. de zeste de citron

Préparation : verser un peu de jus de citron (ou de vinaigre de cidre) sur l'oignon rouge. Hacher finement la menthe et le persil en réservant quelques feuilles pour la présentation. Mélanger le quinoa avec l'ensemble des ingrédients, hormis ceux de l'assaisonnement, dans un saladier. Mélanger les ingrédients de l'assaisonnement dans un bol. Verser sur le taboulé. Mélanger le tout. Garnir éventuellement de tomates cerise et de zeste de citron avant de servir.

SALADE FRAÎCHEUR VERTE

Ingrédients pour 1 à 2 personnes : 1 poire • 1 kiwi • 1 pomme rouge • 4-5 pois mange-tout coupés en biseaux • Une dizaine de pousses d'épinard ou 1 poignée de mélange type mesclun • 1 c. à s. de graines de courge ou de tournesol • 2 c. à s. de sauce cacahuète et gingembre (p. 207) • Pour la garniture (optionnel) : fleurs comestibles, pousses d'alfalfa, noix de macadamia ou noix de cajou concassées

Préparation : découper les fruits en cubes. Mélanger le tout dans un saladier avec les pois mange-tout et les pousses d'épinard ou le mesclun. Incorporer les graines à la sauce cacahuète et gingembre, mélanger cette sauce à la salade. Ajouter éventuellement la garniture. Servir.

TAGLIATELLES DE CAROTTE ET DE COURGETTE

Ingrédients pour 1 à 2 personnes : 1 courgette • 1 carotte • 5 tomates cerise coupées en 4 • 1 c. à s. de champignons marinés (p. 173) • 1 c. à s. de sauce blanche au poivre (p. 207) • Pour la garniture (optionnel) : 1 à 2 olives Kalamata dénoyautées émincées finement, pousses de pois, fleurs comestibles

Préparation : couper la courgette et la carotte en fins rubans à l'aide d'un économe plat. Mélanger les rubans de courgette et de carotte avec les tomates cerise et les champignons marinés dans un bol. Verser la sauce blanche dessus et mélanger de nouveau, ou bien la laisser sur le côté pour y tremper les légumes. Ajouter éventuellement la garniture.

SALADE D'ORANGE ET DE FENOUIL

Le fenouil, l'orange et les oignons rouges se combinent parfaitement dans cette salade minute. Le pouvoir antioxydant du jus des agrumes prévient le brunissement des légumes ou des fruits.

Ingrédients pour 1 à 2 personnes : 2 oranges juteuses • 1 bulbe de fenouil • ½ oignon rouge ou 1 échalote • Le jus de ½ citron • Pour la sauce : 1 c. à s. d'huile d'olive, 1 c. à c. de graines de fenouil, 1 c. à c. de câpres

Préparation : prélever les suprêmes des oranges (les quartiers sans la membrane blanche) en réservant le jus. Couper le fenouil en fines lamelles (à la mandoline). Réserver les lamelles de fenouil dans un bain d'eau glacée. Émincer l'oignon rouge ou l'échalote finement. Verser un peu de jus de citron sur l'oignon et le réserver dans un bol. Mélanger les ingrédients de la sauce dans un bol avec le jus d'orange réservé. Incorporer la sauce à l'oignon citronné. Égoutter les lamelles de fenouil. Mélanger le fenouil et les suprêmes d'orange dans un saladier et incorporer l'oignon assaisonné.

TAGLIATELLES DE CAROTTE
ET DE COURGETTE

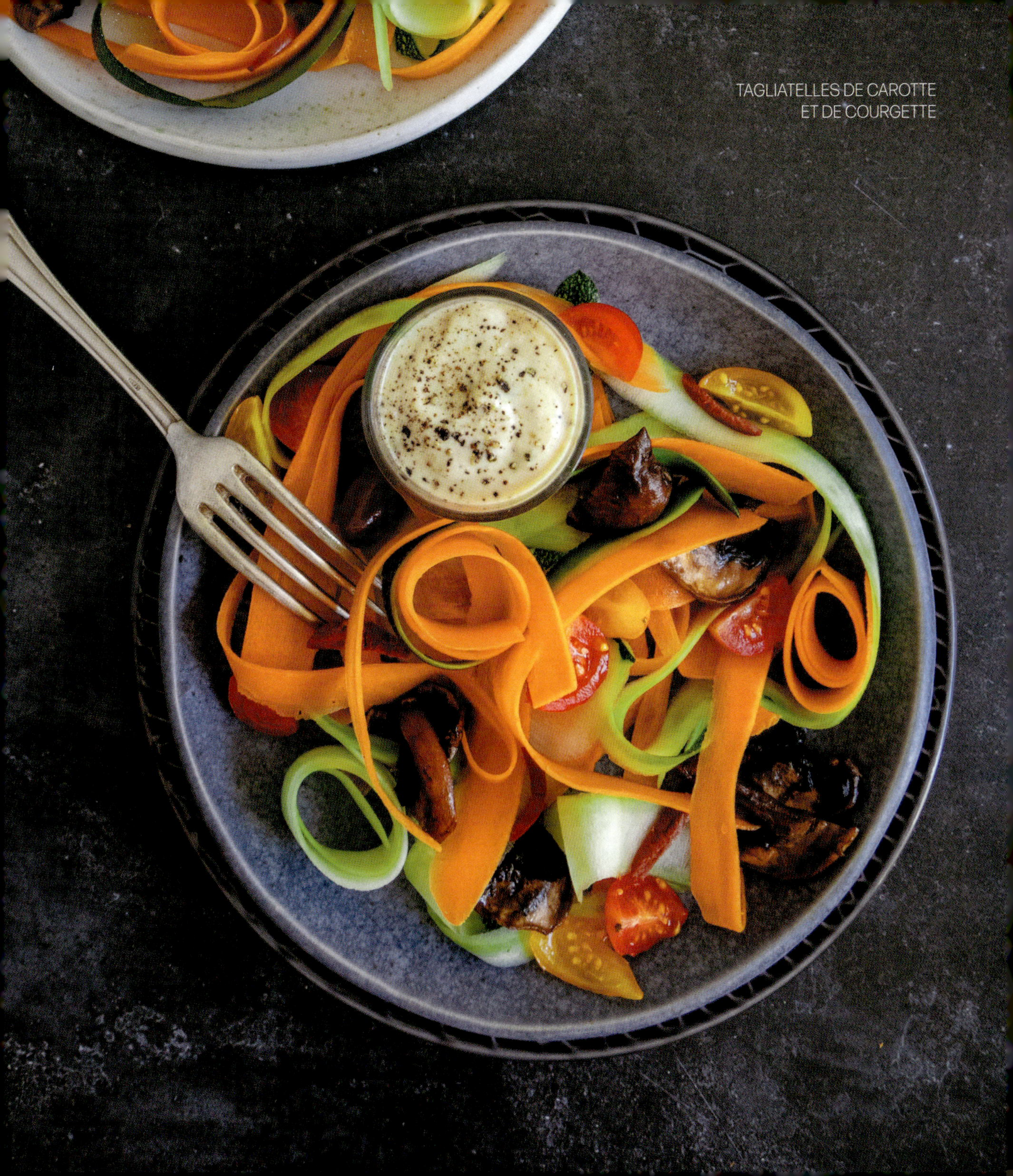

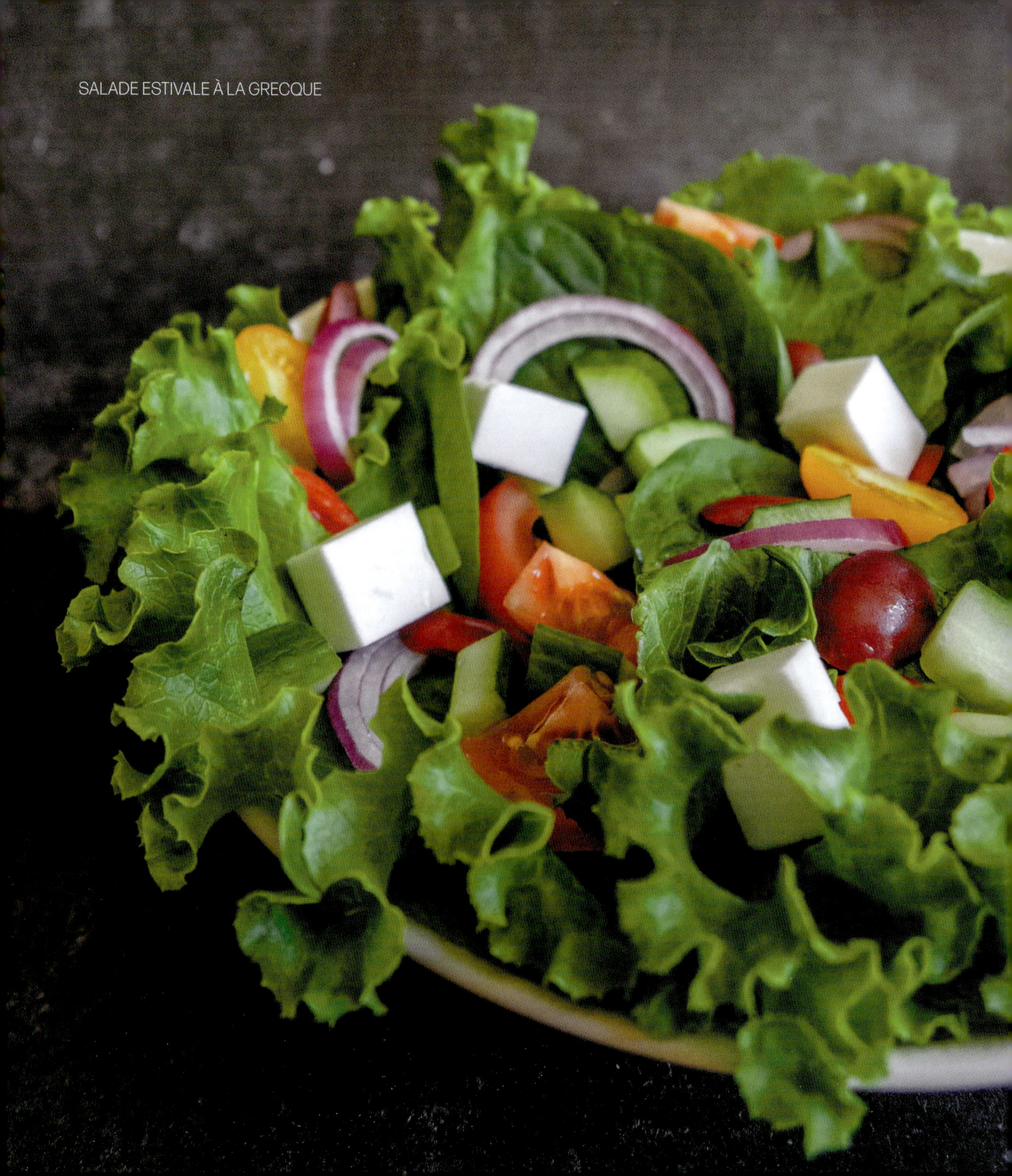

SALADE ESTIVALE À LA GRECQUE

SALADE POMME ET PAMPLEMOUSSE

Ingrédients pour 1 à 2 personnes : 1 pomme rouge ▪ Le jus de ½ citron ▪ 1 pamplemousse ▪ 1 échalote ▪ 1 c. à s. d'huile d'olive ▪ Sel ▪ Poivre ▪ Quelques pousses d'épinard ou de mesclun

Préparation : couper la pomme en lamelles fines, puis verser 1 filet de jus de citron dessus afin d'en prévenir l'oxydation. Éplucher le pamplemousse et prélever les suprêmes (les quartiers sans la membrane blanche) en réservant le jus. Couper l'échalote en petits dés. Verser le jus de pamplemousse et le jus de citron restant sur l'échalote, réserver. Ajouter l'huile d'olive. Saler et poivrer à sa convenance. Ajouter le pamplemousse puis la pomme et les pousses d'épinard. Mélanger.

ENSALADA PICO DE GALLO

Ingrédients pour 1 à 2 personnes : 2 tomates rouges ▪ 1 oignon rouge ou 1 échalote ▪ Le jus de ½ citron vert ▪ 1 c. à s. d'huile d'olive ▪ Sel ▪ Poivre

Préparation : couper les tomates et l'oignon rouge ou l'échalote en dés, les réserver dans un bol. Verser la moitié du jus de citron vert dans le bol. Mélanger. Ajouter l'huile d'olive. Saler et poivrer à sa convenance. Verser le reste de jus de citron dessus et déguster.

SALADE ESTIVALE À LA GRECQUE

Ouvrir un restaurant vegan à Athènes m'a fait découvrir que la fameuse salade grecque avait un assaisonnement à l'huile d'olive sans vinaigre. Ce sont les tomates, juteuses en été, qui apportent une touche d'acidité. Un des secrets bien gardés de longévité de certaines îles helléniques réside dans la consommation de pourpier, riche en oméga 3, que l'on considère souvent comme une plante invasive dans nos potagers hexagonaux.

Ingrédients pour 1 à 2 personnes : 1 petit oignon rouge ou 1 échalote ▪ 1 ou 2 tomates ou 4 tomates cerise ▪ 1 petit concombre ▪ 4 olives Kalamata dénoyautées ▪ 2 c. à s. d'huile d'olive ▪ Sel ▪ Poivre ▪ 3-4 pousses d'épinard ▪ 1 salade du jardin ▪ 50 g de fauxmage végétal type feta coupé en cubes ▪ Pour la garniture (optionnel) : brins de pourpier ou feuilles d'herbes aromatiques du jardin (basilic, menthe…)

Préparation : émincer l'oignon rouge ou l'échalote. Couper les tomates et le concombre en cubes. Émincer les olives. Placer le tout dans un saladier. Verser l'huile d'olive dessus. Saler et poivrer à sa convenance. Ajouter les pousses d'épinard et les feuilles de salade lavées. Mélanger. Ajouter des cubes de fauxmage type feta. Garnir éventuellement de pourpier ou d'herbes fraîches.

PLATS ET BOLS ÉNERGÉTIQUES

PRÉPARATION DU SARRASIN, DU QUINOA, DU RIZ ET DES LENTILLES

Les céréales complètes et les légumineuses sont des aliments riches nutritionnellement, simples à préparer et économiques. Pour le riz, préférer un riz coloré, rouge ou noir, plus savoureux et qui apporte des phytonutriments. Pour les lentilles, privilégier les variétés locales, comme les lentilles vertes. Le sarrasin et le quinoa sont des pseudo-céréales, naturellement sans gluten, et sources de protéines complètes. Côté légumineuses, on peut tout à fait se contenter de pois chiches ou de haricots noirs précuits en bocaux.

Le trempage est important pour le sarrasin et le quinoa, qui contiennent des inhibiteurs d'enzymes, mais je conseille de faire également tremper le riz complet et les lentilles avant cuisson. La cuisson, après trempage, se déroule de façon similaire, soit au *rice cooker* soit dans une casserole par absorption de l'eau. Le temps de cuisson après trempage est réduit de moitié par rapport à ce qui est recommandé sur le paquet. Il faut éviter de saler l'eau de cuisson car cela ralentit la cuisson. En Asie, il est de coutume de laisser reposer le riz à couvert pendant 10 min après la fin de la cuisson. J'applique ce principe à tous les grains et légumineuses.

Pour la cuisson des grains ou des lentilles dans le *rice cooker*, après le trempage, je sélectionne la cuisson rapide. J'ajoute le même volume d'eau que pour la cuisson par absorption. Le *rice cooker* est plus simple parce que la cuisson ne nécessite aucune surveillance. Je fais cuire des mélanges riz-lentilles ou quinoa-sarrasin simultanément au *rice cooker* sans problème. Il m'arrive également de hacher un peu d'ail, de gingembre et d'oignon rouge pour les intégrer à la cuisson.

Trempage (pour un nettoyage efficace, une cuisson plus rapide et un aliment plus digeste) :
- rincer les grains ;
- laisser tremper pendant 4 h ;
- jeter l'eau de trempage ;
- rincer 3 fois les grains et les égoutter.

CUISSON DU RIZ NOIR, DU RIZ COMPLET OU DU RIZ ROUGE

Ingrédients : 1 volume de riz coloré ou complet • 2 volumes d'eau filtrée

Ingrédients : faire cuire le riz à feu doux dans l'eau de 15 à 20 min, en maintenant l'ébullition. Ajouter un peu d'eau si besoin. Ôter la casserole du feu et laisser reposer le riz à couvert pendant 10 min : la vapeur parfait la cuisson.

Note : ce mode de préparation s'applique à l'identique pour les lentilles.

CUISSON DU QUINOA OU DU SARRASIN

Ingrédients : 100 g de quinoa • 100 ml d'eau (soit 1 volume d'eau pour 1 volume de quinoa)

Ingrédients : au préalable, faire tremper le quinoa comme indiqué page ci-contre. Transférer les grains dans une casserole. Faire bouillir l'eau dans une bouilloire. Verser l'eau bouillante sur le quinoa de façon qu'il soit juste couvert. Faire cuire à couvert pendant 10 min à feu doux en maintenant l'ébullition. Arrêter la cuisson et laisser reposer à couvert pendant 10 min : la vapeur permet aux grains de continuer à gonfler.

Notes : le quinoa cuit se conserve très bien jusqu'à 4 ou 5 jours dans un récipient hermétique au réfrigérateur. Il est idéal pour un couscous ou un taboulé. Ce mode de préparation s'applique à l'identique pour le sarrasin.

CUISSON DE LÉGUMES VAPEUR SAUTÉS AU WOK

Une façon simple de cuisiner sainement est de combiner les modes de cuisson, en particulier en intégrant la vapeur. La cuisson vapeur est un mode de cuisson rapide, efficace et qui préserve les qualités nutritionnelles des légumes. Le mode de préparation est le suivant : faire cuire les légumes dans un fond d'eau à couvert pendant quelques minutes afin de les cuire à cœur, puis les faire sauter avec un peu d'huile d'olive pour finaliser la cuisson.

Ingrédients : 1 oignon rouge ou 1 échalote • 1 gousse d'ail • 2 cm de gingembre frais • 1 poivron rouge • 3-4 champignons blancs • 2 tomates Roma • 1 c. à s. de sauce soja • 1 c. à s. d'huile d'olive • Herbes aromatiques au choix

Préparation : préchauffer un fond d'eau dans une poêle. Hacher l'oignon rouge ou l'échalote, l'ail et le gingembre. Les ajouter dans la poêle à feu moyen-vif, couvrir et faire cuire pendant 3 ou 4 min. Couper le poivron, les champignons et les tomates en dés. Les ajouter dans la poêle, mélanger. Poursuivre la cuisson à feu moyen sans couvercle pendant 2 min. Verser la sauce soja puis l'huile d'olive dans la poêle. Mélanger et faire sauter les légumes pendant 3 min.

CUISSON DU BROCOLI À LA VAPEUR

Si vous avez un *rice cooker* avec un panier vapeur ou un cuit-vapeur, vous pouvez très simplement cuire des bouquets de brocoli en 2 min. Pour une cuisson vapeur au wok, il suffit de cuire à couvert pendant 3 ou 4 min dans un fond d'eau portée à ébullition les fleurettes de brocoli sans les submerger.

LÉGUMES ET LÉGUMINEUSES

PLATEAU AUTOMNAL, CUISSON VAPEUR ET GRIL AU FOUR

Afin de préparer simplement un mélange de légumineuses, légumes racines, tofu, olives, il suffit d'utiliser deux plaques et de cuire le tout au four. Préparer chaque ingrédient séparément puis les combiner sur une même plaque en fonction de leur temps de cuisson. Ce principe s'applique à tous types de légumes racines et légumineuses.

Ingrédients pour 1 à 2 personnes : 2 patates douces • 2 carottes • ½ courge musquée • 1 c. à s. de sauce soja • 200 g de pois chiches précuits • 200 g (1 bloc) de tofu • 2 oignons rouges • 100 g d'olives vertes

Préparation : préchauffer le four à 200 °C. Couper les patates douces, les carottes et la courge en cubes et les placer sur une plaque de four. Verser un fond d'eau (2 cm) et 1 c. à s. de sauce soja. Enfourner pour 15 min à 185 °C. Placer le tofu et les oignons rouges en cubes sur une seconde plaque. Ajouter les olives. Verser un fond d'eau (1 cm) puis verser 1 filet d'huile d'olive. Enfourner pour 5 min à 185 °C. Après la fin de la cuisson, éteindre le four et laisser les deux plaques à l'intérieur pendant 10 min. Ensuite, combiner les ingrédients sur une seule plaque pour servir.

LÉGUMES SAUTÉS ET CAJOU

Ingrédients pour 1 à 2 personnes : 2 gousses d'ail • 50 g de champignons • 1 poivron • ½ oignon • 2 oignons verts • 1 c. à s. d'huile d'olive • 2 piments séchés • 25 g de noix de cajou • 1 c. à s. de sauce soja • 1 c. à c. de pâte de dattes ou de sirop d'érable • Pour la garniture (optionnel) : ½ c. à c. d'huile de sésame

Préparation : émincer l'ail. Couper les champignons en fines lamelles, le poivron et l'oignon en julienne, et les oignons verts en biseaux. Faire chauffer une sauteuse à feu moyen. Ajouter l'huile d'olive et l'ail émincé, brasser. Ajouter les champignons, le poivron et les piments séchés. Saisir pendant 4 min. Ajouter les noix de cajou, l'oignon et les oignons verts. Brasser le tout puis ajouter la sauce soja et la pâte de dattes ou le sirop d'érable. Poursuivre la cuisson pendant 2 min. Verser éventuellement 1 filet d'huile de sésame, brasser une dernière fois et servir.

PLATEAU AUTOMNAL,
CUISSON VAPEUR ET GRIL AU FOUR →

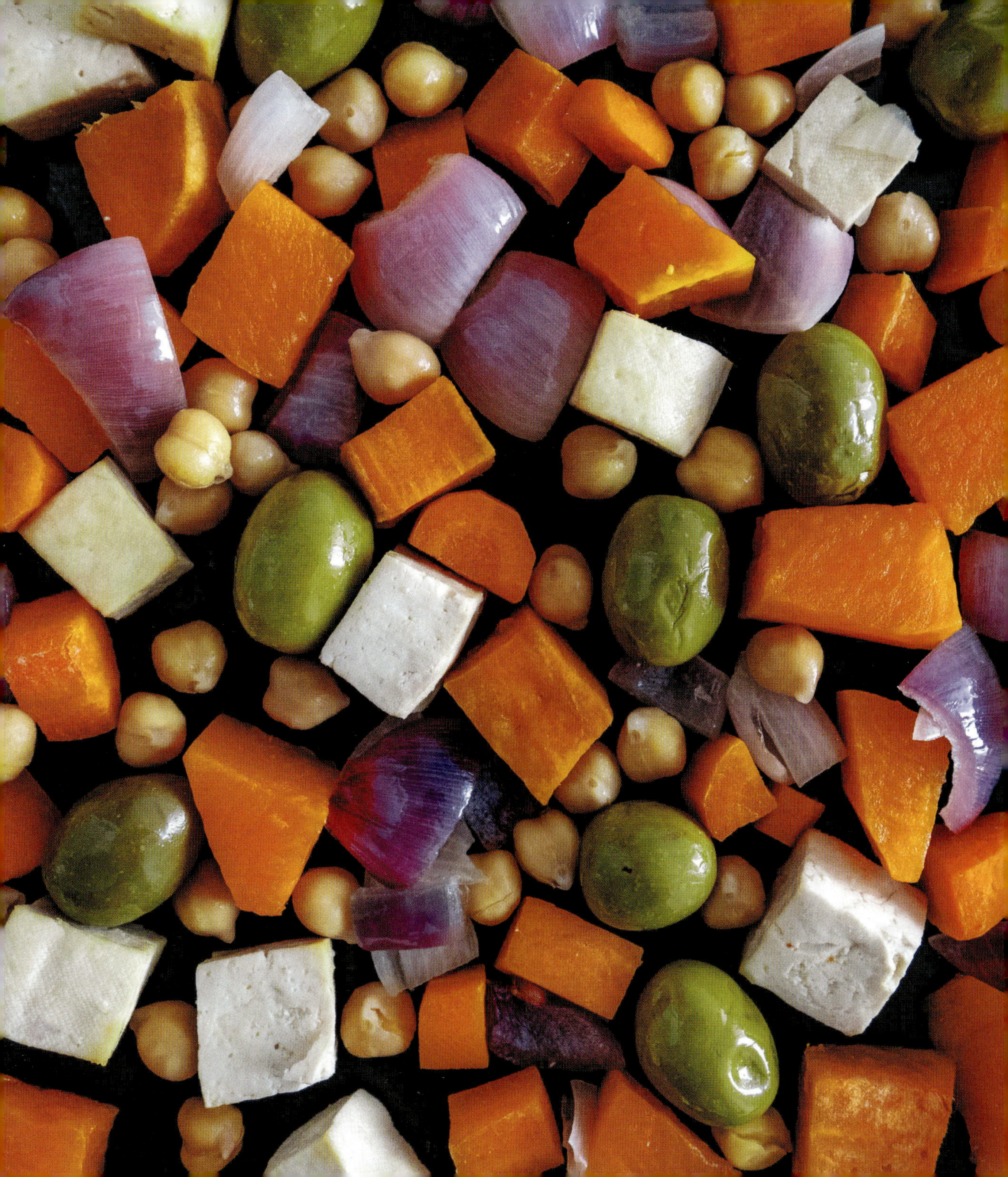

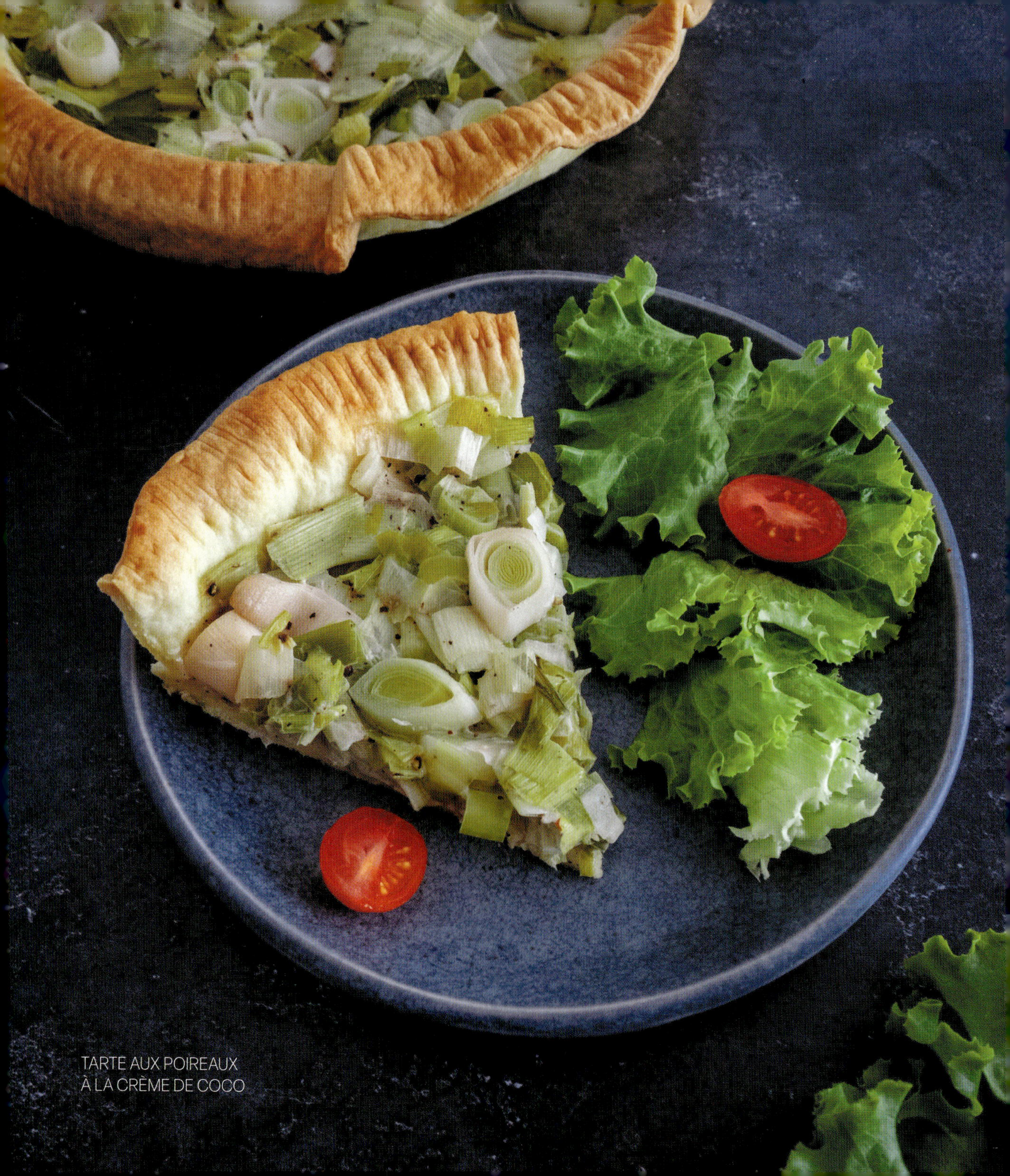

TARTE AUX POIREAUX
À LA CRÈME DE COCO

TAGLIATELLES DE PATATE DOUCE

Ingrédients pour 1 à 2 personnes : 1 patate douce • 1 échalote ou ½ oignon rouge • 2 cm de gingembre frais • 1 gousse d'ail • 1 c. à s. d'huile d'olive • 100 g de pois chiches précuits ou de petits pois précuits • 2 c. à s. de lait de coco • 1 c. à s. de paprika en poudre • 1 c. à c. de curry en poudre

Préparation : éplucher la patate douce puis la couper en rubans avec un économe plat. Émincer l'échalote ou l'oignon rouge finement. Hacher le gingembre et l'ail. Faire cuire le tout dans une poêle avec un fond d'eau (2 cm) à couvert, à feu moyen pendant 10 min. Brasser de façon régulière, ajouter un peu d'eau si nécessaire puis couvrir de nouveau. Retirer le couvercle. Ajouter les pois chiches ou les petits pois et l'huile d'olive. Brasser et faire cuire 5 min à feu doux. Mélanger dans un bol le lait de coco avec les épices. Verser dans la poêle. Brasser et faire cuire pendant 2 min.

TARTE AUX POIREAUX À LA « CRÈME » DE COCO

Ingrédients pour 1 à 2 personnes : 1 pâte à tarte brisée maison ou du commerce • 2-3 poireaux ou un mélange de poireaux et d'échalotes • 100 ml de préparation culinaire à la noix de coco (ou au soja) • Sel • Poivre • Pour accompagner : 1 salade verte

Préparation : préchauffer le four à 200 °C. Garnir le moule de la pâte et piquer le fond à la fourchette. Faire précuire la pâte pendant 15 min. Découper les poireaux et éventuellement les échalotes en rondelles. Les faire cuire à la vapeur pendant 10 min. Mélanger les poireaux dans un saladier avec la préparation culinaire végétale. Poivrer et saler à sa convenance. Verser la préparation aux poireaux dans le fond de tarte. Enfourner de 10 à 15 min. Accompagner d'une salade verte.

COUSCOUS DE LÉGUMES AU QUINOA

Ingrédients pour 1 à 2 personnes : 1 carotte • 1 courgette • 150 g de courge, d'aubergine ou de patate douce • 1 poivron rouge • 1 oignon rouge • 1 c. à s. de raisins secs • 1 c. à s. de pois chiches précuits • 1 c. à s. d'huile d'olive • 1 c. à s. de sauce rouge relevée façon harissa maison (p. 208) ou de sauce pimentée • 1 c. à s. d'eau • 100 g de quinoa cuit

Préparation : couper la carotte et la courgette en tranches de 1 cm d'épaisseur. Couper la courge (ou l'aubergine ou la patate douce), le poivron et l'oignon rouge en dés de tailles similaires. Faire cuire les légumes dans un panier vapeur 10 min. Préchauffer une poêle à feu moyen. Verser l'huile d'olive, ajouter les raisins et les pois chiches pour les saisir. Ajouter les légumes. Délayer la harissa maison avec l'eau. Verser sur les légumes et mélanger le tout. Faire cuire à couvert pendant 5 min à feu doux. Servir avec le quinoa cuit.

PATATES DOUCES RÔTIES ET FARCIES

Ingrédients pour 2 personnes : 2 grosses patates douces • 1 poivron rouge • 1 c. à s. d'huile d'olive • 2 c. à s. de pois chiches précuits ou de lentilles précuites • 2 c. à s. de maïs doux en grains • 1 c. à c. de cumin en poudre • 1 c. à c. de paprika en poudre • ½ c. à c. de curcuma en poudre • 1 c. à s. d'eau • Pour la garniture : sauce cacahuète et gingembre (p. 207)

Préparation : préchauffer le four à 200 °C. Laver les patates douces, piquer leur chair à l'aide d'une fourchette. Enfourner les patates douces entières et non épluchées pour 35 à 40 min. Découper le poivron rouge en petits dés (d'une taille similaire aux pois chiches). Réserver. Une fois les patates douces rôties, découper chaque patate douce en deux dans la longueur. À l'aide d'une petite cuillère, creuser légèrement leur cœur pour en faire des petits bateaux. Réserver la chair prélevée dans un bol et disposer les « bateaux » de patate douce dans 2 assiettes. Faire chauffer une sauteuse à feu moyen. Ajouter 1 trait d'huile d'olive. Verser le poivron rouge émincé, les pois chiches et le maïs avec les épices dans la sauteuse. Faire sauter pendant 4 ou 5 min. Ajouter un peu d'eau si nécessaire. Mélanger les ingrédients sautés avec la chair de patate douce. Farcir les « bateaux » de ce mélange. Garnir de lignes de sauce cacahuète et gingembre.

PIZZAS SANS GLUTEN ET SANS FOUR

La pizza est le plat convivial par excellence. Ces versions présentent une base sans gluten qui se prépare sans four, mais on peut préférer une base à pizza traditionnelle.

BASE DE PIZZA À LA PATATE DOUCE

Ingrédients pour 1 base de pizza : 125 g de patate douce ou de potimarron • 40 g de flocons d'avoine • 1 c. à s. d'huile d'olive

Préparation : éplucher la patate douce et la couper en cubes. Faire cuire la patate douce dans un panier vapeur ou un cuit-vapeur pendant 15 min. Réduire les flocons d'avoine en farine dans un blender. Écraser la patate douce à la fourchette dans un saladier. Mélanger avec la farine d'avoine. Se mouiller légèrement les mains pour éviter que la pâte colle. Former une boule de pâte et l'aplatir à l'aide d'un rouleau chemisé de papier cuisson. Faire chauffer l'huile d'olive dans une poêle. Transférer la pâte dans la poêle et la faire cuire à feu moyen pendant 3 min sur chaque face.

PIZZA ROUGE

Adaptez la garniture selon la saison, vos goûts et ce que vous avez sous la main.

Ingrédients pour 1 pizza

1 base de pizza à la patate douce cuite (p. 192) ▪ 1 fond de sauce rouge (p. 208) ou de marinara fraîche (p. 208) ▪ Pour la garniture : ½ oignon rouge ou 1 échalote, 1 gousse d'ail, 25 g de champignons, 2 tomates Roma, 5 olives noires dénoyautées, 2 c. à s. d'huile d'olive, sel, poivre, herbes de Provence ▪ Pour agrémenter (optionnel) : sauce verte façon pesto (p. 208), froma-cajou minute (p. 209), parme-sans minute (p. 209), olives vertes, câpres...

Préparation : préparer la garniture. Hacher l'oignon rouge ou l'échalote et l'ail. Couper les champignons, les tomates et les olives en lamelles. Préchauffer une sauteuse avec un fond d'eau. Ajouter l'oignon et l'ail, couvrir et faire cuire à feu vif pendant 2 min. Retirer le couvercle et poursuivre la cuisson à feu moyen. Ajouter les légumes, brasser puis verser l'huile d'olive. Faire sauter à feu moyen pendant 5 min. Saler, poivrer et ajouter quelques herbes de Provence. Réserver.
Réchauffer la base de pizza si nécessaire. Étaler une couche de sauce rouge ou de marinara fraîche dessus, puis répartir la garniture. Agrémenter des ingrédients optionnels de son choix. Bon appétit !

PIZZA VERTE

Ingrédients pour 1 pizza

1 base de pizza à la patate douce cuite (p. 192) ▪ 1 fond de sauce rouge (p. 208) ou de marinara fraîche (p. 208) ▪ Pour la garniture : 1 échalote, 2 gousses d'ail, 1 pied de brocoli, ½ poireau, 50 g de petits pois surgelés, 1 c. à s. de sauce soja, 1 c. à s. d'huile d'olive ▪ Pour agrémenter (optionnel) : sauce verte façon pesto (p. 208), froma-cajou minute (p. 209), parme-sans minute (p. 209), olives vertes, câpres...

Préparation : préparer la garniture. Verser un fond d'eau (2 cm) dans une sauteuse. Émincer l'échalote et écraser l'ail. Faire cuire l'échalote et l'ail à la vapeur à couvert pendant 2 min. Couper le brocoli et hacher le poireau. Ajouter un peu d'eau dans la sauteuse. Ajouter le brocoli, le poireau et les petits pois. Poursuivre la cuisson vapeur à couvert pendant 5 min. Lorsque l'eau s'est évaporée, verser la sauce soja puis l'huile d'olive. Faire sauter les légumes et réserver.
Réchauffer la base de pizza si nécessaire. Étaler une couche de sauce rouge ou de marinara fraîche dessus, puis répartir la garniture. Agrémenter des ingrédients optionnels de son choix. Bon appétit !

BASE DE PIZZA
À LA PATATE DOUCE

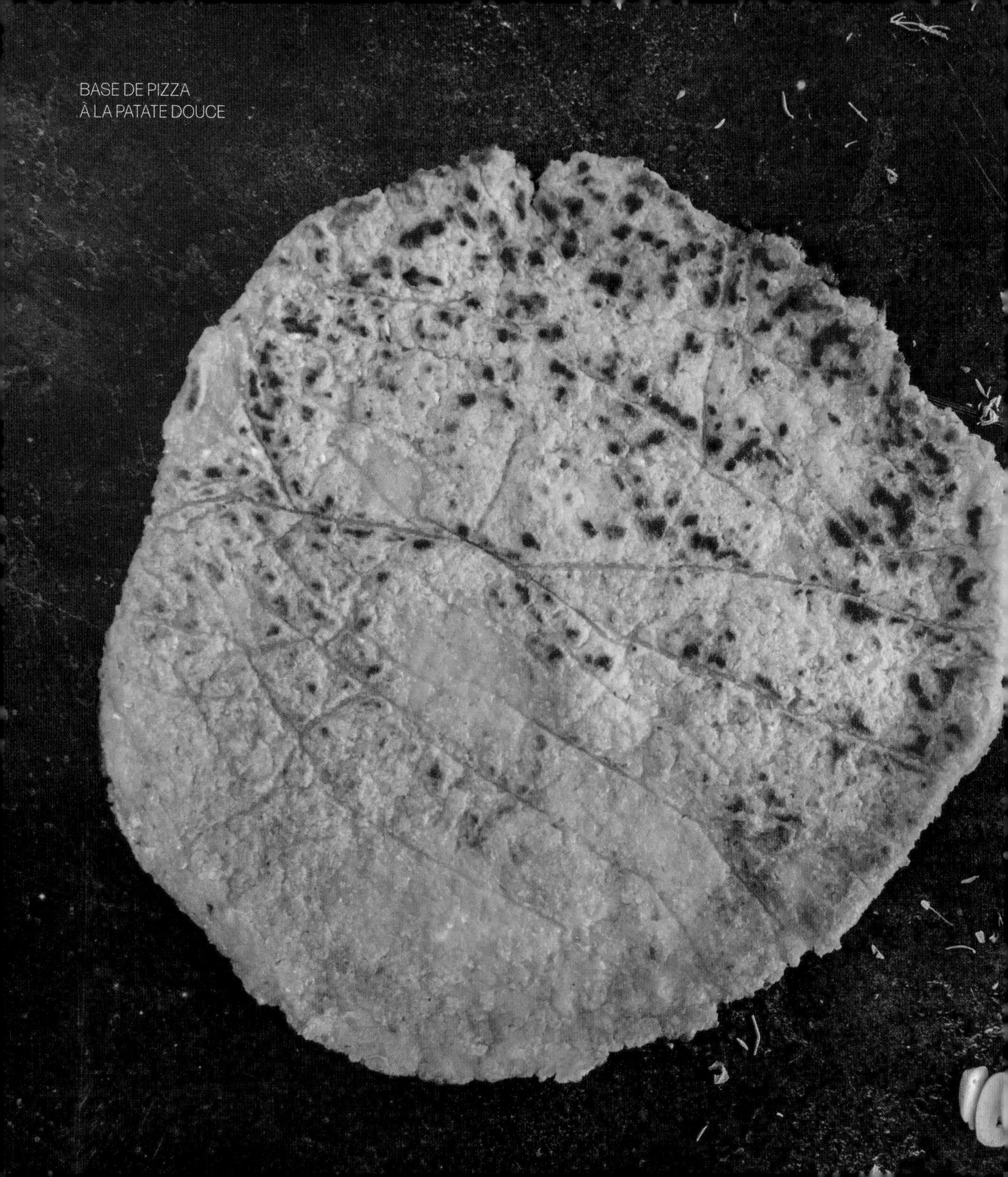

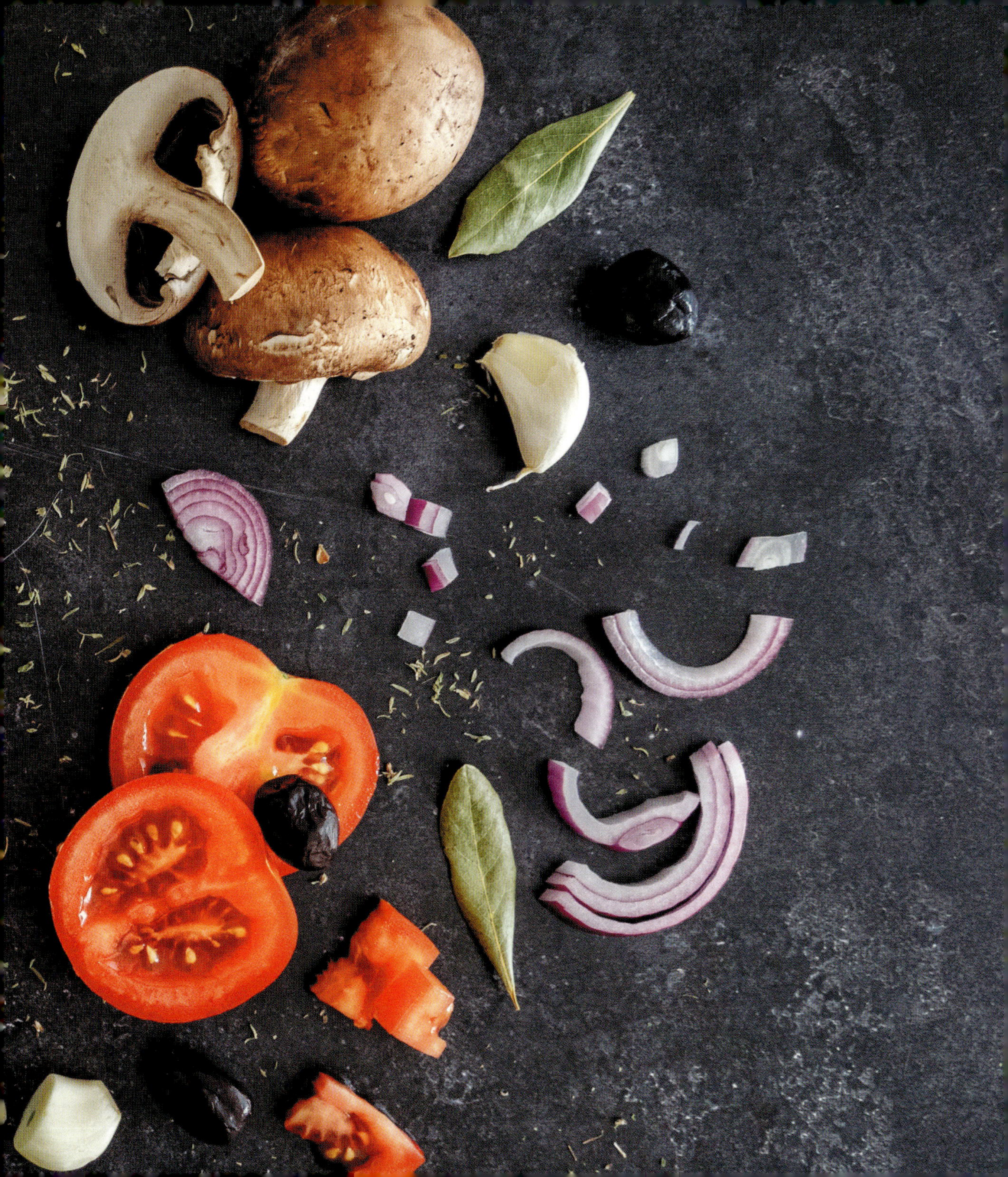

PÂTES SANS GLUTEN

La gamme des pâtes sans gluten s'est élargie avec des pâtes à base de riz complet, de maïs voire de légumineuses ou de quinoa. Je préfère les pâtes exclusivement à base de riz complet ou de maïs. La cuisson des pâtes sans gluten doit être précise, en particulier si vous les aimez al dente. *Il est préférable de surveiller la cuisson et de goûter régulièrement les pâtes afin de vérifier leur texture.*

MAC N'CHEESE

Ingrédients pour 1 à 2 personnes : 1 échalote émincée ou 1 oignon rouge émincé ▪ 40 g de petits pois ▪ Le zeste de 1 citron ▪ 120 g de macaronis ▪ 2 c. à s. de sauce froma-cheddar (p. 209)

Préparation : saisir au fond de la casserole l'échalote ou l'oignon rouge émincé puis les petits pois. Ajouter le zeste de citron. Réserver. Faire cuire les pâtes selon les instructions du paquet. Rincer et égoutter. Mélanger avec la sauce froma-cheddar. Ajouter l'échalote (ou l'oignon rouge) et les petits pois. Mélanger. Servir.

PENNE VERDE

Ingrédients pour 1 à 2 personnes : 1 gousse d'ail ▪ 60 g de fleurettes de brocoli ▪ 2 tomates séchées ▪ 120 g de penne ▪ 2 c. à s. de sauce verte façon pesto (p. 208)

Préparation : porter un fond d'eau (2 cm) à ébullition. Faire cuire *al dente* l'ail et le brocoli pendant 2 min à feu moyen par la vapeur d'eau. Réserver. Découper les tomates séchées en fine julienne. Faire cuire les penne avec les tomates séchées selon les instructions du paquet pour une cuisson *al dente*. Rincer et égoutter. Mélanger avec l'ail et le brocoli puis la sauce verte. Servir.

SPIRALES ROUGES

Ingrédients pour 1 à 2 personnes : 120 g de spirales (fusilli) ▪ 250 g d'oignon, poivron et olives marinés (p. 173), 1 c. à s. de vinaigre ▪ 1 c. à s. d'huile d'olive ▪ 2 c. à s. de sauce rouge ou marinara ▪ Pour la garniture (optionnel) : 3-4 champignons marinés (p. 173)

Préparation : vous pouvez utiliser le mélange d'oignon, poivron et olives marinés (p. 173) ou simplement émincer puis mélanger 1 oignon rouge, 1 poivron et 4 olives avec 1 c. à s. de vinaigre et 1 c. à s. d'huile d'olive. Saisir le mélange dans le fond de la casserole pendant 2 min. Réserver. Faire cuire les fusilli *al dente* selon les instructions foudu paquetrnies. Rincer et égoutter. Mélanger avec l'oignon, le poivron, les olives et la sauce rouge (ou marinara). Servir.

NOUILLES ASIATIQUES

VERMICELLES À SINGAPOUR

Ingrédients pour 2 personnes : ½ oignon rouge ou 1 échalote • 1 poireau ou 1 oignon vert • 1 poivron rouge • 1 gousse d'ail • 1 cm de gingembre frais • 200 ml d'eau • 2 c. à s. de sauce soja ou de tamari • 1 c. à c. de pâte de dattes • 120 g de vermicelles de riz • 1 c. à s. d'huile d'olive ou de sésame • 40 g de petit pois • 1 c. à s. de curry en poudre • 60 g de maïs doux en grains • 1 citron vert • Pour la garniture (optionnel) : 1 c. à c. de graines de sésame blond

Préparation : émincer l'oignon rouge (ou l'échalote) et le poireau (ou l'oignon vert). Couper le poivron en fine julienne. Hacher l'ail et le gingembre frais. Réserver. Mélanger l'eau avec la sauce soja et la pâte de dattes. Réserver. Suivre les indications fournies pour la cuisson des vermicelles. Chauffer la sauteuse ou le wok à feu moyen. Ajouter l'huile d'olive ou de sésame. Saisir l'ail, le gingembre et les oignons, ajouter le poivron, brasser le tout pendant 2 min. Ajouter les petits pois. Brasser encore 1 min. Ajouter le curry et le maïs. Verser le mélange d'eau, de soja et de dattes. Enfin, placer les nouilles. Brasser à feu moyen jusqu'à absorption et évaporation du liquide (maximum 2 min). Couper le citron vert en quartiers. Servir dans un bol. Garnir éventuellement de graines de sésame.

SOBA, POIVRONS ET POIS GOURMANDS À LA SAUCE CACAHUÈTE

Les soba sont des nouilles de sarrasin traditionnelles japonaises qui se dégustent de préférence froides. Idéalement à 100 % à base de sarrasin, elles sont naturellement sans gluten.

Ingrédients pour 2 personnes : 120 g de nouilles soba • 1 poivron rouge • 40 g de pois gourmands ou d'edamames • 20 g de cacahuètes grillées • 2 c. à s. de sauce cacahuète et gingembre (p. 207)

Préparation : faire cuire les nouilles soba selon les instructions du paquet. Rincer les nouilles à l'eau froide et les égoutter. Réserver. Couper le poivron rouge en julienne et les pois gourmands en biseaux. Mélanger les nouilles soba avec la sauce dans un saladier. Ajouter les poivrons et les pois gourmands. Servir dans un bol avec des éclats de cacahuètes grillées en garniture.

PAD THAÏ

Le pad thaï *est un plat emblématique des rues de Thaïlande, facile et rapide à préparer. Le goût acidulé-sucré de la version traditionnelle vient du mélange de sirop de fleur de coco et de jus de tamarin. À l'origine, ce plat fut conçu comme un repas nourrissant et pas cher, dont les vermicelles permettaient de recycler les éclats de riz. Il en existe autant de variations que de familles thaïes. Cette variation se prépare sous des latitudes occidentales. La pâte de tamarin se trouve facilement dans les épiceries asiatiques. J'utilise ici des dattes à la place du sirop de fleur de coco.*

Ingrédients pour 1 à 2 personnes

2 échalotes • 3-4 champignons • 1 poignée de brins de ciboulette ou d'oignons verts • 120 g de vermicelles de riz • 1 c. à s. d'huile de tournesol ou de riz • 1 c. à c. de sauce soja • 60 g de pousses de soja • Pour la sauce *pad thaï* : 40 g de dattes dénoyautées, 20 g de pâte de tamarin dénoyauté, 2 cm de gingembre frais, 1 c. à c. de piment de Cayenne, 1 c. à c. de poivre noir • Pour garnir : 1 c. à s. d'arachides torréfiées, 1 petit piment séché émincé finement (optionnel)

Préparation : préparer la sauce. Hacher les dattes et le tamarin et les faire tremper en les submergeant dans un petit volume d'eau chaude. Mixer avec le gingembre et les épices.
Émincer les échalotes en petits dés. Couper les champignons en petits dés. Réserver. Couper les brins de ciboulette ou les oignons verts en biseaux. Faire cuire les vermicelles selon les indications du paquet. Rincer, égoutter et réserver les vermicelles. Chauffer la sauteuse ou le wok à feu moyen. Verser l'huile, les échalotes et les champignons. Brasser à feu moyen pendant 2 min. Verser 3 c. à s. de sauce *pad thaï*, la sauce soja puis les vermicelles dans la poêle. Brasser. Ajouter les pousses de soja et la ciboulette. Brasser puis stopper la cuisson. Servir avec des éclats d'arachides et éventuellement du piment.

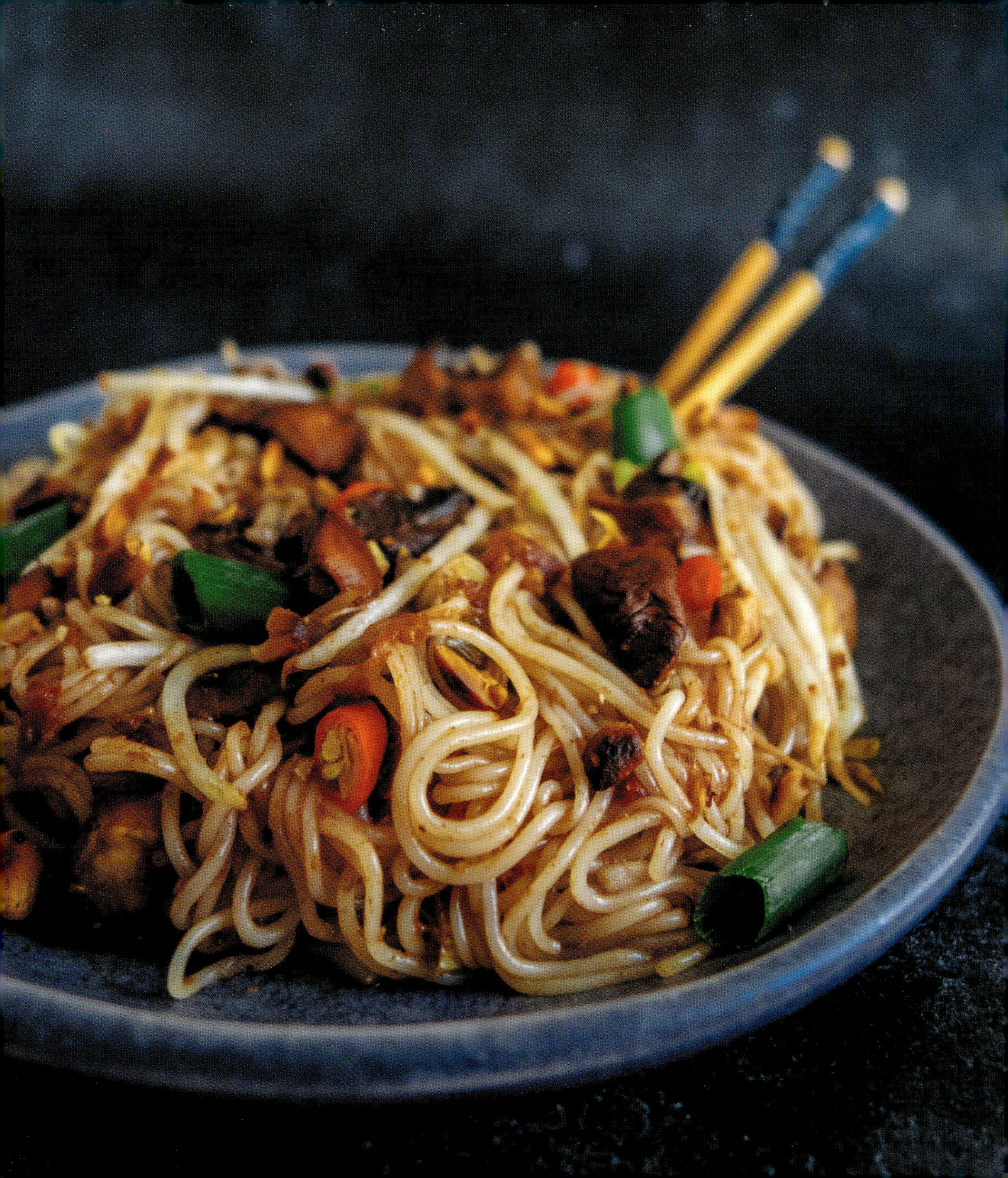

BOLS ÉNERGÉTIQUES

Un bol énergétique, aussi connu sous les noms de buddha bowl, poke bowl *ou* power bowl, *est un repas complet composé de différentes préparations. Un bol végétal contient des grains complets (riz, quinoa...), des légumineuses (tofu, lentilles...), des légumes racines (patates douces, carottes...), des légumes, des pousses ou feuilles, des algues, des graines ou des noix et des épices, et il est accompagné d'une ou de plusieurs sauces. Vous pouvez également le préparer sous la forme d'un buffet, où chacun fait sa propre assiette selon ses envies. Voici quatre bols pour quatre inspirations culinaires avec la cuisine méditerranéenne, la cuisine thaïe, la cuisine mexicaine et enfin des influences sud-coréennes, afin de voyager sans avoir à prendre l'avion.*

BOL THAÏ : RIZ ROUGE, TOFU ET CAJOU DORÉS, PATATES DOUCES RÔTIES À LA SAUCE THAÏE

Ingrédients pour 2 personnes : 2 patates douces • 100 g de tofu ferme • 2 ou 3 oignons rouges • 100 g de noix de cajou nature • 1 c. à s. de sauce soja • 1 c. à s. d'huile d'olive • 1 c. à s. de pâte de dattes • Pour le riz rouge : 1 gousse d'ail, 2 cm de gingembre frais, 1 c. à c. d'huile d'olive, 1 c. à c. de sauce soja, 100 g de riz rouge cuit (voir p. 186), 50 g de pousses de soja, 7 brins de ciboulette ou 3 tiges d'oignons verts • Pour la sauce thaïe : 2 c. à s. de sauce soja, 2 c. à s. d'huile de riz ou d'olive, 2 cm de gingembre frais haché, le jus de 1 citron vert, 1 c. à s. de pâte de dattes ou de tamarin, 1 c. à s. de paprika en poudre, 1 c. à c. de piment en poudre, poivre noir

Préparation : préchauffer le four à 200 °C. Couper les patates douces en gros cubes. Verser un fond d'eau (1 cm) dans une plaque de four, y placer les patates douces. Enfourner pour 15 min à 185 °C. Presser le tofu dans un linge propre pour l'égoutter. Couper le tofu et les oignons rouges en cubes. Verser la sauce soja, l'huile d'olive et la pâte de dattes dans un bol. Mélanger. Ajouter les cubes de tofu, les oignons et les noix de cajou. Brasser pour bien enrober les ingrédients. Placer le tofu, l'oignon et les noix de cajou sur une plaque. Enfourner pour 10 min. Idéalement, laisser les plaques au four fermé pendant 10 min après la fin de la cuisson.

Préparer le riz rouge. Écraser l'ail et le gingembre et les ajouter dans une poêle chaude avec l'huile d'olive. Faire sauter pendant 2 min. Verser un fond d'eau dans la poêle puis la sauce soja puis ajouter le riz. Faire sauter. Ajouter les pousses de soja et la ciboulette ou les oignons verts. Brasser et réserver.

Préparer la sauce thaïe. Mixer tous les ingrédients de la sauce.

Assembler le bol thaï. Disposer dans un grand bol creux les patates douces rôties, le tofu aux oignons et aux noix de cajou, le riz rouge sauté et arroser de sauce thaïe.

BOL MÉDI : RIZ ET LÉGUMES SAUTÉS, CHOU-FLEUR GRILLÉ ET SALADE DE CONCOMBRES TZATZIKI

Ingrédients pour 2 personnes (2 bols)
Pour le chou-fleur au four : 1 chou-fleur, 1 c. à s. de paprika en poudre, 1 c. à c. de curcuma en poudre, 1 c. à s. d'huile d'olive ▪ Pour le riz aux légumes sautés : 1 carotte, 1 échalote, 50 g de petits pois surgelés, 1 c. à s. de vinaigre de cidre, 2 c. à s. d'huile d'olive, 1 c. à s. de sauce soja, 100 g d'un mélange de lentilles vertes et de riz cuits (voir p. 186) ▪ Pour le tzatziki : 1 gousse d'ail, le jus de 1 citron, 1 concombre, 1 c. à s. de câpres, 1 c. à s. d'huile d'olive, 50 g de dessert végétal, herbes aromatiques (aneth ou menthe), poivre noir ▪ Pour la garniture : quelques rondelles de concombre

Préparation : préparer le chou-fleur. Préchauffer le four à 200 °C. Couper le chou-fleur en tranches de 2 cm d'épaisseur. Verser un fond d'eau (1 cm) dans la plaque de four puis y placer les tranches de chou-fleur. Enfourner pour 15 min à 185 °C. Mélanger les épices avec l'huile d'olive dans un saladier. Enrober les tranches de chou-fleu rôties de cette sauce. Réserver.
Préparer le riz aux légumes. Couper la carotte et l'échalote en petits cubes. Les faire revenir avec les petits pois dans une poêle avec un fond d'eau et le vinaigre de cidre à couvert pendant 2 min. Terminer la cuisson en faisant sauter les légumes avec un peu d'huile d'olive et de sauce soja. Ajouter le riz, les lentilles et un peu d'eau si nécessaire puis faire sauter le tout pendant 2 min.
Préparer le tzatziki. Hacher la gousse d'ail, verser le jus de citron dessus. Éplucher une bande sur deux du concombre, le couper en deux et évider les graines au centre, puis le découper en larges cubes. Réserver dans un saladier. Dans un bol, verser l'ail arrosé de jus de citron, les câpres et l'huile d'olive. Mélanger. Ajouter le dessert végétal. Hacher les herbes aromatiques et les ajouter dans le bol. Poivrer et mélanger à la cuillère. Incorporer les cubes de concombre dans la sauce au dessert végétal.
Assembler le bol. Disposer dans un grand bol creux ou une assiette creuse le riz aux légumes, le chou-fleur, le tzatziki, et pourquoi pas quelques rondelles de concombre en plus.

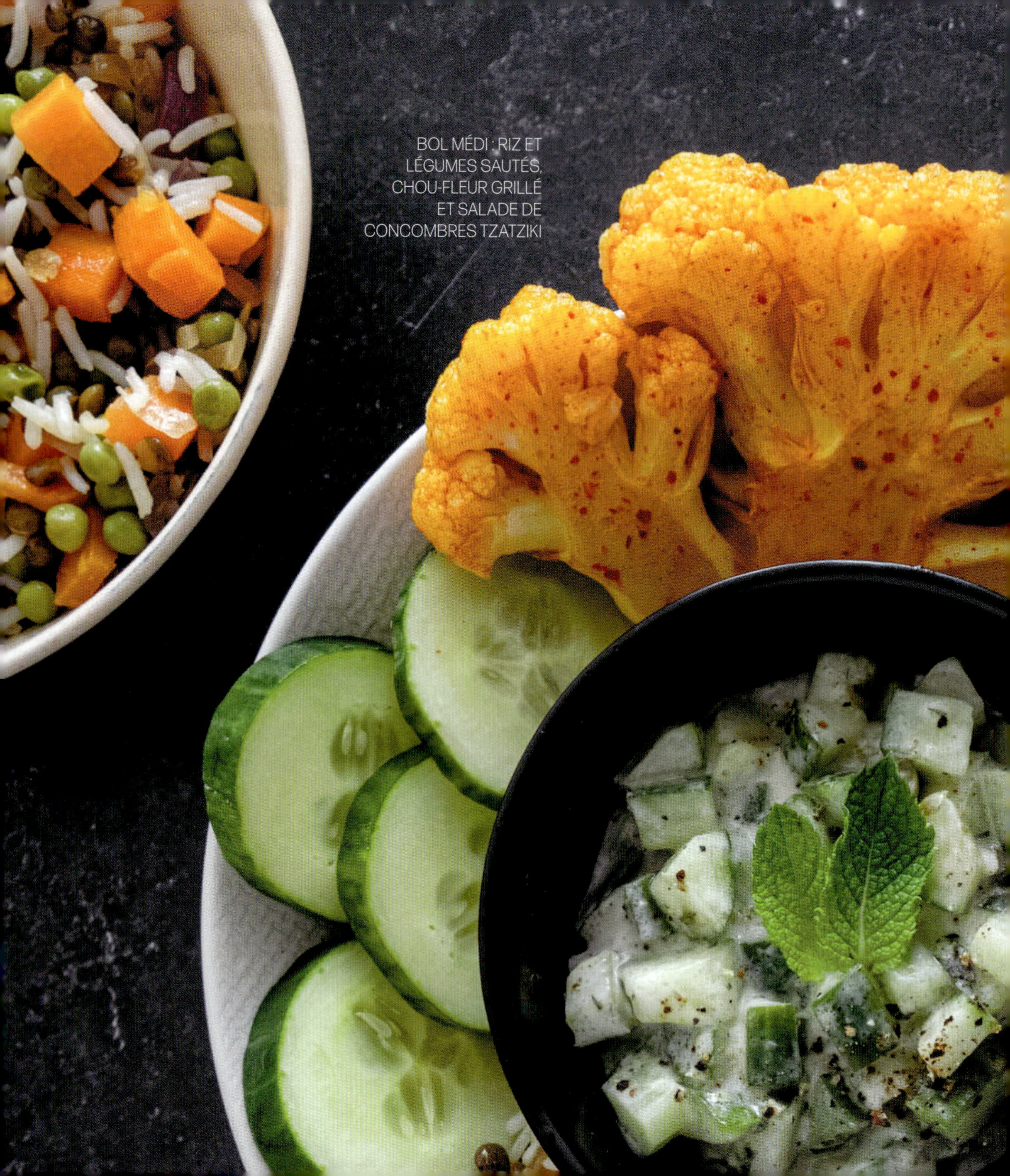

BOL MÉDI : RIZ ET LÉGUMES SAUTÉS, CHOU-FLEUR GRILLÉ ET SALADE DE CONCOMBRES TZATZIKI

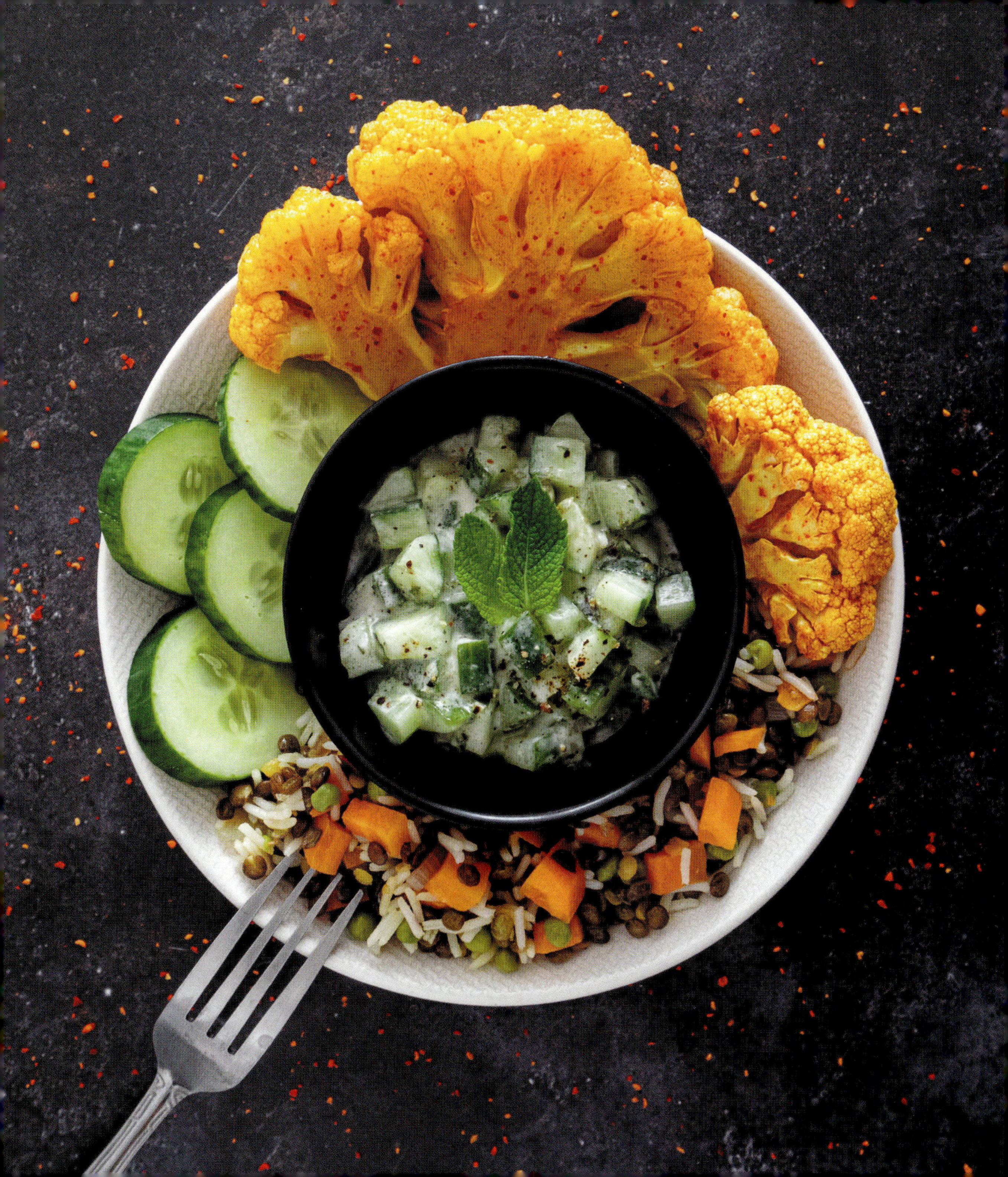

BOL K-POP : LÉGUMES AU FOUR, TOFU MARINÉ À LA SAUCE *GOCHUJANG*, VERMICELLES DE RIZ AUX CHAMPIGNONS MARINÉS ET *KIMCHI*

Ce bol est inspiré par le** bibimbap**, plat traditionnel coréen qui est servi avec des légumes crus en lamelles. Vous pouvez l'accompagner de rouleaux ensoleillés (p. 174) ou simplement de quelques légumes crus coupés en lamelles (poivron rouge, concombre…). La sauce** gochujang **est une sauce rouge coréenne, piquante et sucrée. Vous pouvez en acheter ou bien préparer cette variante libre. Le** kimchi **est un chou chinois fermenté et épicé. Vous pouvez en acheter ou le remplacer par de la choucroute nature.

Ingrédients pour 2 personnes : 1 patate douce • 2 ou 3 carottes • 1 courge • 80-100 g de *kimchi* ou de choucroute nature • Pour la sauce *gochujang* maison : 80 g de concentré de tomates, 100 ml d'eau, 1 c. à s. de miso blanc, 1 c. à s. de sauce soja, 1 c. à s. d'huile de riz ou de tournesol, ½ c. à c. de sauce piquante type Tabasco® • Pour le tofu : 1 bloc (200 g) de tofu ferme, 2 c. à s. de sauce *gochujang* maison, huile de tournesol • Pour les vermicelles aux champignons : 3 ou 4 champignons de Paris, 1 c. à s. de sauce soja, 1 c. à s. d'huile d'olive, 1 c. à s. de pâte de dattes ou de sirop d'érable, 100 g de vermicelles de riz, 1 c. à s. d'huile de riz ou de tournesol

Préparation : préchauffer le four à 200 °C. Couper les légumes sauf le kimchi en gros cubes. Verser un fond d'eau dans une plaque de four, ajouter les cubes de légumes. Enfourner pour 15 min à 185 °C.

Préparer la sauce *gochujang* maison. Mixer tous les ingrédients pour obtenir une sauce homogène. Réserver.

Préparer le tofu. Presser le tofu ferme dans un linge propre afin de l'égoutter. Couper le tofu en cubes. Mélanger les cubes de tofu avec 1 c. à s. de sauce *gochujang* maison pour les enrober. Préchauffer une poêle avec un peu d'huile de tournesol. Faire sauter les cubes de tofu marinés pendant 2 min.

Préparer les vermicelles aux champignons. Couper les champignons en lamelles. Mélanger la sauce soja, l'huile d'olive, la pâte de dattes ou le sirop d'érable dans un bol et enrober les champignons de cette sauce. Laisser reposer 10 min puis faire sauter les champignons marinés dans une poêle à feu moyen pendant 2 min. Faire cuire les vermicelles selon les indications du paquet, égoutter. Mélanger avec les champignons marinés et un peu d'huile de riz ou de tournesol.

Assembler le bol K-pop. Disposer dans un grand bol les légumes rôtis, le tofu mariné à la sauce *gochujang* maison, les vermicelles aux champignons et le *kimchi*. Ajouter de la sauce *gochujang* maison à sa convenance.

BOL MEX : HARICOTS NOIRS, QUINOA, *PICO DE GALLO*, GUACAMOLE DE PETITS POIS ET SAUCE « MAYO » ORANGE

Ingrédients pour 2 personnes
100 g de quinoa cuit (voir p. 186) • 100 g de haricots noirs précuits • ¼ de poivron rouge coupé en lamelles • Quelques feuilles de laitue romaine coupées en lanières • 3 c. à s. de guacamole de petits pois (p. 170) • 1-2 c. à c. de sauce « mayo » orange (p. 207) • Pour 250 g de *pico de gallo* : 1 ou 2 tomates Roma, 1 oignon rouge, 60 g de maïs doux, le jus de 1 citron vert, 1 douzaine de feuilles de coriandre fraîche ou de persil plat • Pour servir (optionnel) : sauce rouge relevée façon harissa maison (p. 208), tortillas de blé ou de maïs

Préparation : préparer le *pico de gallo.* Couper les tomates et l'oignon rouge en petits dés. Placer le tout dans un bol avec le maïs et verser le jus de citron vert dessus. Parsemer d'herbes fraîches hachées. Réserver au réfrigérateur.
Assembler le bol : placer le quinoa cuit au centre du bol et le couvrir de haricots noirs précuits. Disposer autour les lamelles de poivron, les lanières de laitue, 3 c. à s. de *pico de gallo*, 3 c. à s. de guacamole de petits pois et la sauce « mayo » orange. Accompagner éventuellement d'un peu de sauce rouge relevée façon harissa maison et de tortillas de maïs ou de blé.

Conservation : s'il vous en reste, le *pico de gallo* se conserve au réfrigérateur jusqu'à 3 ou 4 jours.

SAUCES

Ces sauces peuvent être utilisées comme assaisonnement pour tout type de salades et de bols énergétiques. Elles peuvent être préparées à l'avance, elles se conservent dans un bocal en verre hermétique au réfrigérateur pendant 3 ou 4 jours. Il faut bien les secouer avant de les utiliser.

SAUCE CITRONNÉE AU TAHIN

Ingrédients : le jus de½ citron • 1 c. à s. de tahin • 1 c. à c. de miso blanc • Poivre

Préparation : mélanger tous les ingrédients dans un bol. Poivrer. Réserver.

SAUCE MOUTARDE ET AMANDE

Ingrédients : 1 c. à s. de vinaigre de cidre • 1 c. à s. de purée d'amandes • 2 c. à c. de moutarde

Préparation : mélanger tous les ingrédients dans un bol. Réserver.

SAUCE ORANGE ET AMANDE

Ingrédients : le jus de ½ d'orange • 1 c. à s. de purée d'amandes • 1 c. à c. de miso blanc

Préparation : mélanger tous les ingrédients dans un bol. Réserver.

SAUCE AU « YAOURT » CITRONNÉE

Ingrédients : 110 g de dessert végétal nature • ½ gousse d'ail • 2 c. à c. de miso blanc • Le jus de ½ citron • 7 brins de ciboulette ou d'aneth coupés finement

Préparation : mélanger tous les ingrédients dans un bol. Réserver.

SAUCE « YAOURT » ET TAHIN

Ingrédients : 100 g de dessert végétal nature • 2 c. à c. de miso blanc • 1 c. à s. de jus de citron • 2 c. à c. de tahin

Préparation : mixer tous les ingrédients. Réserver au frais.

SAUCE « MAYO » ORANGE

Ingrédients : 25 ml d'eau filtrée • 50 ml de jus de citron • 100 g de tofu soyeux • 100 g de poivron rouge • 1 c. à s. de levure diététique • 1 c. à c. de curry en poudre (ou ¾ de c. à c. de paprika en poudre + ¼ de c. à c. de curcuma en poudre) • 1 c. à s. d'huile d'olive • Sel • Poivre

Préparation : verser l'eau et le jus de citron dans le bol d'un blender. Y ajouter le tofu coupé en cubes, le poivron, la levure diététique et les épices. Mixer jusqu'à obtenir une crème bien lisse. Afin d'émulsionner la « mayo », verser progressivement l'huile d'olive tout en laissant le blender allumé. Mélanger. Saler et poivrer à sa convenance.

SAUCE CACAHUÈTE ET GINGEMBRE

Ingrédients : 25 ml ou 1 c. à s. de jus de citron vert • 2 cm de gingembre frais • 1 c. à s. de beurre de cacahuètes • 1 c. à s. de sauce soja • 1 pincée de piment d'Espelette • 1 pincée de poivre noir • 2 c. à s. d'eau

Préparation : mixer tous les ingrédients au robot afin d'obtenir une sauce lisse. Ajouter un peu d'eau selon la texture désirée.

SAUCE BLANCHE

Ingrédients : le jus de ½ citron • 50 ml d'eau filtrée • 50 g de noix de cajou en poudre • ½ c. à s. de levure diététique ou de miso blanc • Sel (optionnel) • Poivre (optionnel)

Préparation : verser les liquides dans le bol d'un blender puis la poudre de cajou, la levure et l'assaisonnement (optionnel). Mixer jusqu'à obtenir une sauce bien lisse.

SAUCE BLANCHE AU POIVRE

Ingrédients : le jus de ½ citron • 1 c. à c. de miso blanc • 50 g de tofu soyeux • Poivre

Préparation : verser le jus de citron, le miso et le tofu dans un blender. Poivrer (ne pas saler, car la pâte miso est déjà salée). Mixer jusqu'à obtenir une sauce crémeuse, lisse et onctueuse.

SAUCE VERTE FAÇON PESTO

Ingrédients : 50 g de noix ou de graines de courge ▪ Le jus de ½ citron ▪ 60 g de pousses d'épinard ▪ 4-5 feuilles de basilic ▪ 1 c. à s. d'huile d'olive

Préparation : mixer les noix ou les graines de courge avec le jus de citron. Ajouter les pousses d'épinard. Mixer de nouveau. Ajouter le basilic puis l'huile d'olive et mixer. Réserver.

SAUCE ROUGE

Ingrédients : 2 tomates séchées ▪ ½ gros poivron rouge ou 1 petit ▪ 1 datte dénoyautée ▪ 1 c. à c. de paprika en poudre ▪ 1 pointe de piment en poudre, à doser selon ses préférences

Préparation : faire tremper les tomates séchées pendant 10 min en les couvrant juste d'eau chaude. Couper le poivron grossièrement et jeter les graines. Ajouter le poivron avec la datte dans le bol d'un blender. Verser les tomates avec leur eau de trempage dans le blender. Ajouter les épices et mixer le tout.

SAUCE ROUGE RELEVÉE FAÇON HARISSA MAISON

Ingrédients : 5 g de piment séché ▪ 50 g de tomates séchées ▪ 1 c. à c. de graines de cumin ▪ 1 c. à c. de graines de coriandre ▪ 1 c. à c. de graines de carvi ▪ 1 poivron rouge ▪ 1 c. à s. de paprika en poudre

Préparation : faire tremper le piment et les tomates séchés en les couvrant juste d'eau chaude. Broyer les graines d'épices. Émincer le poivron en petits morceaux. Mixer le tout au blender avec l'eau de trempage du piment et des tomates.

MARINARA FRAÎCHE

Ingrédients : 2 tomates séchées ▪ 2 tomates Roma ou 1 boîte de tomates pelées ▪ 1 c. à s. d'échalote hachée ou 1 c. à c. d'oignon semoule ▪ 1 c. à c. d'ail frais haché ou 1 c. à c. d'ail semoule ▪ 1 c. à s. de jus de citron ou de vinaigre de cidre ▪ 2 c. à s. d'huile d'olive ▪ 1 c. à s. d'herbes aromatiques séchées au choix : persil, basilic, origan ▪ Sel ▪ Poivre

Préparation : faire tremper les tomates séchées en les couvrant juste d'eau chaude. Placer tous les ingrédients dans le bol d'un mixeur. Mixer puis verser l'huile d'olive. Saler, poivrer. Goûter puis rectifier l'assaisonnement à sa convenance.

PARME-SANS MINUTE

Ingrédients : 60 g de noix de cajou crues et non salées ou de pignons de pin ▪ 2 c. à s. de levure diététique ▪ 1 pincée de sel

Préparation : mixer tous les ingrédients au robot.

FROMA-CAJOU MINUTE

Ingrédients : 1 c. à c. de jus de citron ▪ 25 ml d'eau ▪ 1 c. à s. de miso blanc ou de levure diététique ▪ 100 g de noix de cajou trempées

Préparation : verser le jus de citron et l'eau dans le blender. Ajouter le miso ou la levure puis les noix de cajou. Mixer jusqu'à obtenir une sauce crémeuse et lisse. Ajouter un peu d'eau selon la texture souhaitée. Pour garnir une pizza, une sauce épaisse tiendra mieux.

SAUCE FROMA-CHEDDAR

Ingrédients : 2 pommes de terre ▪ 1 oignon jaune ou blanc ▪ 1 carotte ▪ 1 gousse d'ail ▪ 1 l d'eau ▪ 1 pincée de sel marin ▪ 25 g de levure diététique ▪ ½ c. à s. de jus de citron ▪ Piment de Cayenne ▪ 50 ml d'huile d'olive ▪ Sel ▪ Poivre

Préparation : éplucher et couper les légumes en dés de tailles similaires pour une cuisson uniforme. Faire cuire les légumes dans 1 l d'eau avec 1 pincée de sel marin pendant environ 20 min. Égoutter les légumes, puis les placer dans le bol d'un blender. Ajouter la levure diététique, le jus de citron et le piment de Cayenne dans le blender. Mixer et ajouter progressivement l'huile d'olive pour créer une émulsion. La sauce devient plus épaisse et va s'éclaircir. Saler et poivrer à sa convenance. Laisser revenir à température ambiante avant de déguster.

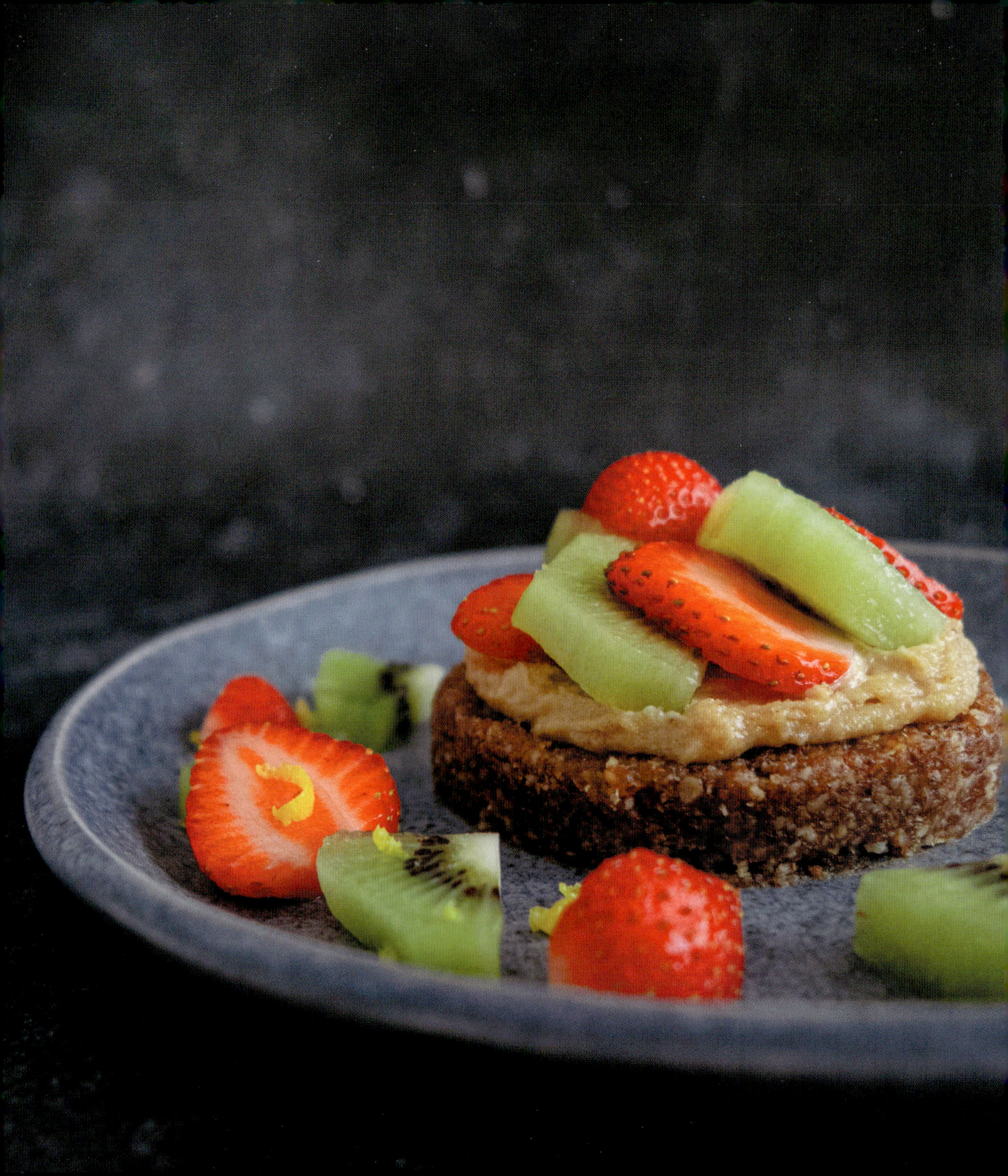

DESSERTS

TARTELETTE AUX FRUITS SANS CUISSON

La pâte se prépare sans cuisson. Il faut simplement étaler le mélange dans un petit contenant circulaire et le laisser reposer au réfrigérateur. La « crème » cajou-citron se prépare en 5 min et gagne à reposer au réfrigérateur avant d'être servie. Vous pouvez la préparer en plus grande quantité en respectant les proportions ! Comme tout dessert crémeux, vous pouvez ajuster sa consistance selon votre goût en adaptant la quantité d'eau.

Ingrédients pour 2 tartelettes

Pour la pâte sans cuisson : 300 g d'amandes, 200 g de dattes, 100 g de flocons d'avoine, 2 c. à s. de pâte de dattes (optionnel) ▪ Pour la « crème » cajou-citron : 100 g de noix de cajou, le jus de ½ citron, 25 ml d'eau, 30 g de pâte de dattes ▪ 1 c. à s. de jus de citron ▪ 1 c. à s. de sirop d'agave ▪ 200 g de fruits (mûres, kiwi, bananes...)

Préparation : préparer la pâte. Concasser les amandes au robot. Dénoyauter les dattes et les mixer avec les amandes. Transférer la pâte d'amandes et de dattes dans un bol. Réduire les flocons d'avoine en farine au robot, puis verser la farine d'avoine dans le bol. Mélanger le tout pour obtenir une consistance de pâte. Ajouter éventuellement de la pâte de dattes. Une fois que la pâte se manipule bien, former 2 boules puis les étaler dans des moules chemisés de film alimentaire. Il n'y a pas de cuisson, vous pouvez donc utiliser n'importe quel récipient à fond plat comme moule. Placer au réfrigérateur ou au congélateur pendant une vingtaine de minutes.
Préparer la « crème » cajou-citron. Réduire les noix de cajou en poudre dans un blender (mode pulsé). Verser le jus de citron, l'eau et la pâte de dattes dans le bol du blender. Ajouter la poudre de cajou. Bien mixer afin d'obtenir une crème homogène et sans aucun grumeau. Verser un peu d'eau si vous souhaitez une consistance plus liquide. Verser la « crème » dans un bocal en verre hermétique, et laisser reposer au réfrigérateur.
Assembler les tartelettes. Sortir les fonds de tartelette du réfrigérateur. Étaler une fine couche de « crème » cajou-citron sur chaque fond de tartelette. Couper les fruits en morceaux dans un grand bol. Verser le jus de citron et le sirop d'agave dessus et mélanger. Disposer des morceaux de fruits sur la « crème ». C'est prêt !

Note : s'il vous reste de la « crème » cajou-citron, elle se conserve facilement plusieurs jours au réfrigérateur et peut se déguster comme un entremets.

SALADE DE FRUITS DE SAISON

Ingrédients pour 1 ou 2 personnes : 200 g de fruits de saison • Le jus de ½ citron • Pour accompagner (optionnel) : « crème » cajou-citron (p. 211) ou dessert végétal, 2 c. à s. de coulis de fruits rouges (p. 161), 1 c. à s. de noix de coco râpée

Préparation : laver les fruits, les couper en petits cubes. Verser le jus de citron pour ralentir leur oxydation. La salade de fruits est prête. On peut éventuellement la dresser en verrine : un fond de dessert végétal ou de « crème » cajou-citron, une couche de salade de fruits et enfin une fine couche de coulis de fruits rouges, le tout saupoudré de noix de coco râpée.

RIZ OLÉ

Ingrédients pour 4 portions : 100 g de riz rond • 1 l de boisson de riz • 50 g de raisins secs

Préparation : rincer le riz. Le faire cuire 10 min dans une casserole d'eau bouillante. Égoutter et rincer le riz à l'eau fraîche pour écarter l'amidon de surface. Porter la boisson de riz à ébullition dans une casserole. Verser le riz dans le lait chaud. Faire cuire le riz à feu doux pendant 20 min. Ajouter les raisins secs. Laisser reposer à couvert pendant 10 min et déguster.

FUDGE CHOCOLAT-BANANE

Ingrédients pour 6 parts de 40 g : 175 g de bananes • 125 g de beurre de cacahuètes • 30 g de cacao en poudre • 30 ml de café infusé à froid ou d'expresso (optionnel) • Farine pour fariner le moule • Pour la garniture : éclats de cacahuètes

Préparation : préchauffer le four à 185 °C. Mixer les bananes avec le beurre de cacahuètes. Ajouter le cacao en poudre et éventuellement le café. Mixer. Huiler les parois d'un moule carré ou rectangulaire. Placer une fine couche de farine au fond du moule. Transférer la préparation dans le moule. Placer la garniture dessus. Enfourner pour 15 min à 165 °C. Vérifier la cuisson : insérer la pointe d'un couteau dans le gâteau, elle doit ressortir propre.

TRUFFES AMANDES ET CACAO

Les truffes gagnent en texture et en saveur après 1 nuit au frais. Elles se conservent au réfrigérateur sur plusieurs semaines sans leur enrobage.

Ingrédients pour une douzaine de truffes : 150 g (1 dizaine) de dattes Medjool dénoyautées • 25 g d'amandes • 25 g de cacao en poudre • Pour l'enrobage minute : 1 c. à s. de cacao en poudre ou de noix de coco râpée

Préparation : hacher les dattes à l'aide d'un couteau dans un saladier. Couper les amandes en éclats fins au couteau. Mélanger les éclats d'amandes avec les dattes, puis ajouter le cacao en poudre. Mettre des gants. Mélanger le tout à la main pour incorporer les ingrédients et obtenir une pâte noire. Rouler en petites balles de 10 à 12 g. Réserver au réfrigérateur.
Préparer l'enrobage. Placer le cacao en poudre ou la noix de coco râpée dans le fond d'un saladier. Ajouter les truffes. Les faire tourner pour les enrober de façon homogène.

Astuce : pour préparer ces truffes au robot, mixer les amandes avec le cacao en poudre puis ajouter les morceaux de dattes dénoyautées. Dès que la pâte devient noire, arrêter de mixer.

COOKIES AUX PÉPITES DE CHOCOLAT

Ingrédients pour 8 cookies : 175 g de beurre de cacahuètes • 225 g de bananes • 2 c. à s. de flocons d'avoine • 30 g de cacao en poudre • 2 c. à s. de pépites de chocolat noir

Préparation : préchauffer le four à 185 °C. Mixer le beurre de cacahuètes avec la banane au robot afin d'obtenir une pâte homogène. Réduire les flocons d'avoine en poudre dans un blender. Les mélanger avec le cacao en poudre. Ajouter ce mélange sec à la pâte dans le robot. Mixer jusqu'à obtenir une pâte homogène. Ajouter les pépites de chocolat et mélanger. Former des balles, les réserver au réfrigérateur pour les raffermir. Mettre une feuille de papier cuisson sur une plaque de four. Déposer les balles dessus et aplanir chaque balle à l'aide d'une fourchette. Enfourner à 175 °C pour 8 à 10 min. Laisser revenir à température ambiante avant de servir.

ROCHERS COCO-BANANE

Ingrédients pour 8 rochers : 225 g de bananes • 50 g de noix de coco râpée • 1 c. à s. de sirop d'érable • 1 c. à c. d'extrait de vanille • 2 c. à s. de pépites de chocolat noir

Préparation : préchauffer le four à 185 °C. Écraser la banane à la fourchette. Ajouter la noix de coco râpée, le sirop d'érable, l'extrait de vanille et les pépites de chocolat. Bien mélanger afin d'obtenir une pâte homogène. Former des boules à l'aide d'une cuillère à glace. Placer les boules sur une feuille de papier cuisson sur une plaque de four. Enfourner les rochers à 175 °C pour 15 à 20 min. Sortir les rochers quand ils sont brun doré. Laisser revenir à température ambiante avant de servir.

GLACE INSTANTANÉE À LA BANANE

Les fibres de la banane contribuent à la texture d'une crème glacée. Il suffit de congeler des rondelles de bananes bien mûres, puis de les mixer au robot pour obtenir une crème glacée instantanée.

Ingrédients : 100 g de cubes de bananes surgelées

Préparation : mixer les cubes de bananes surgelées au robot ou au blender. Servir et déguster minute.

À savoir : une fois bien mûre, la banane coupée en cubes ou en rondelles se congèle très bien. Les fruits rouges surgelés se prêtent également très bien à la préparation de smoothies ou de sorbets. Pour faire une glace ou un sorbet instantané, il faut impérativement utiliser un blender puissant et prévu pour cet usage.

INSTA-GLACE BANANE, CACAHUÈTES

Ingrédients : 100 g de rondelles de bananes surgelées • 1 c. à s. de beurre de cacahuètes ou de purée d'amandes • 3-4 cacahuètes ou amandes grillées concassées

Préparation : mixer les rondelles de bananes au robot jusqu'à obtenir une préparation crémeuse. Y ajouter le beurre de cacahuètes ou la purée d'amandes, puis les cacahuètes ou les amandes grillées concassées. Servir ce dessert minute car il fond rapidement ; sinon, le réserver au congélateur afin de le raffermir.

SORBET POIRE-GINGEMBRE

Ingrédients : 50 ml de jus d'orange • 150 g de poires surgelées • 50 g de bananes surgelées • 25 ml de sirop d'agave • 2 cm de gingembre frais

Préparation : mixer tous les ingrédients dans un blender afin d'obtenir un mélange bien lisse, ou bien les faire turbiner dans une sorbetière. Réserver une dizaine de minutes au congélateur avant dégustation.

SORBET AUX FRUITS ROUGES

Ingrédients : 50 ml de jus de citron et son zeste • 25 ml de sirop d'agave • 200 g de mélange de fruits rouges, de myrtilles ou de framboises surgelés • 50 g de bananes surgelées

Préparation : verser les liquides au fond d'un blender puissant. Ajouter les fruits. Mixer afin d'obtenir un mélange bien lisse et homogène (ou bien faire turbiner les ingrédients dans une sorbetière). Réserver une dizaine de minutes au congélateur avant dégustation.

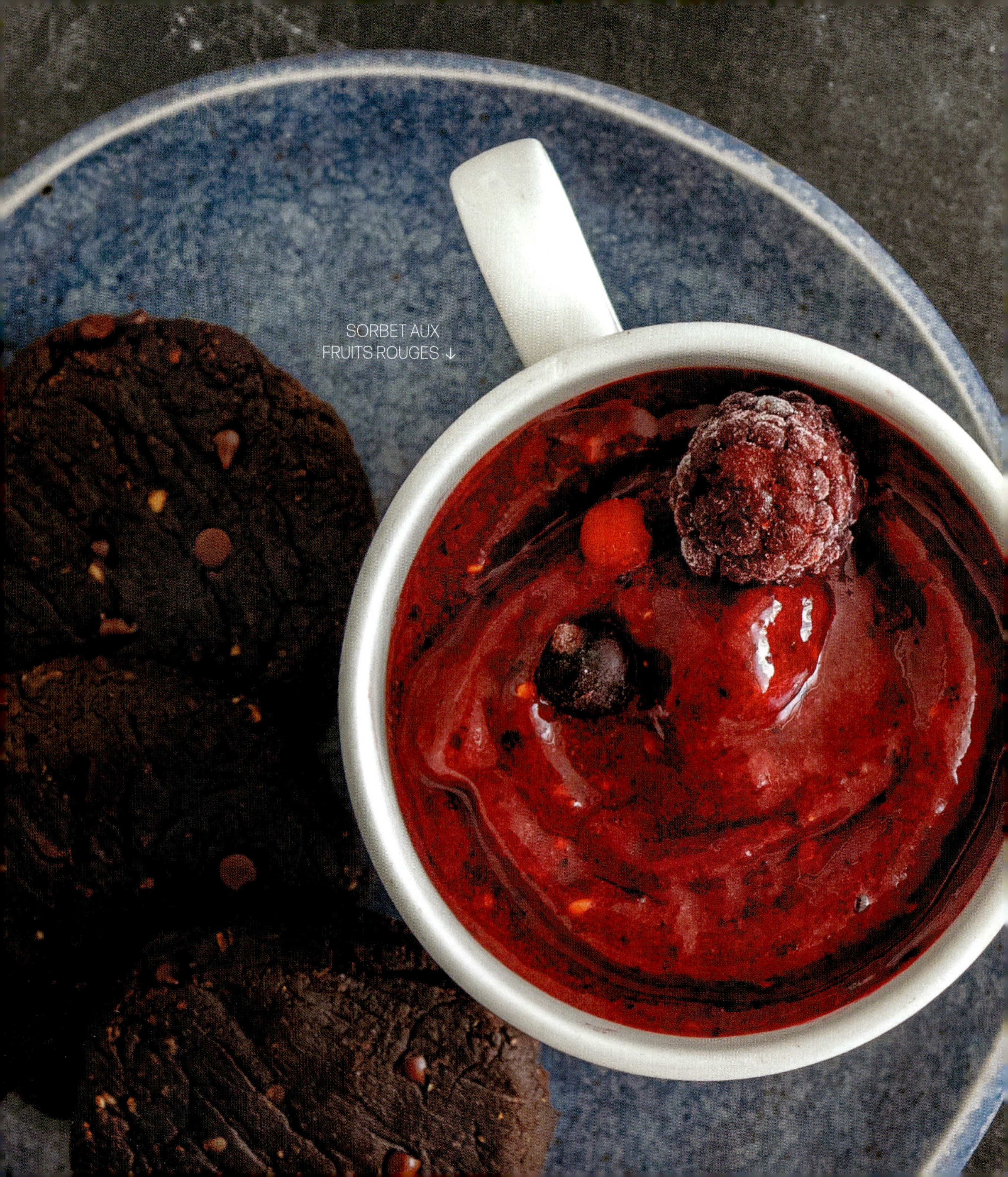

SORBET AUX
FRUITS ROUGES ↓

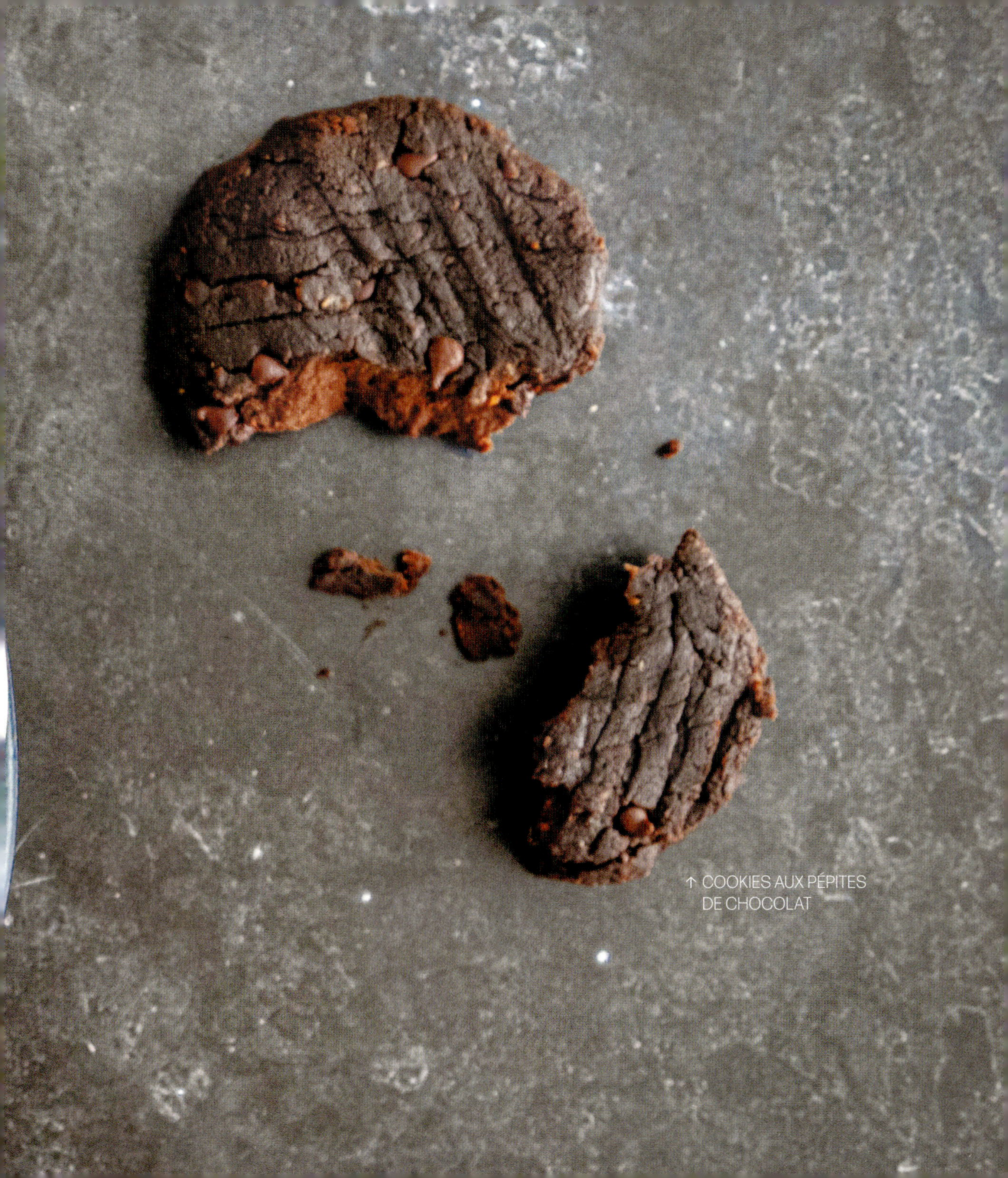

↑ COOKIES AUX PÉPITES DE CHOCOLAT

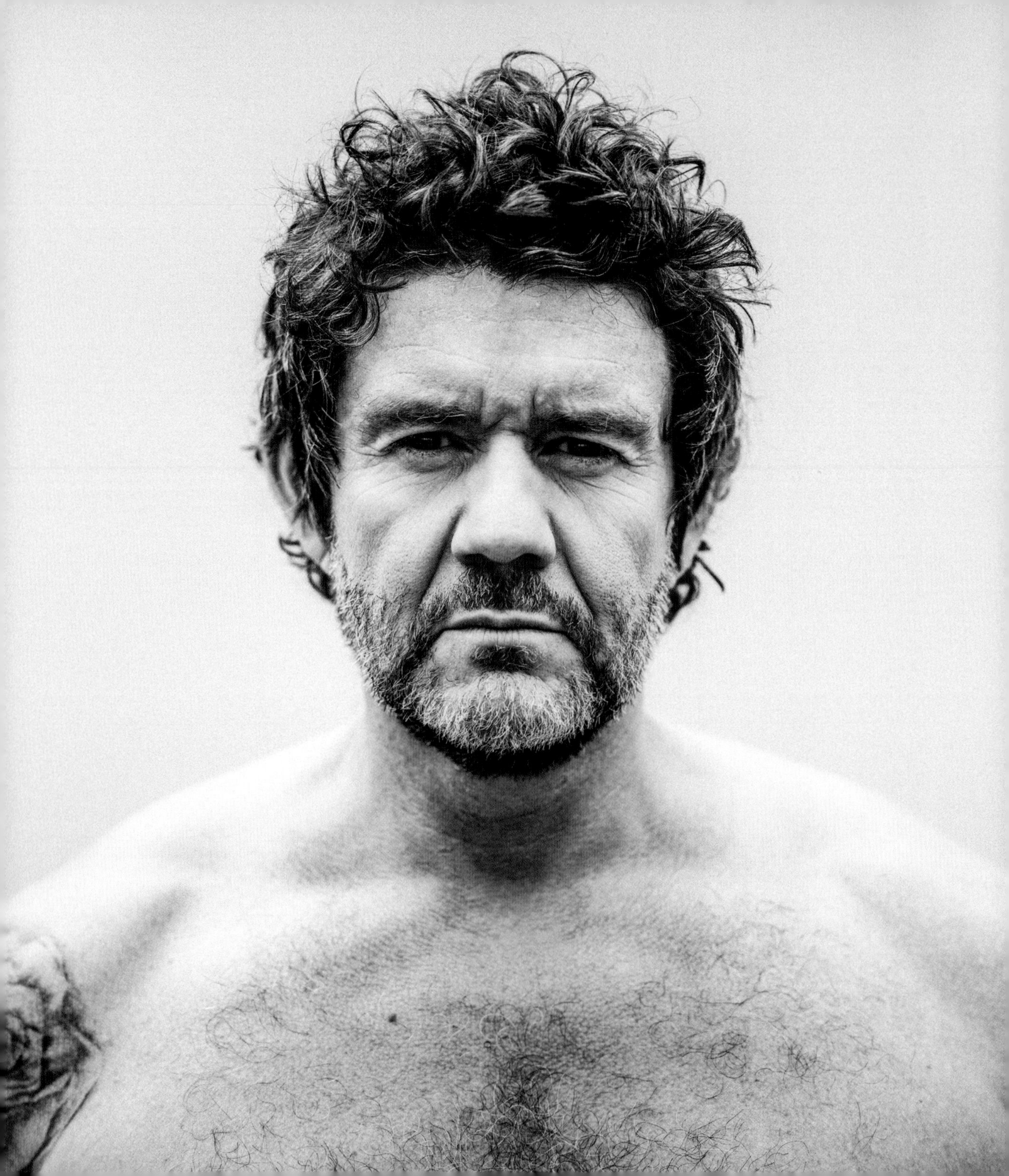

06
NOTRE COMBAT

Notre combat, le premier qui vaille, c'est de faire tout ce qui est en notre pouvoir pour limiter le réchauffement climatique, et nous en avons les moyens : nous pouvons, nous devons, tous autant que nous sommes, emprunter une voie commune, celle de la réduction de notre empreinte carbone. C'est une question de bon sens. Il en va de notre avenir commun et de notre bien-être quotidien.

Nous l'avons déjà dit au début de cet ouvrage, mais nous ne le répéterons jamais assez : si nous voulons éviter la catastrophe vers laquelle nous nous dirigeons à vitesse grand V, il est urgent de limiter le réchauffement climatique à + 1,5 °C. Les rapports successifs du Giec sont formels : il faut le faire aujourd'hui, maintenant ! Si on dépasse ce seuil, notre destin ne sera plus entre nos mains : à partir de + 1,5 °C, la planète elle-même répondrait en déclenchant des boucles de rétroactions positives, continuant de se réchauffer même si nous arrêtions de produire le moindre gaz à effet de serre. Les calottes glacières finiraient par disparaître totalement, éliminant toute possibilité de réfléchissement des rayons, d'où une augmentation de la température jusqu'à la disparition de toute vie aérobie en moins de deux siècles...

Lors du quatrième Sommet de la Terre, à Johannesbourg, en Afrique du Sud, Jacques Chirac, président de la République française, déclarait : « Notre maison brûle et nous regardons ailleurs. » C'était en 2002 ! Que s'est-il passé depuis ? Notre maison brûle et nous regardons ailleurs, encore et toujours, malgré les belles paroles. Ce qui compte, ce sont les actes, seulement les actes, pas les slogans. Ce sont les actes qui font descendre notre empreinte carbone.

WORST CASE SCENARIO

Depuis 1990, année du premier rapport du Giec, chaque *worst case scenario* projeté par cet organisme a été dépassé, c'est-à-dire que ses prévisions les plus pessimistes se sont finalement révélées moins terribles que la réalité. Que dit le Giec aujourd'hui, en substance ? Que nous devons impérativement viser une baisse de 43 % des émissions de gaz à effet de serre d'ici à 2030, et la neutralité carbone à l'orée des années 2050. Plus simplement, notre empreinte carbone individuelle doit passer de 11,5 tonnes par an à 2 tonnes par an !
Ces chiffres semblent barbares, mais il y a des gestes simples à mettre en œuvre pour réduire cette empreinte, et nombre d'entre eux

SUPPRIMER LE LAIT ET LA VIANDE DE NOTRE ALIMENTATION EST LE PREMIER LEVIER POUR RÉDUIRE L'EMPREINTE ÉCOLOGIQUE DE L'HUMANITÉ...

sont déjà devenus des réflexes dans notre quotidien ! Les consciences ont évolué dans le bon sens, c'est évident, et il semble désormais naturel pour chacun de veiller à ne pas gaspiller l'eau, à faire le tri dans ses déchets, à limiter sa consommation d'énergie, à privilégier la mobilité douce pour ses déplacements, à encourager la production locale...

Voilà des résolutions communément admises, et Dieu sait que ces préoccupations et attentions ont leur importance pour la préservation de la planète. Toutefois, il y a un secteur qui reste épargné, ou qui n'est pas suffisamment égratigné : l'industrie de la viande et du lait, qui enregistre un record qui dépasse l'ensemble des émissions liées aux transports ! Cela paraît incroyable, mais les cinq plus grands producteurs de viande et de produits laitiers du monde émettent plus de gaz à effet de serre que les plus importantes entreprises pétrolières. Dans ce contexte, la logique voudrait que la tendance de la production et de la consommation de la viande et des produits laitiers soit à la baisse, mais non : la vérité, c'est que nous n'avons jamais produit et consommé autant de viande. Chaque année, plus de soixante-dix milliards d'animaux sont tués pour notre alimentation, soit plus de deux mille par seconde, et cette courbe ne cesse de grimper !

LA CHOSIFICATION, UN RÉFLEXE D'UN AUTRE TEMPS

Par ailleurs, la production de viande représente un tel gouffre en termes de consommation d'eau que l'« empreinte eau » des Européens liée à leur alimentation pourrait baisser de 40 % rien qu'en supprimant la viande de nos assiettes. L'adoption massive d'un régime végétarien au niveau mondial permettrait de réduire de deux tiers les émissions de CO_2 liées à l'alimentation et de rendre à la nature plus de 75 % des terres actuellement cultivées. D'évidence, supprimer le lait et la viande de notre alimentation est le premier levier pour réduire l'empreinte écologique de l'humanité… Oui, s'il y a un geste à retenir et qui va être déterminant, c'est celui-là. Et la bonne nouvelle - vous l'aurez compris à la lecture de ce livre -, c'est que… c'est bon pour la santé.

Nous devons lutter contre cette tendance à la chosification qui corrompt notre perception et notre système de pensée : non, un steak de viande n'est pas seulement un steak ! Un steak est d'abord un animal, et nous devons nous poser d'autres questions. Par exemple : d'où vient-il ? Comment a-t-il été produit ? Combien de litres d'eau ont été nécessaires pour sa production ? Quelle est son empreinte carbone globale ?

RENAÎTRE À LA VIE

Se poser toutes ces questions, c'est adopter une vision holistique des choses, et c'est ce qui a prévalu à la conception de Because We Care, la première méthode de coaching alimentaire et sportif sous contrainte environnementale. Nous avons pensé ce programme révolutionnaire dans l'optique de nous donner l'impulsion pour nous désintoxiquer… et régénérer notre habitat commun.

Il devrait être derrière nous depuis longtemps, ce monde où l'on consomme sans réfléchir, sans voir plus loin que le bout de son nez, comme si toutes les ressources étaient disponibles en quantités infinies. Il devrait être loin derrière nous, ce monde où les Jeux olympiques d'hiver se déroulent quasi exclusivement sur de la neige artificielle, où la Coupe du monde de football se joue dans des stades flambant neufs et surclimatisés dont la construction s'est faite au mépris des droits du travail et des droits de l'homme, où le grand cirque de la Formule 1 déplace son manège chaque semaine à un endroit différent de la planète, pour y déverser ce qui reste encore de pétrole, pour y polluer encore un peu d'atmosphère. Il devrait être loin derrière nous, ce monde qui ne tourne pas rond. Et pourtant…

La compétition et l'argent sont encore rois, la folie des années 1980, des années « fric », tient encore la barre. À bien des égards, le moteur principal reste de créer des « besoins » à tout prix, le plus grand tour de force étant encore de vendre de la glace à des esquimaux. Aujourd'hui encore, nous regardons surtout des euros. « Si, à 50 ans, on n'a pas une Rolex,

NOUS PENSONS QUE NOUS AURIONS TOUT INTÉRÊT À RÊVER DE COOPÉRATION PLUTÔT QUE DE COMPÉTITION, DE SOLIDARITÉ PLUTÔT QUE D'INDIVIDUALISME, DE SOBRIÉTÉ PLUTÔT QUE D'ÉBRIÉTÉ. RÊVONS D'HUMANITÉ, EN UN MOT. CELA FAIT LONGTEMPS QUE NOUS AVONS BASCULÉ DANS L'INHUMANITÉ, IL EST L'HEURE DE REDEVENIR HUMAINS.

c'est qu'on a quand même raté sa vie », dirait un *winner* tout droit sorti de ce monde féroce, avant de nuancer ses propos : « On a quand même le droit, même si on est clochard, on peut arriver à mettre de côté mille cinq cents euros ! On a le droit de rêver, nom de Dieu ! »
De notre côté, nous pensons que nous aurions tout intérêt à rêver de coopération plutôt que de compétition, de solidarité plutôt que d'individualisme, de sobriété plutôt que d'ébriété. La sobriété, ce n'est pas l'ascèse : il ne s'agit pas de vivre mal, il s'agit de vivre mieux. Rêvons d'humanité, en un mot. Cela fait longtemps que nous avons basculé dans l'inhumanité, il est l'heure de redevenir humains.
« Tout le monde parle de paix, mais personne n'éduque à la paix. On éduque pour la compétition, et la compétition marque le début de toute guerre. Quand on éduquera pour la coopération et pour nous offrir les uns les autres de la solidarité, ce jour-là alors on éduquera à la paix », disait Maria Montessori. Cette citation n'a peut-être jamais été autant d'actualité.

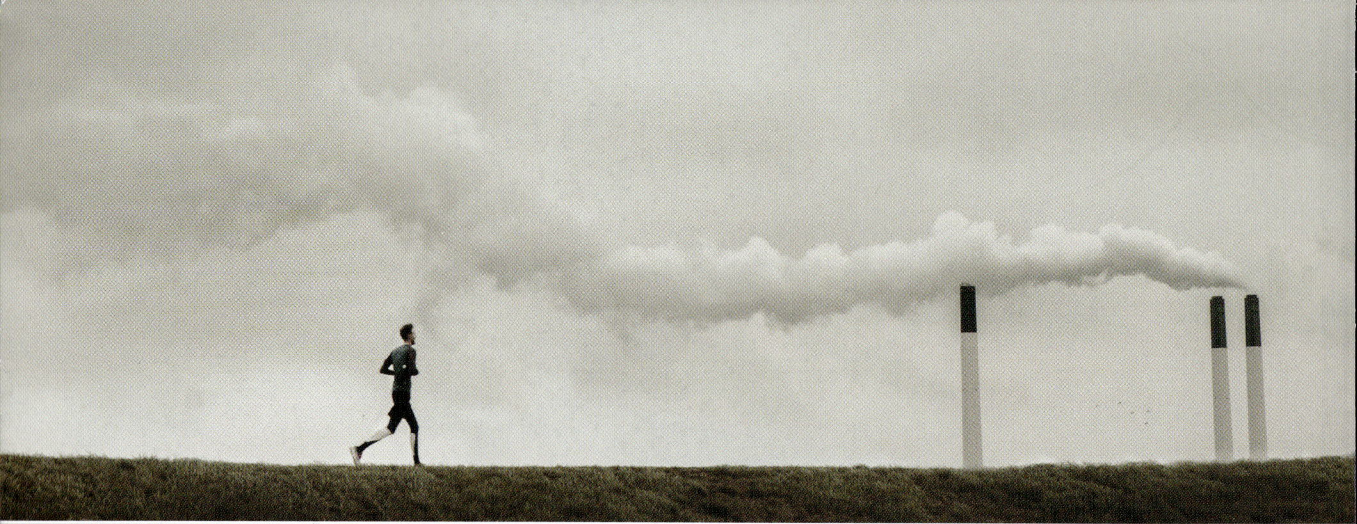
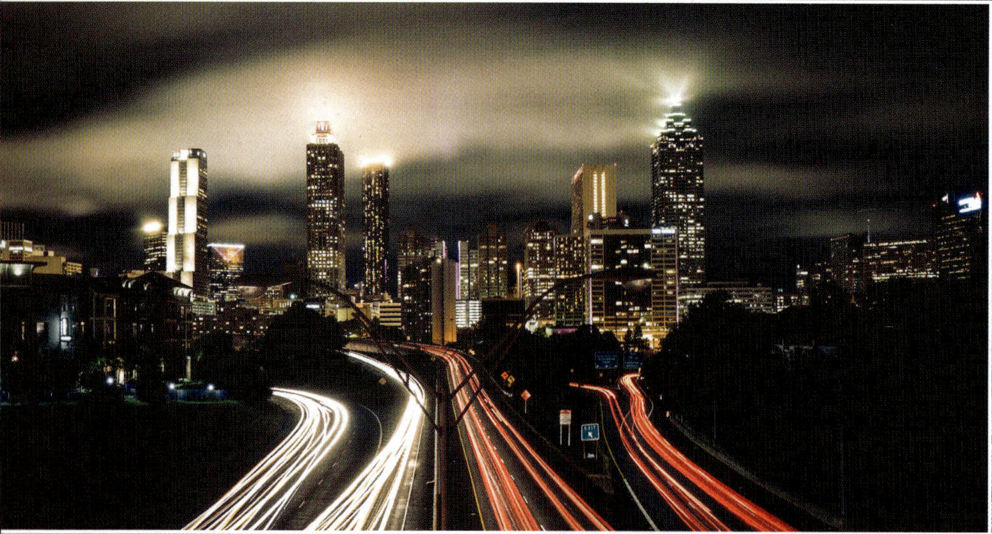
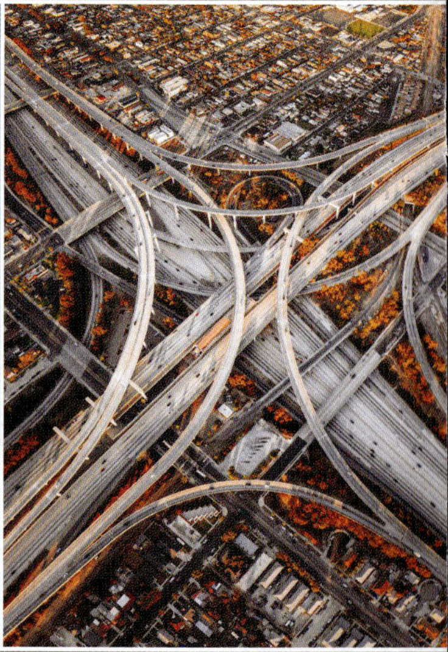
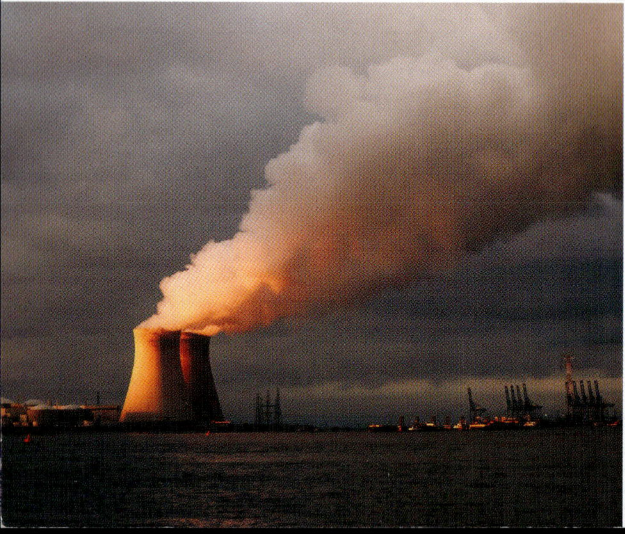
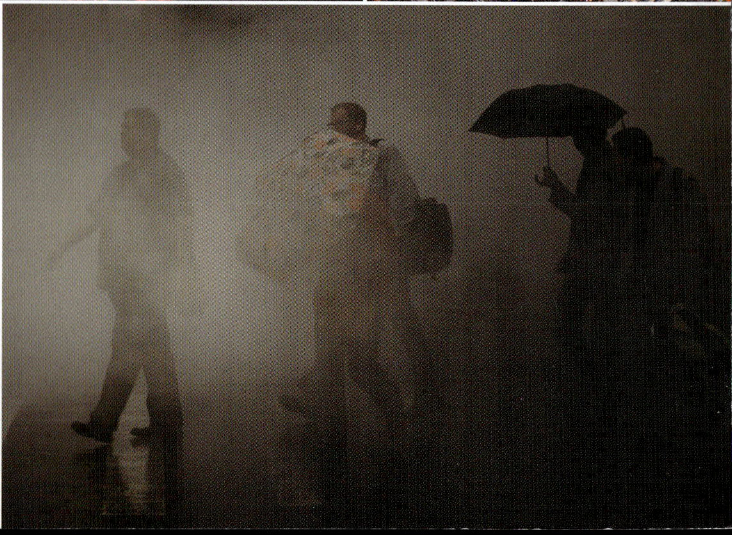

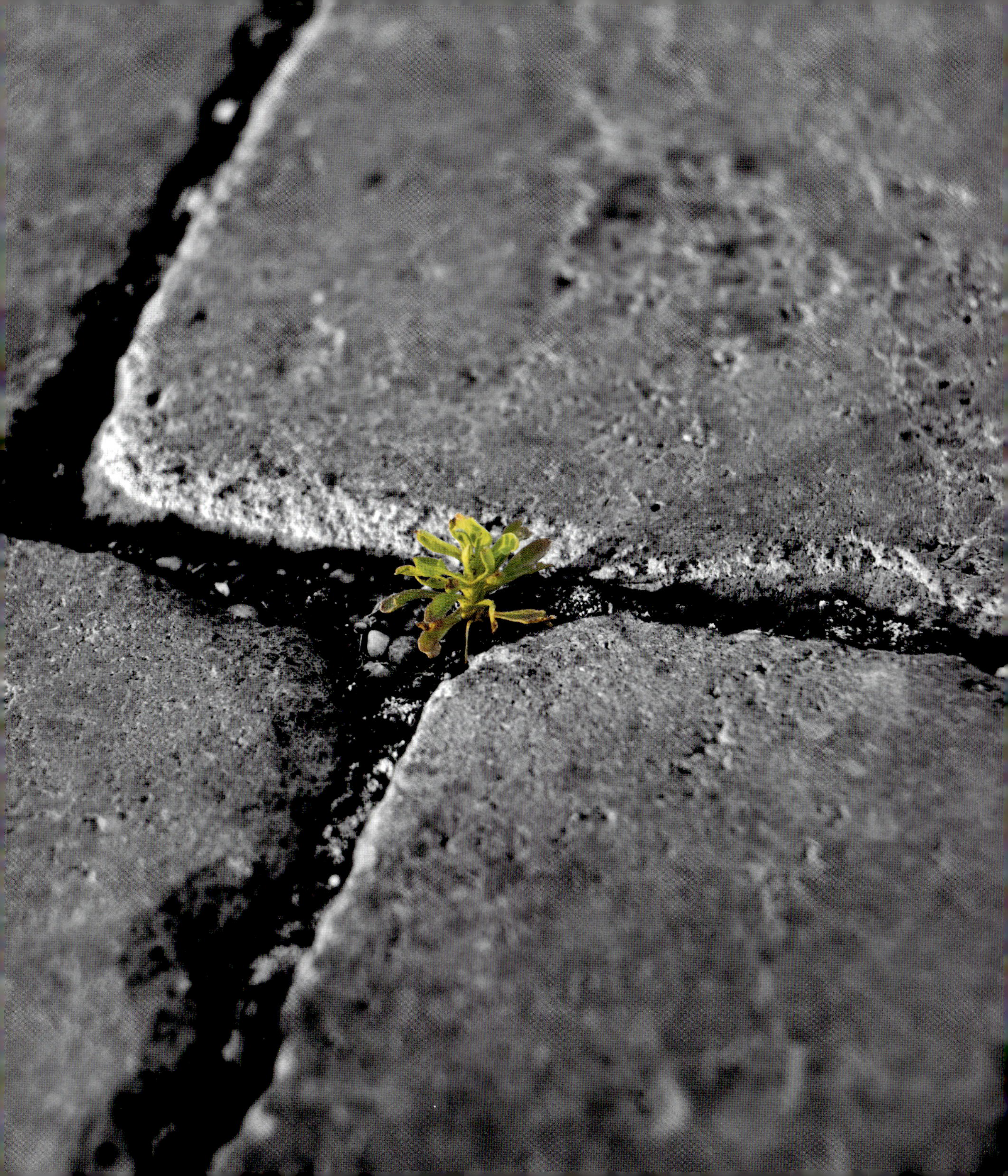

REMERCIEMENTS

Je remercie José, mon éditeur, encore une belle aventure qui commence, aussi difficile soit-elle.

Merci à Sara et à Žarko pour leur implication, leur talent et leur compréhension.

Je remercie Emmmanuel Bournot pour son talent et sa fidélité !

Merci à Thibaut Duez pour le super shooting des vidéos des exercices pour l'appli, dont sont extraites les photos d'exercices.

Merci à Christophe Berg pour sa confiance et son indispensable présence à nos côtés.

Merci à Lucile Henry pour son excellent travail sur le stylisme et la photographie des recettes de Christophe Berg.

Je remercie ma femme, mon amour et épouse. Elle m'a donné la force de l'amour et de l'espoir. Je t'aime, ce livre est aussi un peu le tien...

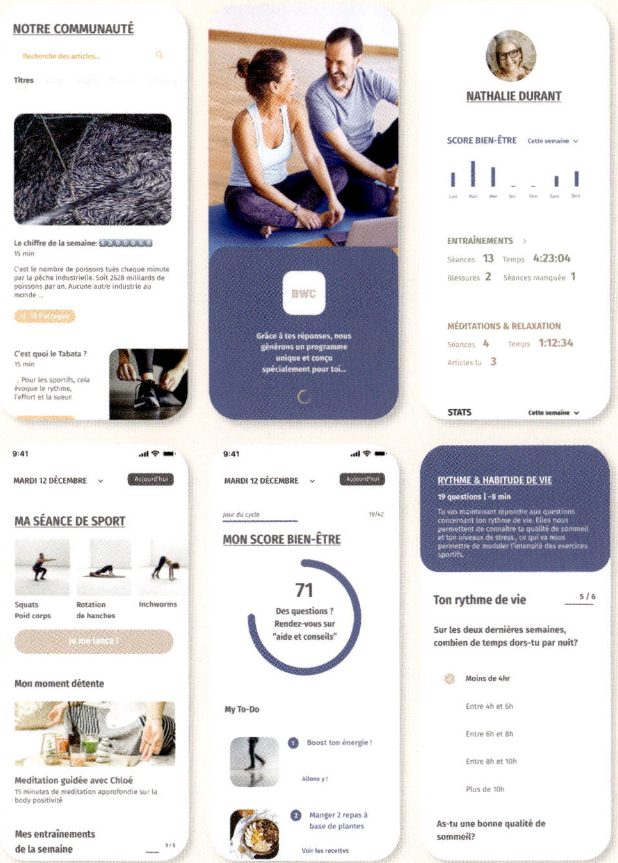

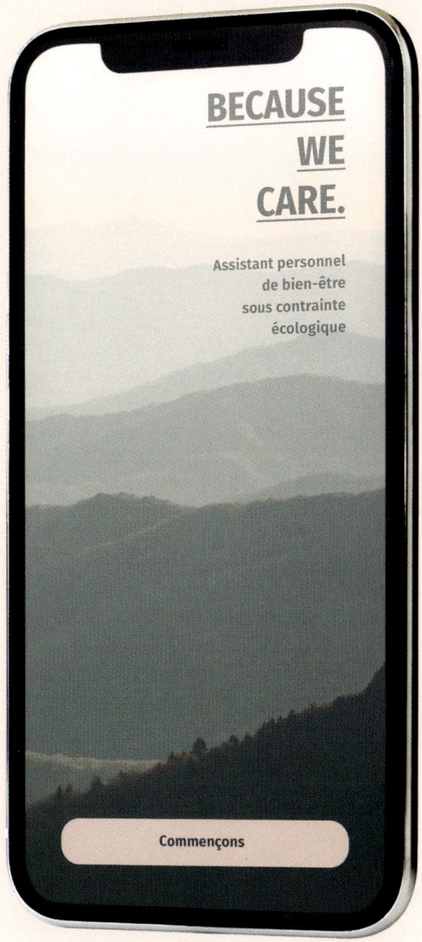

BECAUSE WE CARE.

L'APPLICATION

UN MOIS OFFERT
sur présentation
de la facture
d'achat du livre

CRÉDITS PHOTOGRAPHIQUES

Photo de couverture : © Emmanuel Bournot.

© Emmanuel Bournot : p. 4, 10, 30, 84, 102-103, 110-111, 115, 119, 144-145, 146.

© Thibaut Duez : p. 93, 94, 95, 97, 98, 99, 101, 105, 106, 107, 109, 113, 116, 117, 120-121, 123, 125, 126, 127, 129, 130, 131, 133, 134, 135, 137, 138, 139, 141, 142, 143.

© Lucile Henry (stylisme et photographies) : p. 153, 158, 163, 169, 171, 172, 176-177, 179, 180, 183, 184, 189, 190, 194-195, 199, 202, 203, 210, 216-217.

© Alexis Berg : p. 148.

© Shutterstock : p. 92, 96, 100, 104, 108, 112, 114, 118, 122, 124, 128, 132, 136, 140.

© Sergio Rodriguez - Portugues del Olmo/Unsplash : p. 224 haut.

© Adrian Schwarz/Unsplash : p. 224 milieu gauche.

© Denys Nevozhai/Unsplash : p. 224 milieu droite.

© Mick Truyts/Unsplash : p. 224 bas gauche.

© S./Unsplash : p. 224 bas droite.

© Imre Tomosvari/Unsplash : p. 225.

Direction : José Carlin Pérez
Conception graphique, mise en pages et édition : ZS studio
Collaboration rédactionnelle : Sara Quémener et Žarko Telebak
Relecture-correction : Camille Lazare
Fabrication : Barbara Parini

Dépôt légal : octobre 2022
ISBN : 979-10-97469-23-8

Achevé d'imprimer en France sur les presses de Corlet imprimeur - N° 22080095
(Condé-en-Normandie) en septembre 2022

ERWANN MENTHÉOUR

BECAUSE WE CARE

PRENDRE SOIN DE SOI POUR PRENDRE SOIN DE LA PLANÈTE

Après le succès de *La Méthode Fitnext* (150 000 exemplaires vendus), Erwann Menthéour nous propose avec *Because We Care* une nouvelle méthode de remise en forme dans le respect de notre corps et, plus encore, de la nature et de l'environnement. Le temps est plus que venu d'encourager une bataille volontariste de prévention pour la santé et de préservation de l'environnement. Il faut dès à présent adopter de nouveaux réflexes de consommation. C'est pourquoi le passage au végétarisme et la réduction de nos émissions de CO_2 pour lutter contre le réchauffement climatique sont au cœur de *Because We Care*. Parce que cette transition devra être réalisée tôt ou tard, cette méthode nous propose de l'engager ici et maintenant, pour prévenir les effets dévastateurs d'une rupture brutale.

Vous trouverez dans cet ouvrage :

- **Une méthode sur 40 jours pour reprendre le contrôle de notre corps et de notre esprit, 40 jours pour une vie nouvelle et une santé durable.**
- **Des exercices physiques pour tous les niveaux (en photos) expliqués pas à pas.**
- **Des menus et des recettes élaborés par Christophe Berg, l'un des grands chefs de l'école vegan.**

ISBN : 979-10-97469-23-8
9 791097 469238

en exergue. éditions

24,90 € Prix TTC France